编 委 会

呼吸系统常见疾病中西医诊疗

吴海雁临床经验集萃

吴海雁基层老中医药专家传承工作室　编

暨南大学出版社
JINAN UNIVERSITY PRESS

中国·广州

图书在版编目（CIP）数据

呼吸系统常见疾病中西医诊疗：吴海雁临床经验集萃/吴海雁基层老中医药专家传承工作室编. —广州：暨南大学出版社，2024.7

ISBN 978 - 7 - 5668 - 3888 - 9

Ⅰ.①呼…　Ⅱ.①吴…　Ⅲ.①呼吸系统疾病—中西医结合—诊疗　Ⅳ.①R56

中国国家版本馆 CIP 数据核字（2024）第 056846 号

呼吸系统常见疾病中西医诊疗——吴海雁临床经验集萃
HUXI XITONG CHANGJIAN JIBING ZHONG-XIYI ZHENLIAO——WU HAIYAN LINCHUANG JINGYAN JICUI

编　　者：吴海雁基层老中医药专家传承工作室

· ·

出 版 人：阳　翼
责任编辑：黄　斯　陈俞潼
责任校对：刘舜怡　黄亦秋　梁玮浈　何江琳
责任印制：周一丹　郑玉婷

出版发行：暨南大学出版社（511434）
电　　话：总编室（8620）31105261
　　　　　营销部（8620）37331682　37331689
传　　真：（8620）31105289（办公室）　37331684（营销部）
网　　址：http://www.jnupress.com
排　　版：广州良弓广告有限公司
印　　刷：广州市友盛彩印有限公司
开　　本：787mm×1092mm　1/16
印　　张：20
字　　数：440 千
版　　次：2024 年 7 月第 1 版
印　　次：2024 年 7 月第 1 次
定　　价：79.80 元

序

  吴海雁基层老中医药专家传承工作室 2020 年 1 月成立于广州市番禺区中医院。作为广东省中医药局 2020 年中医药人才培养项目之一，工作室致力于继承和发掘名老中医药专家的学术思想与临床经验，探索中医药学术传承与推广应用的创新模式，培养基层中医药人才，提升基层中医药服务能力，以满足人民群众对中医药服务的需求。

  本书汇集了吴海雁老中医药专家 40 多年的临床经验，深入探讨了呼吸系统常见疾病的中西医诊疗方法，并通过实际临床病例的分析，展示了中西医结合的独特优势与实践效果。吴海雁前辈在本书中分享的宝贵经验与深刻见解，源于对中医经典的深入研究与临床实践。特别是中医关于肺病的辨证施治理念的传承与实践，为我们提供了丰富的临床指导。这些智慧与经验将提升我们的诊疗水平。

  在此，我们向吴海雁前辈致以最诚挚的感谢！感谢她无私地将知识与经验传递给我们，为我们的工作指引了方向；她对中医的执着与热爱，激发了更多人对中医学的追求。

  同时，我们也对广东省中医药局、广州市卫生健康委员会、广州市番禺区卫生健康局和广州市番禺区中医院各级领导给予工作室的支持与指导表示衷心的感谢。正是有了这些支持，此书才得以呈现给读者。

  我们衷心希望本书能够为广大医疗工作者提供实用的参考。

吴海雁基层老中医药专家传承工作室

2024 年 3 月

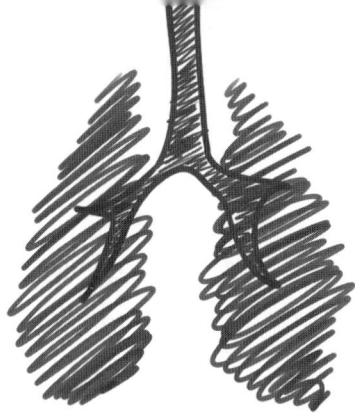

呼吸系统常见疾病中西医诊疗

——吴海雁临床经验集萃

目 录 contents

慢性阻塞性肺疾病

咳嗽变异性哮喘

支气管哮喘

支气管扩张伴感染

社区获得性肺炎

肺脓肿

肺结核

间质性肺疾病

睡眠呼吸暂停综合征

呼吸衰竭

慢性鼻炎

胃食管反流性咳嗽

毛细支气管炎

小儿哮喘

小儿肺炎支原体肺炎

感冒

一、定义

感冒是一种中医学病名，指因外邪侵袭人体所引起的疾病。明代吴昆明确地指出"感冒"是一种外感病的病名。《医方考·感冒门》载："外感风寒，俗称感冒。感冒者，受邪肤浅之名也。"在西医是指一种常见的急性上呼吸道病毒性感染性疾病。临床表现为鼻塞、打喷嚏、流涕、发热、恶寒、咳嗽、头痛、脉浮等，多呈自限性，有一定的传染性。大多为散发，冬、春季节和季节交替时易多发。病情较轻时可称为"伤风"，病情较重且在一个时期内引起广泛流行的可称为"时行感冒"。

二、病因

1. 西医

多由鼻病毒、副流感病毒、呼吸道合胞病毒、埃可病毒、柯萨奇病毒、冠状病毒、腺病毒等引起。

2. 中医

（1）外感邪气。感冒是由于六淫、时行病毒侵袭人体而发病，以感受风邪为主。但在不同季节，往往夹时邪相合而侵入人体，如冬季多夹寒邪、春季多夹风邪、暑季多夹暑湿、秋季多夹燥邪，其中尤以风寒、风热、暑湿为多见。风邪夹时令之邪，由人体的皮毛、口鼻而入，侵犯肺卫，则卫阳被遏，营卫失和，邪正相争，肺气失宣，而致感冒。时行感冒因感受时邪疫毒而致病，其特点为发病急，病情重，具有广泛传染性、流行性，较一般伤风感冒为甚。

（2）卫外不固。感受外邪是否发病，取决于感邪轻重和人体正气的强弱。其证候表现与四时六气、体质差异有关，素体阳虚者易受风寒、阴虚者易受风热、痰湿内盛者易受外湿，常内外相因为病。卫外不固，外邪侵犯肺卫，致营卫失调，肺气失宣，从而出现肺系及表卫证候。如气虚感邪，邪在肺卫，则为气虚感冒；阴虚感邪，邪在肺卫，则为阴虚感冒。

三、诊断

主要结合流行病学史、临床表现和病原学检查等进行诊断。

（1）临床表现：出现咽干、咽痒、打喷嚏、鼻塞、咳嗽、头痛、发热等症状。

（2）血常规检查：血常规显示白细胞总数正常或降低，淋巴细胞比例升高，提示为病毒感染。

（3）病原学检查：病毒核酸检测阳性，病毒抗原检测阳性，病毒特异性抗体 IgG 恢复期比急性期≥4 倍升高，病毒分离培养阳性等。

四、鉴别

1. 流行性感冒

流行性感冒（简称流感）潜伏期多为 1 ~ 7 天，临床表现主要以发热（体温可达 39℃ ~ 40℃）、头痛、肌痛和全身不适起病。除了全身症状，患者常有咽喉痛、干咳，可有鼻塞、流涕、胸骨后不适等，部分患者有呕吐、腹痛、腹泻等消化道症状。流感病原学检测阳性。

2. 过敏性鼻炎

有过敏史，常年打喷嚏和流涕，鼻黏膜苍白伴有瘙痒感，鼻分泌物内嗜酸性粒细胞增加等。

3. 萎缩性鼻炎

大多鼻腔通畅，鼻和鼻咽部干燥，鼻分泌物为块状、管筒状脓痂，伴有呼气恶臭、嗅觉减退等症状。

4. 血管舒缩性鼻炎

无过敏史，常出现鼻黏膜间歇性血管充盈、打喷嚏和流清涕，吸入干燥空气后症状加重。

5. 上呼吸道感染性疾病

如细菌性咽—扁桃体炎、疱疹性咽峡炎等均有其病变部位的特异性体征。前者表现有咽部充血、扁桃体肿大、表面有脓性分泌物等；后者软腭、咽和扁桃体表面有灰白色疱疹和浅表溃疡伴周围红晕。

五、西医治疗

普通感冒一般有自限性，病期多为 5 ~ 7 天，可不需要特殊药物治疗。若为流行性感冒可在早期给予抗病毒治疗，临床常用药物有神经氨酸酶抑制剂（如奥司他韦）、M2 离子通道阻滞剂（如金刚烷胺）等。如有明显症状，可采用以下药物对症治疗缓解症状。

（1）解热镇痛药：包括复方阿司匹林、吲哚美辛、对乙酰氨基酚、布洛芬等药物，适用于发热、肌肉酸痛、头痛的患者。严重肝肾功能不全、有出血倾向、上消化道出血等人群，不宜使用此类药物。

（2）抗组胺药：如马来酸氯苯那敏，针对打喷嚏、鼻塞、流鼻涕的症状。

（3）镇咳药：剧烈咳嗽，甚至影响休息，可适量使用镇咳药，以右美沙芬应用较多。

（4）拟肾上腺素药：对于鼻塞、鼻黏膜充血水肿的患者，可以使用盐酸伪麻黄碱等拟肾上腺素药物。

六、中医源流

早在《黄帝内经》中就有对感冒的论述，如《素问·骨空论》："风从外入、令人振寒、汗出头痛、身重恶寒"；《素问·生气通天论》："因于露风，乃生寒热"；《素问·阴阳别论》："三阳为病发寒热"；《素问·脉要精微论》："风成为寒热"；《素问·风论》："风之伤人也，或为寒热"，等等。汉代张仲景《伤寒论》明确指出，广义伤寒为外感热病之总称，狭义伤寒和中风则是在《伤寒论·辨太阳病脉证并治上》"太阳病，或已发热，或未发热，必恶寒，体痛，呕逆，脉阴阳俱紧者，名曰伤寒"，"太阳病，发热，汗出，恶风，脉缓者，名为中风"分别定义的，根据其给出的症状体征和治法方药判断，后两者均属于感冒范畴。自《伤寒论》始，感冒一般采用"伤寒""中风"作为本病的常规病名。隋代巢元方《诸病源候论》将"风病诸候""伤寒病诸候""时气病诸候""热病诸候"等并列，认为属于不同类型的外感疾病。其中时气病为传染性疾病，热病则包括温病和暑病。北宋杨士瀛《仁斋直指方》第一次提出了感冒的病名，实际上引用了北宋官修方书《太平惠民和剂局方》参苏饮方下"治感冒风邪，发热头疼，咳嗽声重，涕唾稠粘"的记载。中医认为感冒是由风邪乘人体御邪能力不足之时，侵袭肺卫皮毛所致。当天气突然变化，寒暖失常之时，风邪病毒最易侵袭人体。四时之中，出现天气反常如春应温而反寒，夏应热而反冷，秋应凉而反热，冬应寒而反温等，即"非其时而有其气"，人体不能适应外界变化，风邪易挟毒而入致感冒。感冒和人体御邪强弱有关。如正气不足，将息失宜，过度疲劳，腠理疏懈，卫气不固而极易为外邪而客。风邪入侵，其病变部位常局限于肺卫，肺司呼吸，它是人体和外界沟通的主要通道。开窍于鼻，外合皮毛，职司卫外。人体感受外邪，若卫阳被遏，营卫失和，邪正相争，可出现恶寒、发热等表卫之证。外邪犯肺，肺失宣降，则见咳嗽、鼻塞等症状。如邪毒较重，还会引起全身不适及其他脏腑功能的失调。

七、辨证论治

（一）风寒感冒

由风吹受凉、过度劳累、贪吃生冷食物引起风邪或寒邪入体的感冒，多在秋冬季节发生。证候为恶寒重、发热轻，无汗，头痛，肢节酸痛，鼻塞声重，打喷嚏，流清涕，咳嗽，痰白稀薄，口不渴或渴喜热饮，苔薄白，脉浮紧。治则辛温解表，宣肺散寒。代表方为麻黄汤、荆防败毒散加减。麻黄汤基本方：炙麻黄 6g，桂枝 10g，杏仁 10g，炙甘草 6g。荆防败毒散基本方：荆芥 10g，防风 15g，羌活 10g，柴胡 12g，独活 10g，川芎15g，前胡 12g，桔梗 15g，枳壳 10g，茯苓 15g，甘草 6g，生姜 2 片。方解：麻黄汤中，麻黄性温可助阳散寒，味辛可解表，为肺经专药，可宣肺平喘，为方中主药；桂枝性温味甘，既可温经散寒，又可通营达卫，与麻黄相配使营卫通畅，共成发汗峻剂，并可解除头痛身疼，为辅药；杏仁甘苦温，利肺降气，与麻黄配伍，宣降并用，可增强其平喘之功，为佐药；炙甘草既可缓和麻黄、桂枝的峻烈之性，又能调和麻黄、杏仁之宣降不和，为使药。荆防败毒散以荆芥、防风、羌活辛温解表之功，发散风寒为主药；加生姜2 片加强发散风寒之功，辅以柴胡加强解表之功；佐以独活祛风除湿，川芎活血祛风止痛，前胡、桔梗宣畅肺气以祛痰，枳壳理气宽中，茯苓利湿；甘草调和主药，缓急止咳为使。诸药协同，具有疏风解表，败毒消肿，祛痰止咳作用。加减：风寒挟湿兼见头重身倦、胸闷泛恶、纳呆、口黏、舌苔白腻等可加厚朴、陈皮、藿香、神曲；咳嗽痰多者加半夏、苏叶、陈皮；咳喘重者加苏子、白芥子、厚朴；痰多胸疼者加瓜蒌、郁金。中成药可选用风寒感冒颗粒、感冒疏风胶囊、荆防颗粒、九味羌活颗粒等。

（二）风热感冒

由风热之邪犯表、肺气失和所致。证候为恶寒轻，或微恶风、发热较著、头胀痛、面赤、乳蛾红肿疼痛、鼻塞、打喷嚏、流黄稠涕、咳嗽痰稠、口干欲饮、舌边尖红、苔薄黄、脉浮数。治则辛凉解表，宣肺清热。代表方为银翘散加减，基本方：金银花 30g，连翘 30g，薄荷（后下）10g，牛蒡子 15g，荆芥 10g，豆豉 15g，竹叶 10g，芦根 15g，桔梗 15g，甘草 10g。方解：金银花、连翘辛凉轻宣，透泄散邪，清热解毒，为君；薄荷、牛蒡子辛凉散风清热，荆芥穗、淡豆豉辛散透表，解肌散风，为臣；桔梗、甘草以清热解毒而利咽喉，为佐；竹叶、芦根清热除烦，生津止渴，为使。诸药相合，共成辛凉解肌、宣散风热、除烦利咽之功。加减：头痛、头晕加桑叶、菊花；咳嗽较多加前胡、杏仁；咽痛者加板蓝根、玄参；严重者如高热、恶寒、头痛、鼻干、口渴、心烦、舌红苔黄者，可于前方加葛根以解肌，黄芩、生石膏以清热，知母、花粉以生津，使热退津回，其病易愈。风热挟湿兼见头重体倦、胸闷泛恶、小便黄、苔黄腻者，前方去荆芥、牛蒡子，加藿香、厚朴、佩兰。中成药可选用金莲清热颗粒、连花清瘟颗粒、夏桑菊颗粒、银翘解毒软胶囊等。

（三）暑湿感冒

指发生在暑湿季节，尤其是夏季，因天气闷热潮湿，又喜欢纳凉饮冷，体内的暑热为风寒所遏而耗气伤津、脾胃运化失常导致的感冒。证候为发热、微恶风、汗少、汗出热不退、肢体酸重或疼痛、头昏重胀痛、鼻塞流浊涕、胸闷脘痞、泛恶、心烦、口渴不多饮、小便短赤、苔薄黄腻、脉濡数。治则解表清暑，芳香化湿。代表方为新加香薷饮加减，基本方：金银花 30g，连翘 30g，鲜荷叶 20g，鲜芦根 20g，香薷 12g，厚朴 10g，扁豆花 15g。方解：金银花、连翘辛凉透表，祛暑清热；荷叶清热解暑，扁豆花芳香轻清，达表清暑；佐以香薷、厚朴祛暑化湿，调气消闷；芦根清热生津，除烦止渴。诸药合用，具清热解暑、化湿和中之功效。加减：暑热重者，可加青蒿、滑石。中成药可选用藿香正气丸、藿香正气水、藿香祛暑软胶囊等。

（四）气虚感冒

先天不足或后天失养导致、久病、重病、劳累过度、年老体弱等原因导致元气不足，使气的推动、固摄、防御、气化等功能失调，使身体抵御外邪能力下降，是肺气虚又外感风寒所致。证候为恶寒较甚、发热、无汗，或热势不高、鼻塞流涕、头痛、周身酸楚、咳嗽痰白、咳痰无力，平素神疲体倦，乏力，反复易感，舌质淡或边有齿痕，苔薄白，脉浮无力。治则益气解表，调和营卫。代表方为参苏饮加减，基本方：党参 15g，葛根 10g，苏叶 10g，前胡 10g，陈皮 10g，茯苓 15g，半夏 10g，枳壳 10g，桔梗 10g，木香 10g，甘草 6g。方解：苏叶发散表邪，利气宽中；葛根解肌发汗，党参益气补脾，苏叶、葛根与党参合用，则无发散伤正之虞；半夏、前胡、桔梗止咳化痰，宣降肺气；木香、枳壳、陈皮理气宽胸，醒脾畅中；茯苓健脾渗湿以消痰；甘草补气安中，兼和诸药。加减：恶寒甚，加羌活；咳嗽，重用半夏；头痛加白芷、川芎；咽干痛加夏枯草、山豆根；自汗加黄芪、浮小麦。平时表虚自汗可选用中成药玉屏风散，气短乏力可选用补中益气丸。

（五）阴虚感冒

由素体阴虚，或病后失养，或纵欲伤阴所导致阴液不足，不能滋养而引起感冒症状。证候为发热，微恶风寒，手足心热，无汗或盗汗，头昏心烦，口干，干咳少痰、痰稠难咯或痰中带血，舌红少苔，脉细数。治则滋阴解表。代表方为加减葳蕤方，基本方：玉竹 15g，豆豉 10g，葱白 2 根，桔梗 10g，白薇 10g，薄荷 10g，大枣 2 枚，甘草 6g。方解：玉竹滋阴润燥，滋而不腻，既资汗源，又润肺燥，薄荷疏散风热，清利咽喉，共为君；配葱白、豆豉解表散邪，助薄荷以逐表邪，为臣；佐白薇清内热，桔梗宣肺止咳，大枣甘润养血，均为佐；甘草调和诸药，为使。加减：如果发热较重，加鱼腥草、银柴胡、青蒿；口渴咽干明显，加沙参、麦冬、生地；咳嗽较剧，加川贝母、枇杷叶、白芍；心烦，加竹叶、莲子芯；口渴甚，加天花粉；咽干咳嗽、咯痰不爽者，加射干、牛蒡子；痰中带血，加白茅根、生蒲黄；大便干燥，加生地；手足心热、盗汗，加丹皮。中成药可选用柴胡口服液、小柴胡颗粒、养阴清肺丸、枸菊地黄丸等。

（六）阳虚感冒

因先天禀赋不足，或后天失养，或劳倦内伤等因素耗损人体阳气，阳虚则温煦、推动、兴奋等功能减退，易反复感风寒，导致阳虚感冒。证候为阵阵恶寒，甚至蜷缩寒战，或稍兼发热，无汗或自汗，汗出则恶寒更甚，头痛，骨节酸冷疼痛，面色㿠白，语言低微，四肢不温，打喷嚏，流涕，咳嗽痰稀而白，舌质淡胖，苔白，脉沉细无力。治则助阳解表、散寒疏邪。代表方为麻黄附子细辛汤加减，基本方：麻黄10g，制附子12g，细辛5g，黄芪20g，白术10g，防风10g，川芎10g，桔梗10g，葛根10g，羌活10g，甘草3g。方解：麻黄为君药，发汗解表散寒；制附子温肾经散寒，补助阳气不足，为臣药；麻黄行表以开泄皮毛，逐邪于外；制附子在里以振奋阳气，鼓邪于外，二药配合，相辅相成，既能鼓邪外出，又无过汗伤阳之虞，为助阳解表的常用组合。细辛既能祛风散寒，助麻黄解表，又能鼓动肾中真阳之气，协制附子温里，为佐药。黄芪扶正益气，白术健脾益气，防风、羌活发散解表，葛根解肌发汗，桔梗止咳化痰，川芎行气活血，祛风止痛，甘草调和诸药。加减：头身困痛，加独活；咳嗽痰多，加杏仁、白芥子；恶寒甚重，用制附子，酌加肉桂；便溏、腹中冷痛，加炮姜、肉桂。中成药可选用玉屏风散、参苏丸、黄芪精口服液等。

（七）血虚感冒

由素体血虚、产后血亏未复，或大出血后营阴不足，复感风邪，导致营卫不和。证候为头晕头痛，身热微寒，无汗或汗少，面色不华，唇淡，指甲苍白，心悸多梦，舌淡，苔白，脉细或浮而无力。治宜养血解表，疏风散寒。代表方为葱白七味饮、荆防四物汤化裁。葱白七味饮基本方：葱白3～5根，生姜2片，豆豉10g，葛根15g，熟地黄10g，麦冬15g。荆防四物汤基本方：荆芥10g，防风10g，熟地黄10g，白芍15g，当归15g，川芎12g。方解：葱白七味饮方中生姜、豆豉辛散宣通，可助葱白发散表邪；葛根甘润性平，解肌生津，与葱、豉、生姜为伍，辛甘温润，虽发汗而无过汗伤津之弊。夺血者无汗，地黄、麦冬滋阴养血，既可补虚固本，又可充实汗源，以利汗出而散邪。诸药相合，养血补虚以固本，散邪祛风以治标。荆防四物汤方中荆芥、防风辛温甘润，可疏风散寒以祛表邪；地黄、白芍酸甘性凉，可滋阴养血；当归、川芎辛甘温润，可养血行血，四品同施，使补而不滞。加减：热重者，加银花、连翘；咳嗽，加杏仁；口渴加天花粉、芦根；心悸寐差，加酸枣仁；血虚甚者，加太子参；心悸、气短，加黄芪、人参、远志；发热不退，加青蒿、地骨皮；纳呆，加麦芽、神曲。

八、外治法

1. 药浴一方

取生麻黄50g，荆芥、防风、葛根、桂枝各30g，细辛15g。首先将上述药物放到锅里，加入1000mL水，煎煮20分钟后，将药水倒进盆里。用药水蒸气熏脚，等温度合适后再泡脚（温度不要低于43℃），为保持药水温度可以随时放入适量的温水或加温。每回浸泡通常为 20~30 分钟，最好用深一点的盆，将小腿也一起浸泡，效果更佳。重复使用药水时，只要在泡脚前加热到药水沸腾即可。该药方有解表、发汗、散寒、温经等功效，适用于风寒型感冒。但需注意药浴疗法发汗适中即可，不宜大量过度发汗。

2. 药浴二方

取紫苏、荆芥、藿香、佩兰、半夏、陈皮、香薷、银花、薄荷、黄柏、木通各 20g，白扁豆 60g。上药水煎 1 000mL，全身浸浴或淋浴。方中紫苏外开皮毛，荆芥、薄荷疏散风热，藿香、佩兰、香薷发散表湿，扁豆消暑湿，黄柏燥湿，如此配伍，能祛除暑湿之邪，有除湿解表功效，适用于暑湿型感冒。

3. 药浴三方

取生石膏 30g，蒲公英 20g，麻黄、柴胡、黄连、葱各 10g，冰片 5g。上药水煎 1 000mL，全身浸浴或淋浴。方用麻黄开泄肺气，石膏清泻肺热，蒲公英、柴胡、黄连清热解毒，诸药合用，有宣发表邪、清解肺热的功效，故适用于发热较重、风热型感冒。

4. 外熏法

取薄荷、竹叶、香薷、藿香各 10g，银花 20g，冰片 5g。将以上诸药加水煎，煮沸，然后熏洗头面部或气雾吸入。该药方有解表祛湿功效，薄荷能疏散在表之邪，清利头目；竹叶、香薷、藿香芳香化湿，解表祛邪；银花、冰片清散风热，诸药合用，适用于暑湿型流感。

5. 穴位贴敷

（1）风寒型：

①穴位贴敷一方。敷贴穴位：神阙穴（神阙即为肚脐）。操作方法：将麻黄 10g、杏仁 10g、甘草 10g 一起研磨成细末，然后加入三根带须的葱白，一起捣烂如泥状，敷贴于神阙穴，外面用胶布固定，约敷贴半日取下。每日可敷贴 2 次。

②穴位贴敷二方。敷贴穴位：劳宫穴（双手握拳，无名指指端对应的掌面处即为劳宫穴），涌泉穴（位于足底第 2、3 跖趾缝纹头端与足跟连线的前 1/3 与后 2/3 交点上）。操作方法：将羌活 10g、苍术 6g、白矾 6g 一起研磨成细末，再用生姜汁调和成膏状，敷贴于劳宫穴和涌泉穴处，外用纱布固定即可。

（2）风热型：

①穴位贴敷一方。敷贴穴位：神阙穴。操作方法：取金银花 6g、连翘 6g、桔梗 5g、荆芥 3g、薄荷 5g、炒牛蒡子 5g、淡豆豉 3g、淡竹叶 3g，将上述药物一起研磨成细末，储入密闭瓶中备用。使用时取药粉 2g，撒入脐内，外用胶布固定。每隔 3 日换药一次，5 次为一个疗程。

②穴位贴敷二方。敷贴穴位：内关穴（腕横纹正中直上 2 寸处），涌泉穴。操作方法：将蝉蜕 9g、生山栀 9g、地骨皮 5g、钩藤 3g 一起研磨成细末，再加入少量的鸡蛋黄，调和后敷于穴位上，外盖上纱布，最后用胶布固定，8 小时后取下即可。

（3）暑湿型：

敷贴穴位：涌泉穴。操作方法：地龙（蚯蚓）3 条，洗净后捣烂如泥，再加入 3g 吴茱萸一起研磨成细末，与适量的面粉混合均匀后，用醋调和成饼状，敷贴于双足心涌泉穴处。

（4）虚型：

敷贴穴位：神阙穴。操作方法：取防风 10g、黄芪 10g、肉桂 10g、蝉蜕 10g，一起研磨成细末后放入密闭瓶中备用，气虚感冒时可取药粉适量，用纱布包裹后敷贴于神阙穴处，再用纱布覆盖，用胶布固定。

6. 理疗

（1）针灸：以手太阴、手阳明经及督脉穴为主。针刺取合谷、大椎、风池、太阳、列缺、大杼、印堂等穴。针刺用泻法。风寒型感冒配风门、肺俞穴；风热型感冒配曲池、外关、尺泽穴；暑湿型感冒配中脘、足三里、委中、支沟、阴陵泉；体虚感冒配足三里；高热、咽喉痛配耳尖、中冲、少商、少泽穴点刺放血。

（2）艾灸：适用于风寒感冒及体虚感冒。取穴大椎、风门、足三里、肺俞。如有鼻塞，可配迎香；如有发热，可配曲池；如有头痛，可配太阳、印堂；如有咳嗽，可配天突。操作方法：将艾条的一端点燃，对准应灸穴位，距皮肤 2～3 厘米，进行熏烤，使患者局部有温热感而无灼痛为宜，一般每穴灸 10～15 分钟，至皮肤出现红晕为度。每天灸1 次或隔日一次，也可使用范氏艾灸罐温灸。

（3）刮痧：具有发汗解表、疏经活络、调理胃肠功能、宣通气血等作用。

①风寒型：可选取大椎、风池、迎香、列缺、外关等进行穴位刮痧。操作方法：在需刮痧部位先涂抹适量刮痧油，首刮项三带，以泻法刮之，因为肩部肌肉丰富，用力宜重，肩井处可加拔罐；大椎处也需要加强，用力要轻柔，不可用力过重，以出痧为度。再刮项丛刮，以平补平泻手法刮拭，风池穴需要加强。接着刮肩胛环，重点刮肺俞、肩胛部。然后膻中刮，手法要轻柔；最后刮拭足三里，刮拭面尽量拉长。

②风热型：可选取风池、大椎、曲池、合谷等进行穴位刮痧。操作方法：在需刮痧部位先涂抹适量刮痧油，先刮项丛刮，以平补平泻手法刮拭，风池穴和风府穴需要加强。再刮项三带，以泻法刮之，因为肩部肌肉丰富，用力宜重，肩井处可加拔罐；大椎处也需要加强，用力要轻柔，不可用力过重，以出痧为度。然后刮肩胛环，以纵五带为重点刮拭，第一带督脉宜轻刮之，余用泻法，在肺俞、肩胛骨内侧缘加强。最后刮拭上肢曲池、尺泽、外关、合谷，结束时刮足三里。四肢部穴位要求刮拭面尽量拉长，可于合谷、足三里处行点、按、揉复合性手法，以加强疗效。

③暑湿型：可选取尺泽、合谷、中脘、足三里、支沟、膻中等进行穴位刮痧。在需刮痧部位先涂抹适量刮痧油，先刮肩胛环，以纵五带为重点刮拭，第一带督脉宜轻刮之，余用泻法。再刮膻中刮，手法要轻柔。然后刮三脘刮的中脘，接着是上肢内侧的尺泽，上肢外侧支沟和合谷，最后刮拭足三里。四肢部穴位要求刮拭面尽量拉长，可于合谷、足三里处行点、按、揉复合性手法，以加强疗效。如果咽喉疼痛，可考虑在少商、大椎放痧。

九、调护

（1）起居有常，避免熬夜，多参加户外运动锻炼，多晒太阳，增强体质。

（2）保持新鲜空气流通。不能闷得时间太长，也不可长期直接吹风。

（3）随着天气的变化，注意加减衣服。避免与感冒病人的接触，因公共场所细菌或者病毒比较多，密度比较高，应少去公共场所。

（4）如反复呼吸道感染，反复感冒，可给予手法按摩，适当时找中医帮助调理，健脾补气。

（5）感冒期间在家中可把醋和水掺一起，煮沸后熏，一般熏蒸20~30分钟。

（6）发热时要多喝水，喝水发热发汗，感冒好得比较快，汗出热退时宜用毛巾擦干身体，及时更换衣服，避免受凉。

（7）饮食清淡，吃容易消化的食物，以流食为主，不要吃难以消化的、刺激性的、寒凉生冷的、油腻的食品，多吃新鲜的蔬菜、水果等。

（8）密切观察病情，注意兼证的变化，如严重应去医院就诊。

（9）食疗。

①粥水类。

防风粥：防风10g、葱白2~3段、粳米（大米）50g。先将防风洗净，加水适量，浸泡30分钟后煮15分钟，去渣留汁，加入粳米用慢火煮成粥（约煮1个小时），加入葱白和盐即可食用。防风具有祛风解表、胜湿止痛、止痉的功效，尤其对感冒引起的身痛、乏力有很好的疗效。大多数的祛风解表药都偏温燥，但是防风不伤津液，所以被称为风药中的润剂。

葱白粥：葱白15根左右。把米洗干净放入锅中加入水，开火煮，然后把葱白洗干净，切段备用，水开后，把葱白放入锅内，转小火继续煮至软糯即食。葱白有解表散寒的作用。此粥可用于风寒感冒初期，孩子、成人、老人皆适用。也可以用葱白煮水，需要注意的是葱白和葱须需要一起煮。

藿香叶粥：藿香叶3g，粳米100g。先将藿香叶放入沸水中煮5分钟，捞出，放入100g粳米，小火煮30分钟即可，分2~3次服完。此粥可以疏风解表，适合用于暑湿感冒者。天热了高温多雨，尤其是南方的天气又热又湿，湿气与热邪相结合，就容易使人患暑湿感冒。

黄芪粥：黄芪15g，大枣10枚，粳米（大米）50g。先将黄芪煎水取汁，然后用此药汁与粳米和大枣一起煮成粥。此粥适用于体虚感冒者，在病愈后服用以扶正益气，增强抵抗力，以防止感冒再次发生。

②汤水类。

莲苡排骨汤：莲藕100g、苡仁10g、排骨1斤。先将排骨烫过，去除血水，煮沸后加入去皮的莲藕及苡仁，大火再滚后慢火炖 2 小时。莲藕、苡仁可清热润肺，作用温和，对祛风利湿、清除内热很有帮助。莲藕生用偏寒，熟用微温，最好买新鲜的，生可助凉血散瘀，清热除烦；熟能益元气，健脾胃消食。同时，莲藕含鞣质，可帮助止血，又含丰富的铁质，有助于妇女产后补身。

三色豆甜汤：白扁豆 30g、赤小豆 30g、绿豆 10g、陈皮 2g、黄糖适量。大火煮开，小火煮 40 分钟至软烂，放入黄糖调味，分次服用。白扁豆健脾和中、消暑化湿；赤小豆祛湿解毒、清热利尿；绿豆清热解毒、消暑利尿。尤其适用于感受暑湿、消化不良的人饮用。从炎热的屋外突然进入很冷的室内，汗流浃背却马上对着风扇、空调吹，容易着凉。如果出现发热怕冷，但是没有汗、咽痒、鼻塞流清涕等表现，可以喝点此粥，并让自己出点汗。

生姜红糖水：生姜五片，红糖 30g。水一碗半，约煎至一碗，热服取汗。如果受寒感冒还有点肚子痛，也可以冲点干姜粉喝，能起到暖中的作用。生姜有解表散寒、温中止呕、温肺止咳的功效。所以贪凉刚受寒时，及时喝些姜糖水，有助于驱逐体内风寒。《中医方剂临床手册》曾载有验方"姜葱红糖汤"，用于治疗感冒及受凉腹痛等症。另外用葱白头（连须）3~7 个，生姜（去皮）3~5 片，水煎浓缩，加红糖适量，热服与姜糖饮功效大致相同，也可以参考使用。但风热感冒兼有热燥痰者不宜使用。

大蒜水：小孩用 2~3 瓣，大人用 7~8 瓣，拍碎，将大蒜放在空气中静置 15 分钟左右，使大蒜素完全挥发出来。将清水倒入锅中，煮开，放入大蒜。小火煮 5 分钟至汤水微微发白或者发黄。将冰糖放入其中，融化后关火。大蒜色白，入肺，性味辛温，最善除肺经之风邪。大蒜不仅对感冒导致的咳嗽有效，对于气管炎、哮喘、肺结核，都有良好的辅助治疗效果。西医认为大蒜含有丰富的大蒜素、蒜辣素、挥发性芳香油等，都具有杀菌灭病毒的作用，可以杀灭呼吸道和消化道的感冒病毒，具有治感冒的作用。

沙麦桑菊饮：取沙参 20g，麦冬 20g，桑叶 15g，菊花 10g，冰糖 50g。先将沙参、麦冬、桑叶、菊花冲洗干净，一起放入锅中，加水适量煎煮 30 分钟，去渣留汁，加入冰糖稍煮片刻即可。分 3 次温服，或倒保温杯中代茶饮，每日 1 剂。适用于阴虚型感冒。

③菜品类。

凉拌紫苏叶：取紫苏叶 300g 用清水洗净，放入沸水锅内焯透，捞出，再用清水洗洗，挤干水分，将紫苏叶用刀切成段，直接放入盘内，加入精盐、味精、麻油拌匀，即可食用。紫苏具有解表散寒、行气和胃的功效。主要用于治疗感冒和肠胃不适，尤其是因饮食不慎出现腹胀又呕吐不适的情况，可吃紫苏起到止呕的作用。鱼虾蟹等水产品多数偏寒偏湿，因此古人食用时也会搭配性温的紫苏叶以祛湿化寒、温阳气血。

炙麻黄炖牛肉：炙麻黄 15g，生姜 10g，牛肉 250g，葱 10g。将麻黄加水煮沸去浮沫后，再煮 10 分钟左右捞出。再将牛肉放入麻黄汤中炖到熟烂，放入姜丝、葱白，即可食用。麻黄是解表的猛药，发汗能力强。炙麻黄与生麻黄相比，不但可缓和麻黄的发汗作用，还可增强止咳平喘的功效。牛肉是健脾益胃的，配合黄芪强助温阳，适合经常感冒、体质比较虚弱的人作为食疗。

归地葛根炖排骨：取当归 20g，熟地黄 15g，葛根 20g，猪排骨 250g，生姜 30g，葱末、盐、味精适量。将排骨洗净剁成小块，熟地黄、当归、葛根冲洗干净，生姜切片，全部用料放入炖锅中，加水适量，先用大火煮沸，撇去浮沫，改用小火炖至排骨烂熟，拣去药渣，加入葱末、盐、味精调味即可。可吃排骨及喝汤。适合经常感冒、体质比较虚弱的人作为食疗。

十、临床经验

吴海雁认为凡致人体阴阳失和的发病因素皆为"邪"，邪又当分阴阳。《素问·调经论》曰"夫邪之生也，或生于阴，或生于阳。其生于阳者，得之风雨寒暑；其生于阴者，得之饮食居处，阴阳喜怒"，中医治病的基本原则就是祛除病邪、调和阴阳，亦即《素问·阴阳应象大论》"谨察阴阳所在而调之"之意。感冒病位在肺卫，遵循《素问·阴阳应象大论》中"其有邪者，浸形以汗；其在皮者，汗而发之"之意，以解表宣肺为基本治疗原则。治疗时应中病即止，还要注意顾护阴液。其中麻黄汤适用于高热无汗型。《伤寒论》所述"麻黄八证"概括了麻黄汤用于太阳伤寒表实证的辨证要点，强调临床运用时要抓住"发热、恶寒、无汗"症状，这是其病机的根本体现。因寒邪束表，其性收引，腠理闭固，故无汗出；卫阳郁闭于内，则发热；因无汗出，热不得外越，阳气郁遏越甚，发热越重，往往呈现高热。治疗的关键在于开腠理发汗，通阳气解表。对于高热，切不可误认为身大热而误用清热寒凉之品。临床观察发热程度与患者体质有关，平素阳气较强者发热速而甚，阳气较弱者发热迟而缓，亦难出现高热，故麻黄汤须用于身体壮实者，以免汗出伤正。麻黄汤要注意煎煮法用法，需要先煎麻黄，并且去上沫，使其性归平和，再加他药。麻黄汤治疗流感发热时还需注意发汗适度，中病即止，切勿发汗太过伤阴液。这个度很难掌握，一般出汗从头颈部开始，后胸腹，再到四肢，若四肢亦有汗则可视为出汗已经透达，则当撤减厚被。

而感冒后多有咳嗽，《素问·太阴阳明论》说"伤于风者上先受之"，肺为脏腑之华盖，其位最高，开窍于鼻，职司呼吸，外主皮毛，其性娇气，不耐邪侵，故外邪从口鼻、皮毛入侵，肺卫首当其冲。《景岳全书·咳嗽》说："外感之嗽，必因风寒。"患者由于气候突变着凉，外感六淫从皮毛侵入，且肺为娇脏，不耐邪侵，邪侵则肺气不清，失于肃降，迫气上逆而作咳。外感咳嗽迁延失治，邪伤肺气，更易反复感邪，而致咳嗽屡作。对于感冒后久咳、顽咳，应仔细辨别其寒热，凡寒象或热象不重者，均可根据"治肺不远温"的原则，灵活选用温肺散寒之剂。感染后咳嗽多由上呼吸道感染早期失治或误治，或滥用清润、辛凉治法，因"寒"反用"寒"，背道而驰，反令余邪不清，肺气失宣，故提出"微寒微咳"的病因病机，主张以温润宣肺、降气止咳为法治疗。感染后咳嗽病程较长，不同病程阶段，当在温润止咳的基础上仔细辨证施治，不可偏执拘泥一端。如在初期，以邪气较著为特点，可稍重宣肺以驱邪从上面出，此时用药宜轻，"治上焦如羽"，顺其肺性之势疏面导之，临证当以辛润宣肺，要注意三点：一是不用峻猛攻伐之品，投药应多性味平和，如桔梗、桑白皮、前胡、丝瓜络、蝉衣、芦根等；二是药量轻，一般每味药用量3~10g；三是药味少，用药切合病机即可，不可以药物多取胜。迁延期多因邪气入里侵及他脏，邪气与正气相持不下而致病情迁延。此时，若因患者素体本虚或前期应用寒凉药物而损伤阳气，尤其当注意补益肺脾肾以增强驱邪之力。若余邪入里化热，或致阴伤邪恋，当注意养阴清热。临床中常有变证，均当主次分明，综合论治。

十一、病案举例

黄某某，女，21岁。受凉后出现咽干，咽痛，舌尖红，苔薄黄，脉浮数。查体见神情疲倦，咽部充血，扁桃体Ⅰ°肿大，心肺腹查体未见明显异常。既往无特殊病史。吴海雁拟方如下：金银花10g，牛蒡子10g，甘草5g，桔梗6g，连翘10g，薄荷6g，淡豆豉10g，荆芥10g，竹叶10g，芦根30g，每日1剂，水煎服。

按：该患者为年轻女性，以咽干咽痛为主诉，舌尖红，苔薄黄，脉浮数，考虑风热感冒，以辛凉透表、清热解毒为法，可选用经典的银翘散。方中金银花、连翘辛凉轻宣，透泄散邪，清热解毒为君；薄荷、牛蒡子辛凉散风清热，荆芥穗、淡豆豉辛散透表，解肌散风为臣；桔梗、甘草以清热解毒而利咽喉为佐；竹叶、芦根清热除烦，生津止渴为使。诸药相合，共成辛凉解肌，宣散风热，除烦利咽之功。经服药两剂后，患者咽干咽痛症状明显缓解。

（王静妍）

参考文献

[1] 中华人民共和国国家卫生和计划生育委员会. 流行性感冒诊疗方案（2018年版）[J]. 全科医学临床与教育，2018，16（2）：127-130.

[2] 国家卫生健康委员会，国家中医药管理局. 流行性感冒诊疗方案（2020年版）[J]. 传染病信息，2020，33（5）：385-390.

[3] 孙静. 中医辨证治疗感冒/时行感冒发热临床疗效的观察 [D]. 北京：中国中医科学院，2015.

[4] 齐群长. 中医药辨证治疗感冒的临床经验 [J]. 中国实用乡村医生杂志，2007，14（2）：34-35.

[5] 陈仕海. 中医辨证施治治疗感冒之我见 [J]. 内蒙古中医药，2015，34（1）：43.

[6] 韩新强，韩艳茹，韩宝茹. 针刺治疗流行性感冒35例 [J]. 中国针灸，2006，

26（8）：598.

　　[7] 黄成汉，胡献国. 怎样辨证足浴治疗流行性感冒 [J]. 中医杂志，2007，48（9）：855－856.

　　[8] 缑强，王焕生，田丙坤. 四时感冒的中医辨证治疗 [J]. 现代中医药，2007，27（4）：62－64.

慢性支气管炎

一、定义

慢性支气管炎（chronic bronchitis）简称慢支，是气管、支气管黏膜及其周围组织的慢性非特异性炎症。临床上以咳嗽、咳痰为主要症状，或有喘息，每年发病持续3个月或更长时间，连续2年或2年以上，并排除具有咳嗽、咳痰、喘息症状的其他疾病。

二、病因

本病的病因尚不完全清楚，可能是多种环境因素与机体自身因素长期相互作用的结果。

1. 吸烟

吸烟是最重要的环境发病因素，吸烟者慢性支气管炎的患病率比不吸烟者高2~8倍。烟草中的焦油、尼古丁和氢氰酸等化学物质具有多种损伤效应，如损伤气道上皮细胞和纤毛，使气道净化能力下降；促使支气管黏液腺和杯状细胞增生肥大，黏液分泌增多；刺激副交感神经而使支气管平滑肌收缩，气道阻力增加；使氧自由基产生增多，诱导中性粒细胞释放蛋白酶，破坏肺弹力纤维，诱发肺气肿形成等。

2. 职业粉尘和化学物质

接触职业粉尘及化学物质，如烟雾、变应原、工业废气及室内空气污染等，浓度过高或接触时间过长，均可能促使慢性支气管炎发生。

3. 空气污染

大量有害气体如二氧化硫、二氧化碳、氯气等可损伤气道黏膜上皮，使纤毛清除功能下降，黏液分泌增加，为细菌感染创造条件。

4. 感染因素

病毒、支原体、细菌等感染是慢性支气管炎发生发展的重要原因之一。病毒感染以流感病毒、鼻病毒、腺病毒和呼吸道合胞病毒为常见。细菌感染常继发于病毒感染，常见病原体为肺炎链球菌、流感嗜血杆菌、卡他莫拉菌和葡萄球菌等。这些感染因素同样可造成气管、支气管黏膜的损伤和慢性炎症。

5. 其他因素

免疫功能紊乱、气道高反应性、自主神经功能失调、年龄增大等机体因素和气候等环境因素均与慢性支气管炎的发生和发展有关。如老年人肾上腺皮质功能减退，细胞免疫功能下降，溶菌酶活性降低，从而容易造成呼吸道的反复感染。寒冷空气会刺激腺体增加黏液分泌，纤毛运动减弱，黏膜血管收缩，局部血液循环障碍，促使继发感染。

三、诊断

若咳嗽、咳痰或伴有喘息，每年发病持续 3 个月或更长时间，连续 2 年或 2 年以上，并排除其他可以引起类似症状的慢性疾病，可怀疑为慢性支气管炎。

辅助检查：①X 线检查：早期可无异常。反复发作者表现为肺纹理增粗、紊乱，呈网状或条索状、斑点状阴影，以双下肺明显。②呼吸功能检查：早期无异常。如有小气道阻塞时，最大呼气流速—容量曲线在 50% 和 75% 肺容量时流量明显降低。当使用支气管扩张剂后第一秒用力呼气容积（FEV1）与用力肺活量（FVC）的比值（FEV1/FVC）< 0.70 提示已发展为慢性阻塞性肺疾病。③血液检查：细菌感染时白细胞总数和（或）中性粒细胞计数增高。④痰液检查：可培养出致病菌。涂片可发现革兰氏阳性菌或革兰氏阴性菌，或大量破坏的白细胞和杯状细胞。

四、鉴别

慢性支气管炎应与其他可以引起类似咳嗽、咳痰或喘息等症状的慢性疾病区别开来。

1. 支气管哮喘

部分哮喘患者以刺激性咳嗽为特征，灰尘、油烟、冷空气等容易诱发咳嗽，常有家庭或个人敏感疾病史。对抗生素无效，支气管激发试验阳性。

2. 支气管扩张

典型者表现为反复大量咯脓痰或反复咯血。X 线胸部检查常见肺纹理粗乱或呈卷发状。高分辨率螺旋 CT、必要时支气管造影可确定诊断。

3. 支气管肺癌

多数患者有数年吸烟史，顽固性刺激性咳嗽或过去有咳嗽史，近期咳嗽性质发生改变，常有痰中带血。有时表现为反复同一部位的阻塞性肺炎，经抗生素治疗未能完全消退。痰脱落细胞学、胸部 CT 及支气管镜等检查可明确诊断。

4. 嗜酸性粒细胞性支气管炎（EB）

临床症状类似，X 线检查无明显改变或肺纹理增加，支气管激发试验多阴性，临床上容易误诊。诱导痰检查若嗜酸性粒细胞比例增加（≥3%）可以诊断。其余类似疾病，如肺结核、淤血性支气管炎、慢性咽炎等均各有特点。

五、西医治疗

治疗的目的在于减轻或消除症状，防止肺功能损伤，促进患者康复。在急性发作期和慢性迁延期应以控制感染和祛痰、止咳为主；伴发喘息时，应给予解痉平喘治疗。在缓解期以加强锻炼、增强体质、提高机体免疫力、预防复发为主。

（一）急性发作期治疗

1. 控制感染

开始时，一般根据临床经验和本地区病原菌的耐药性流行病学检测结果选用抗感染药物，同时积极进行痰病原菌培养和药敏试验；对病原菌诊断明确者应依据抗菌谱选用抗感染药物。轻者可口服，较重者可用静脉滴注抗感染药物，常用青霉素类、大环内酯类、氟喹诺酮类和头孢菌素类等抗感染药物。

2. 止咳祛痰

保持体液平衡可以使痰液变稀薄，有利于黏痰的排出，是最有效的祛痰措施。化痰和祛痰的药物种类繁多，但疗效并不明显。对在抗感染治疗的急性发作期患者，同时可酌情选用化痰和祛痰药物，常用溴己新、乙酰半胱氨酸、盐酸氨溴索等。对老年体弱无力咳嗽或痰量较多者，应以祛痰为主，不宜选用强镇咳剂如可卡因等，以免抑制呼吸中枢及加重呼吸道阻塞，导致病情恶化。

3. 解痉平喘

对于喘息型慢支，常选用支气管舒张剂。有严重喘息症状者可给予较大剂量雾化吸入治疗。

4. 雾化治疗

可选用抗感染药物、祛痰药、解痉平喘药等药物进行雾化吸入治疗，以加强局部消炎及稀释痰液作用，对部分患者有一定疗效。

（二）缓解期治疗

应注意避免各种致病因素，吸烟者需戒烟。要加强锻炼、增强体质、提高机体抵抗力。依据中医辨证施治原则酌情使用扶正固本方药，有一定效果。

慢性支气管炎发病周期较长、病情易反复且难以治愈。如果未及时对此病采取干预措施，可能导致病变部位附近正常脏器组织遭到破坏，继而诱发肺源性心脏病、心功能不全、肺动脉高压等一系列疾病，对患者生命健康产生较大影响。据相关流行病学研究显示，目前西医尚无针对慢性支气管炎的特效治疗措施，主要采用抗生素药物进行治疗。抗生素药物治疗方式易使患者产生耐药性。中医药在慢性支气管炎的治疗上具有方便快捷、安全性高的特点。在临床治疗上采用中西医结合的方法，标本兼顾，可以充分发挥中医治疗的优势。

六、中医源流

慢性支气管炎为现代医学依据病变部位所命名的疾病，中医并没有完全相对应的病名。根据其反复咳嗽、咳痰、喘息的症状特点，众多医家将其归于"咳嗽""痰证""饮证""喘证"等范畴。慢支为呼吸内科较为常见的疾病，诸多专家学者对其病因病机提出各有所侧重的观点。概言之，本病的病因可分为外感和内伤两端，外因主要为外邪侵袭所致，其中以风、寒二邪尤甚；内因以脏腑功能失调为主，尤其与肺、脾、肾三者功能的失调与衰退密切相关。主要病机为痰瘀交阻，由于外邪反复侵袭，肺失肃降，咳喘反复发作，若肺病及脾，则痰浊内生，上渍于肺；或肺病及肾，则肾不纳气，水泛为痰，上凌心肺，均可促使病情迁延难治，甚至日益加重。痰浊阻于肺络，久则导致血滞不畅，造成痰瘀互结之"瘀血证"；反之瘀血闭肺，阻滞气道，妨碍气机升降则影响痰浊之邪向外除，二者互为因果，缠绵难愈。慢性支气管炎病位在肺，常与脾、肾相关。

七、辨证论治

慢性支气管炎并无特征性表现，因此各医家大多按照"咳嗽""痰证""饮证""喘证"等证型进行辨证论治，且本病病情变化复杂，并无规范的辨证分型。下面选取了临床上常见的几个证型进行介绍。

（一）风寒犯肺证

风为百病之长，为阳邪，易袭阳位，寒为阴邪，其性收引、凝滞，肺司呼吸，在体合皮毛，外感风寒之邪易袭表犯肺，致肺失宣降，肺气上逆而咳嗽。症见咳嗽声重，咳痰稀薄色白，或见喘息，常伴恶寒，无汗，舌苔薄白或滑，脉浮紧。

临床治疗以疏风散寒、宣肺止咳为主要原则。代表方为三拗汤合止嗽散，其组方为：桔梗 15g、紫菀 15g、荆芥 15g、白前 15g、百部 15g、陈皮 15g、杏仁 12g、麻黄 10g、甘草 10g。三拗汤中麻黄发汗散寒，宣肺平喘，杏仁降肺气，止咳化痰，甘草不炙，取其清热解毒，协同麻黄、杏仁利气祛痰。三药相配，共奏疏风宣肺、止咳平喘之功。止嗽散中紫菀、百部、白前止咳化痰，桔梗、陈皮宣肺理气，荆芥祛风解表，共奏止嗽化痰、宣肺解表之功。两方合用，三拗汤长于疏风宣肺，止嗽散长于化痰止咳，对急性发作期的慢性支气管炎有良好的疗效。河南省信阳市第四人民医院中医内科张梅香选取了 132 例慢性支气管炎急性加重期的患者，其中 66 例作为对照组给予常规西医治疗，剩余 66 例作为观察组，在对照组的基础上加用三拗汤合止嗽散中药汤剂治疗。结果显示，观察组患者治疗后的咳嗽、咳痰、喘息、恶寒症状评分显著低于对照组。李莎将 118 例患者分成治疗组与对照组，对照组行常规西医治疗，治疗组用三拗汤合止嗽散，连续治疗两个疗程后，治疗组总有效率高于对照组，且第一秒用力呼气容积（FEV1）、用力肺活量（FVC）、呼气流量峰值（PEF）改善均优于对照组。亦有学者使用其他方剂或自拟方治疗风寒犯肺型慢支，均取得不错的疗效。

（二）风热犯肺证

火热为阳邪，其性炎上，从口鼻或皮毛而入，侵袭肺系，导致肺失清肃，肺气上逆发为咳嗽。风热犯肺的临床特点为咳嗽频剧，喉燥咽痛，痰黏稠色黄，常伴口干口渴、恶风、身热等，舌苔薄黄，脉浮数。

临床治疗上当以疏风清热、宣肺止咳为主要原则。本证型在临床上虽不少见，但各学者医家在临床治疗选方上各有侧重，并无统一方剂，有不少人使用桑菊饮治疗风热犯肺型慢支。其组方为：桑叶10g、菊花10g、杏仁6g、连翘15g、薄荷5g、桔梗15g、甘草3g、芦根6g。其中桑叶、菊花可清透上焦之风热，臣以薄荷助清凉之效，桔梗、杏仁一升一降以理气止咳，连翘清透膈上之热，再佐以芦根清热生津止渴。诸药配合，疏风清热、宣肺止咳。张晓琴对55例支气管炎患者使用桑菊饮加减治疗，治疗后咳嗽、咳痰、咽干等症状均优于对照组。广州市第二人民医院幸宇坚使用口服中药桑菊饮加味治疗急慢性支气管炎，均取得不错疗效。除桑菊饮外，不少学者也使用其他口服中药来治疗风热犯肺型慢性支气管炎。费玲等用疏风解毒胶囊（虎杖、连翘、板蓝根、柴胡、败酱草、马鞭草、芦根、甘草）治疗慢性支气管炎急性发作风热犯肺型患者，在临床总有效率、炎症因子水平、平均治愈时间、啰音消失时间等方面，观察组均优于对照组。张利君在西医常规治疗基础上加用疏风清热化痰汤疏风清热、平喘化痰法治疗，患者呼吸道症状、实验室指标均明显改善。

（三）痰热壅肺证

热邪犯肺，炼液为痰，或宿痰内盛，郁久化热，痰热郁结于肺，肺失清肃，肺气上逆发为咳嗽。外感六淫邪毒，加之脏腑功能虚损，外邪入里而化为热，炼液生痰，痰热互结，阻于气道，肺失清肃，终而致病。症见咳嗽气喘，痰多、色黄、质黏稠，可伴有发热、恶寒、胸痛、无明显乏力、水肿等表现，舌质红，苔黄厚腻或薄黄腻，脉滑或滑数。

治疗上，宜清热化痰、宣肺止咳。方剂首选清金化痰汤，其组方为：知母20g、瓜蒌仁15g、桑白皮15g、橘红12g、茯苓10g、贝母10g、桔梗12g、麦冬12g、栀子9g、黄芩9g、甘草6g。方中橘红理气化痰，气顺则痰降；茯苓健脾利湿，湿去则痰自消；更以瓜蒌仁、贝母、桔梗清热涤痰，宽胸开结；麦冬、知母养阴清热，润肺止咳；黄芩、栀子、桑白皮清泻肺火，甘草补土而和中。故全方有化痰止咳、清热润肺之功。贵州医科大学附属医院平秀琴等将98例痰热壅肺型慢性支气管炎患者分成两组，对照组予异丙托溴铵，观察组在对照组的基础上加用清金化痰汤。治疗14天后，观察组相比对照组，在总有效率、免疫功能指标、血气分析指标和安全性上有明显的改善。另外，除口服汤剂外，莫嘉浩等研究表明痰热清注射液（黄芩、山羊角、金银花、熊胆粉、连翘等）治疗老年慢性支气管炎疗效显著，可以降低患者血清 C – 反应蛋白（CRP）水平。

（四）肺脾气虚证

脾属土，肺属金，土生金，咳嗽日久，肺气亏虚，子盗母气，使脾气亦虚；或饮食失节，脾胃受损，脾土不能生金，而出现肺脾同虚。症见咳嗽声低，气短，自汗，常易感冒，倦怠乏力，食少便溏，舌质淡，苔白，脉细弱。

临床治疗上当以补脾益肺、化痰止咳为主。临床选方可用六君子汤加减，其组方为：人参9g、白术9g、茯苓9g、炙甘草6g、陈皮3g、半夏5g。方中四君人参、白术、茯苓、甘草健脾益气，半夏、陈皮降气化痰，全方补脾气，化痰湿，扶脾治本，意在培土生金。若肺虚重，则可加黄芪、防风加强补肺固表。值得一提的是，慢性支气管炎为慢性疾病，在中医理论里，久病致虚。慢性支气管炎为反复发作之久病，常常非肺一脏之果。反复咳嗽咳痰不仅易耗伤肺气，更易动脾母，土生金，脾生肺，脾气亏虚母脏濡养肺子无源。部分学者认为肺脾不调在慢支病程中占比较大，因此培土生金法在治疗慢性支气管炎中非常重要。有研究表明，增强脾胃消化系统功能可增加免疫球蛋白表达、增强淋巴细胞利用率、提高内皮系统的吞噬功能和防御机制，从而调节免疫系统。亦有研究证实，培土生金类方剂可抗慢支大鼠的气道炎症，减轻炎症因子的刺激，有抗炎、抗损伤作用，可通过调节消化系统来提升机体免疫力，减少气道黏液渗出及发作频率，从而提升慢支的抗病力，减轻肺损伤。临床中，刘永明采用香砂六君子汤合三子养亲汤加减治疗肺脾气虚型慢支，总有效率96.55%，临床症状和体征明显改善。亦有学者以培土生金法，使用参苓白术散加减治疗肺脾气虚型慢支，疗效尚佳。

（五）肺肾两虚证

肺主呼吸，为气之本，肾主纳气，为气之根。肾阴为一身阴液的根本，肺阴有赖于肾阴的不断充养；金能生水，肾阴亦依赖于肺阴的充养。若患者年老肾阴不足，或久病肺阴亏虚，则金水不能相生，日久则肺肾两虚，导致肺不能主气，肾不能纳气而表现为咳喘。症见咳嗽气喘，动则加剧，痰多质黏，色白或黄，无力咳出，咳出后咳喘可缓解，伴纳呆、头晕、腰酸、困倦，舌质红，少苔或苔厚而干燥，脉细数或滑。

治疗方面，以补肺平喘、固肾纳气为法。临床可用金水六君煎为方，其组方为：当归6g、熟地黄15g、陈皮6g、半夏6g、茯苓6g、炙甘草3g。方中当归、熟地黄滋养肺肾阴血，二陈汤化痰燥湿，二药合用，则燥湿而不致伤阴，滋阴而不助湿。二者配伍，共奏和胃健脾，运化水谷，输布精微之功效，从而达到肺肾并调的效果。许斌等选取了78例慢性喘息型支气管炎患者，对照组采用常规西医治疗，治疗组采用金水六君煎合小青龙汤治疗。结果治疗组临床总有效率、肺功能改善水平均明显优于对照组。蔡月琴应用金水六君煎加减治疗慢性支气管炎伴阻塞性肺气肿，43例患者中总有效率为95.3%。

八、外治法

中医外治疗法历史悠久，早在《理瀹骈文》就有"外治之理即内治之理，外治之药即内治之药……虽治在外，无殊治在内也……与内治并行而能补内治之不及"的记载。外治法与内治法可互为补充，相互协调。从文献报道中可知，中医外治法治疗慢性支气管炎可有效缓解症状，具有一定的远期疗效，能降低复发率，具有改善肺功能、提高机体免疫力的作用。中医外治疗法具有安全、经济、简便、依从性好等优点。

1. 三伏贴

三伏贴是一种传统中医治疗法，结合中医中的针灸、经络与中药学，以中药直接贴敷于穴位，经由中药对穴位产生微面积化学性、热性刺激，从而达到治病、防病的效果。对在冬季容易产生、复发或加重的疾病，在夏季进行扶正培本的治疗，以鼓舞正气，增加机体抗病能力，从而达到防治疾病的目的。近年来，随着"冬病夏治"观念的深入，三伏贴为人们所熟悉并接受，进而重视起来。慢性支气管炎为慢性疾病，咳嗽咳痰症状易反复，三伏贴可以有效预防慢支的复发。贴敷药物可用白芥子、延胡索、甘遂、细辛、麻黄等药物，研末，以姜汁调为糊状。贴敷穴位可选用双侧定喘、肺俞、肾俞、脾俞、足三里及天突、大椎、膻中等。在头伏、二伏、三伏节气的第一天分别进行穴位贴敷治疗，共3次。每次贴敷时间为2~6小时，根据患者耐受程度灵活掌握。闫翠环等选取了50例慢性支气管炎缓解期患者进行冬病夏治穴位贴敷疗法，对照组不进行任何干预。结果显示冬病夏治穴位贴敷法能调节炎症细胞因子的释放，降低炎症发生的程度。

2. 针刺疗法

针刺疗法是以中医基础理论为指导，通过针具或非针具刺激人体的一定部位，起疏通经络、行气活血、协调脏腑阴阳的作用，从而达到防治疾病的目的。关于针刺对慢支的治疗，中医各家结合自身临床体会，提出各有侧重的疗法，并都取得了一定的疗效。王俊以温阳通络法针刺治疗慢性支气管炎急性期患者，取穴于肺俞、大椎、膈俞、膏肓、列缺、合谷加减，配合常规西医治疗，有效率93.3%。梁燕等采用针刺肺俞及四花（膈俞和胆俞）穴治疗慢性支气管炎迁延期老年患者，辅以常规药物治疗，效果令人满意。张世勇等在西医对症治疗基础上，以针刺配合中药内服治疗慢性支气管炎急性期（痰热壅肺证）患者，取穴列缺、肺俞、合谷，方用清金化痰汤加减，总有效率98.8%。

九、调护

（1）戒烟：避免有害气体和其他有害颗粒的吸入。

（2）增强体质、预防感冒，也是防治慢支的主要手段之一。

十、临床经验

慢性支气管炎是临床发病率较高的呼吸系统疾病之一，老年人是主要的发病人群。慢性支气管炎病程长，病情迁延不愈，严重影响老年患者的晚年生活质量。本病在中医学中无明确对应的病名，但可归属为"咳嗽""喘证""痰证""饮证"范畴，以反复发作性咳、痰、喘为特征，大抵与脾、肾、肺三脏密切相关。此三脏的功能失调致使疾病的发生，老年群体因其年龄、体质，喘咳日久会导致肺气虚耗，伤及中焦脾胃或脾气久虚导致肺气不足，此皆属虚证。临床上多见咳嗽气促、痰多色白、腹胀便溏、面色不华、神疲乏力、倦怠懒言、浮肿，舌淡苔白，脉细弱或浮大无力等症。可充分发挥中医药治疗方法的优势，采用培土生金之法，补脾益胃，滋养肺气。

十一、病案举例

患者，女，62 岁，2019 年 12 月 22 日初诊。患者咳嗽、咯痰、咽喉不适 10 余年，每至秋冬季节发作，发病期间昼轻夜重，无法正常入眠，严重影响生活质量。虽经中西医多种方法治疗，可有不同程度的缓解，仍不能完全控制症状，闻膏方效彰，故来求诊。症见咳嗽，咽痒，咯痰色白，时轻时重，昼轻夜重，时有胸闷气短，神疲乏力，服用西药（具体药物不详）不见好转，舌质淡红，苔白，脉弱。神志清楚，精神差，面稍显水肿，心肺未闻及明显干湿啰音。无肺结核、肺癌等病史。X 线片显示：两肺纹理增粗，局部透亮度稍增加。西医诊断：慢性支气管炎合并轻度肺气肿。中医诊断：咳嗽，喘证；肺肾气虚夹痰湿阻肺证。治疗：补肾纳气，健脾祛湿，化痰止咳。组方如下：菟丝子 15g，补骨脂 15g，山茱萸 10g，紫菀 15g，黄芪 20g，茯苓 15g，陈皮 10g，法半夏 15g，白苦杏仁 15g，炙甘草 5g，竹茹 15g，芥子 15g。

中医认为，咳责之于肺，与脾、肾相关。《素问·咳论》指出："五脏六腑皆令人咳，非独肺也。"五脏六腑感受邪气滋长传变，影响到肺，亦能令人生咳。故以陈皮、法半夏、竹茹、紫菀、苦杏仁、芥子、炙甘草宣肺止咳，化痰平喘。脾为生痰之源，肺为储痰之器，故遣黄芪、茯苓健脾化湿，以绝生痰之源。菟丝子、补骨脂、山茱萸补肾固元，纳气平喘，增强机体抗病祛邪能力，远期疗效确切。

（邝文健、罗胜）

参考文献

[1] 张梅香. 三拗汤合止嗽散治疗慢性支气管炎急性加重期咳嗽的疗效观察 [J]. 山西医药杂志，2021，50（5）：835 - 837.

［2］李莎. 三拗汤合止嗽散联合西药治疗慢性支气管炎（风寒袭肺）随机平行对照研究［J］. 实用中医内科杂志，2019，33（4）：53－55.

［3］张晓琴. 桑菊饮治疗支气管炎的疗效探析［J］. 深圳中西医结合杂志，2020，30（18）：50－51.

［4］辛宇坚. 桑菊饮加味治疗急慢性支气管炎64例［J］. 中原医刊，2003，30（24）：27－28.

［5］费玲，赵秋良，张维维. 疏风解毒胶囊对风热犯肺型慢性支气管炎急性发作患者的影响［J］. 世界中医药，2020，15（22）：3439－3442.

［6］张利君. 疏风清热化痰汤治疗慢性支气管炎风热犯肺证的疗效观察［J］. 中国中医药科技，2020，27（2）：264－266.

［7］平秀琴，杨红，吴晓萍，等. 清金化痰汤联合异丙托溴铵对痰热壅肺型慢性支气管炎免疫功能及血气分析指标的影响［J］. 中华中医药学刊，2020，38（11）：59－62.

［8］莫嘉浩，黄睿澜，吴倩，等. 痰热清注射液治疗老年慢性支气管炎临床效果及安全性的Meta分析［J］. 中国实验方剂学杂志，2021，27（3）：184－190.

［9］刘永明. 香砂六君子汤合三子养亲汤加减治疗慢性支气管炎的临床疗效［J］. 临床合理用药杂志，2019，12（36）：111－112.

［10］许斌，张海涛，王彩英，等. 金水六君煎与小青龙汤联合治疗慢性喘息型支气管炎临床分析［J］. 四川中医，2016，34（6）：141－142.

［11］蔡月琴. 金水六君煎加减治疗慢性支气管炎伴阻塞性肺气肿43例临床研究［J］. 中医临床研究，2014，6（8）：75－76.

［12］闫翠环，王亚利，张明泉，等. 冬病夏治穴位贴敷疗法对慢性支气管炎缓解期患者炎症细胞因子及血清肺表面活性蛋白的影响［J］. 中医杂志，2016，57（8）：665－668.

［13］王俊. 温阳通络法针刺治疗慢性支气管炎急性期的临床研究［D］. 福州：福建中医药大学，2010.

［14］梁燕，李丽春，周玮，等. 针刺肺俞及四花穴对慢性支气管炎迁延期老年患者免疫球蛋白的影响［J］. 上海针灸杂志，2014，33（1）：38－39.

［15］张世勇，丁红. 针刺配合中药内服治疗慢性支气管炎急性期（痰热郁肺证）85例疗效观察［J］. 黑龙江中医药，2014，43（1）：40－41.

慢性阻塞性肺疾病

一、定义

慢性阻塞性肺疾病（chronic obstructive pulmonary disease，COPD，简称慢阻肺）是一种具有气流受限特征的，可以预防和治疗的疾病。气流受限不完全可逆、呈进行性发展。其病理学改变主要是气道和（或）肺泡异常，通常与肺部对香烟烟雾等有害气体或有害颗粒的异常炎症反应有关。COPD 发病与慢性支气管炎、肺气肿密切相关。疾病主要累及肺脏，表现有持续的气流受限及呼吸道症状，由于 COPD 引起肺血管收缩、血管重构等解剖学及功能性的肺血管阻力增加，产生肺动脉高压，继而引起右心结构或（和）功能的改变。

我国慢阻肺患病人群庞大，40 岁以上人群的患病率达 13.7%，估算患者数接近 1 亿人。在 2017 年我国伤残调整寿命年受损的病因调查中，慢阻肺已位居第三，并随着空气污染和吸烟等危险因素的持续暴露以及人口老龄化的加剧，患病率和死亡率呈持续上升趋势。慢阻肺的疾病负担主要体现在生活质量下降、致残和医疗负担重等方面。研究显示，慢阻肺是导致过早死亡和伤残的重要因素。

二、病因

1. 个体因素
①遗传因素；②年龄和性别；③肺生长发育情况；④支气管哮喘（简称哮喘）和气道高反应性；⑤低体重指数。

2. 环境因素
①烟草；②燃料烟雾；③空气污染；④职业性粉尘；⑤感染和慢性支气管炎；⑥社会经济地位。

三、诊断

（一）临床表现

主要特征为慢性咳嗽咳痰及活动后气短，也有患者无明显咳嗽，仅有胸闷、活动后气短症状。早期慢阻肺患者可不表现明显的症状，症状往往随病情进展日益显著，咳嗽、咳痰症状通常在疾病早期出现，而后期则以呼吸困难为主要表现。

（1）慢性咳嗽：慢阻肺常见的症状。咳嗽症状出现缓慢，迁延多年，以晨起和夜间阵咳为著。

（2）咳痰：多为咳嗽伴随症状，痰液常为白色浆液性黏液，常于早晨起床时剧烈阵咳，咳出较多浆液性黏液痰后症状缓解；急性加重时痰液可变为脓性黏液而不易咳出。

（3）气短或呼吸困难：早期仅在劳力时出现，之后逐渐加重，以致日常活动甚至休息时也感到呼吸困难；活动后呼吸困难是慢阻肺的"标志性症状"。

（4）胸闷和喘息：部分患者有明显的胸闷和喘息，通常于劳力后发生，此非慢阻肺特异性症状，常见于重症或急性加重患者。

（5）全身性症状：较重患者，可能会表现出全身性症状，如体重下降、食欲减退、外周肌肉萎缩和功能障碍、精神抑郁和（或）焦虑等。

（二）体征

1. 视诊及触诊

胸廓前后径增大、剑突下胸骨下角（腹上角）增宽；呼吸变浅、呼吸频率增快、呼气时间延长、辅助呼吸肌（如斜角肌和胸锁乳突肌）参加呼吸运动，重症患者可见胸腹呼吸矛盾运动，部分患者在呼吸困难加重时采用缩唇呼吸方式和（或）前倾体位；合并低氧血症时可见患者黏膜和皮肤发绀；触诊可有剑突下心脏抬举感等。

2. 叩诊

胸部叩诊可呈过清音，心浊音界缩小，肺肝界降低，均由于肺过度充气所致。

3. 听诊

双肺呼吸音减低，呼气延长，可闻及干啰音或哮鸣音和（或）湿啰音；心音遥远，剑突下心音较清晰响亮。此外，合并肺心病时患者可见下肢水肿、腹水和肝脏肿大并压痛等体征；合并肺性脑病时偶可引出神经系统病理体征。

（三）常见并发症

1. 呼吸衰竭

常在 COPD 急性加重时发生，其症状明显加重，发生低氧血症和（或）高碳酸血症，可具有缺氧和二氧化碳潴留的临床表现。

2. 自发性气胸

如有突然加重的呼吸困难，并伴有明显的发绀，患侧肺部叩诊为鼓音，听诊呼吸音减弱或消失，应考虑并发自发性气胸的情况，通过 X 线检查可以确诊。

3. 慢性肺源性心脏病

由于 COPD 病变引起肺血管床减少及缺氧致肺动脉痉挛，血管重塑，导致肺动脉高压，右心室肥厚扩大，最终发生右心功能不全。

4. 胃溃疡

尸检证实 COPD 患者约有 18%～30% 并发胃溃疡。其发病机理尚未完全明确。

5. 睡眠呼吸障碍

COPD 患者睡眠时通气降低较为明显。尤其当患者清醒状态下动脉血氧分压已经低达 8.00kPa（60mmHg）左右，其在睡眠中进一步降低，就更为危险。患者睡眠质量降低，可出现心律失常和肺动脉高压等症状。

（四）辅助检查

1. 肺功能检查

肺功能检查是判断气流受限的主要客观指标，是慢阻肺诊断的"金标准"，也是慢阻肺的严重程度评价、疾病进展监测、预后及治疗反应评估中最常用的指标。任何考虑可能患 COPD 的患者都应进行该项检查。应用吸入性支气管扩张剂后，第一秒用力呼气容积与用力肺活量比值（FEV1/FVC）<0.7 者可确诊 COPD，同时该项检查还可以评价 COPD 的严重程度：FEV1/FVC >0.7，FEV1 ≥80% 者有患 COPD 的危险倾向；FEV1/FVC ≤0.7，FEV1 ≥80% 者为轻度 COPD；FEV1/FVC ≤0.7，FEV1 在 50% ~80% 者为中度 COPD；FEV1/FVC ≤0.7，FEV1 在 30% ~50% 者为重度 COPD；FEV1/FVC ≤0.7，FEV1 <30% 者为特重度 COPD。慢阻肺是进行性加重的疾病，患者需定期监测肺功能，监测疾病的进展，及时调整用药及其他治疗方案，以长期维持最佳的肺功能和改善生命质量。

2. 胸部 X 线检查

COPD 早期胸片可无变化，以后出现肺纹理增多、紊乱等非特异性改变；发生肺气肿时可见相关表现：肺容积增大，胸廓前后径增长，肋骨走向变平，肺野透亮度增高，横膈位置低平，心脏悬垂狭长，外周肺纹理纤细稀少等；并发肺动脉高压和肺源性心脏病时，除右心增大的 X 线征象外，还可有肺动脉圆锥膨隆，肺门血管影扩大，右下肺动脉增宽和出现残根征等。胸部 X 线检查对确定是否存在肺部并发症及与其他疾病（如气胸、肺大疱、肺炎、肺结核、肺间质纤维化等）相鉴别有重要意义。

3. 胸部 CT 检查

CT 检查不应作为 COPD 的常规检查，高分辨率 CT 对有疑问病例的鉴别诊断有一定意义。

4. 血气检查

血气检查对确定发生低氧血症、高碳酸血症、酸碱平衡失调以及判断呼吸衰竭的类型有重要价值。

5. 其他

血红蛋白、红细胞计数和红细胞比容可增高。合并细菌感染时白细胞可升高，中性粒细胞百分比增加。痰涂片及痰培养可帮助诊断细菌、真菌、病毒及其他非典型病原微生物感染；血液病原微生物核酸及抗体检查、血培养可有阳性发现；病原培养阳性行药物敏感试验有助于合理选择抗感染药物。

（五）诊断标准

慢阻肺的诊断主要依据危险因素暴露史、症状、体征及肺功能检查等临床资料，并排除可引起类似症状和持续气流受限的其他疾病，综合分析确定。肺功能检查表现为持续气流受限是确诊慢阻肺的必要条件，吸入支气管舒张剂后 FEV1/FVC <70% 即明确存在持续的气流受限。

（六）COPD 分级、分期

1. 分级

0 级：有危险因素，肺功能正常，有咳嗽、咳痰症状；

Ⅰ级：FEV1/FVC <70%，FEV1≥80% 预计值，有或无症状；

Ⅱ级：FEV1/FVC <70%，50% ≤FEV1 <80% 预计值，有或无症状；

Ⅲ级：FEV1/FVC <70%，30% ≤FEV1 <50% 预计值，有或无症状；

Ⅳ级：FEV1/FVC <70%，FEV1 <30% 或 FEV1 <50% 预计值，伴慢性呼吸衰竭。

2. 分期

急性加重期（AECOPD）：在疾病过程中，短期内咳嗽、咳痰、气短和（或）喘息加重、痰量增多，呈脓性或黏液脓性，可伴发热等症状。

稳定期：患者咳嗽、咳痰、气短等症状稳定或轻微。

四、鉴别

1. **支气管哮喘**

多在儿童或青少年期起病，以发作性喘息为特征，发作时两肺布满哮鸣音，缓解后症状消失，常有家庭或个人过敏史。哮喘的气流受限多为可逆性，其支气管舒张试验阳性。

2. **支气管扩张**

有反复发作咳嗽、咳痰特点，常反复咯血。合并感染时有多量脓性痰。查体常有肺部固定性湿啰音。部分胸部 X 片显示肺纹理粗乱或呈卷发状，高分辨率 CT 可见支气管扩张改变。

3. **肺结核**

有午后低热、乏力、盗汗等结核中毒症状，痰检可发现结核分枝杆菌，胸部 X 线检查可发现病灶。

4. **肺癌**

有慢性咳嗽、咳痰，近期痰中可带血，并反复发生，胸片及 CT 可发现占位病变或阻塞性肺不张或肺炎。痰细胞学检查、纤维支气管镜检查乃至肺活检，可有助于明确诊断。

5. **其他原因所致呼吸气腔扩大**

肺气肿是一个病理诊断名词。呼吸气腔均匀规则扩大而不伴有肺泡壁的破坏时，虽不符合肺气肿的严格定义，但临床上也常习惯称为肺气肿，如代偿性肺气肿、老年性肺气肿、Down 综合征中的先天性肺气肿等。临床表现为劳力性呼吸困难和肺气肿体征，但肺功能测定没有气流受限的改变，即 FEV1/FVC≥70%，与 COPD 不同。

五、西医治疗

1. 稳定期管理

（1）教育：通过医务人员教育和患者自我教育，可以提高患者和有关人员对慢阻肺的认识及患者自身处理疾病的能力，促使患者更好地配合管理，加强疾病预防，减少急性加重，提高生活质量，维持病情稳定。

（2）危险因素的管理：①戒烟及烟草依赖的治疗；②控制职业性或环境污染。

（3）药物治疗：①支气管舒张剂：支气管舒张剂是慢阻肺的基础一线治疗药物，通过松弛气道平滑肌扩张支气管，改善气流受限，从而减轻慢阻肺的症状，包括缓解气促、增加运动耐力、改善肺功能和降低急性加重风险。与口服药物相比，吸入制剂的疗效和安全性更优，因此多首选吸入治疗。②吸入糖皮质激素（ICS）：慢阻肺稳定期长期单一应用 ICS 治疗并不能阻止 FEV1 的降低趋势，对病死率亦无明显改善，因此不推荐对稳定期慢阻肺患者使用单一 ICS 治疗。③联合治疗：不同作用机制的支气管舒张剂联合治疗优于单一支气管舒张剂治疗，SABA 联合 SAMA 对肺功能和症状的改善优于单药治疗。

（4）非药物干预：非药物干预是稳定期慢阻肺治疗的重要组成部分，与药物治疗起到协同作用，包括患者管理、呼吸康复治疗、家庭氧疗、家庭无创通气、疫苗、气道内介入、外科治疗等。

2. 慢阻肺急性加重管理

（1）控制性氧疗：氧疗是慢阻肺急性加重住院患者必须要做的治疗。

（2）药物治疗：主要使用支气管扩张剂、糖皮质激素、抗菌药物。

（3）机械通气：无创呼吸机、有创呼吸机。

（4）其他治疗：出入量和电解质检测、营养治疗、痰液引流等。

六、中医源流

COPD 多属于中医学的"肺胀"范畴。关于 COPD 的病因病机，认为多为慢性支气管炎、肺气肿等疾病迁延不愈，脾阳虚，痰湿内蕴，肺气郁闭，成为发病的基础。日久导致肺虚，肺卫不固，外邪六淫，饮食不当，情志失调，劳倦过度等反复乘袭，诱使病情发作，呈进行性加重。本病多属本虚标实，病情复杂，病势缠绵，病程长久。其中稳定期时主要表现为本虚，以气虚为主，初期病位在肺，后期病位在肺和肾。肺虚日久，子盗母气，脾失健运，则可导致肺脾气虚；病情反复发作，迁延不愈，由肺及肾，母病及子，肾气必虚，肾失摄纳，而致肺肾气虚，最终肺脾肾俱虚。《丹溪心法·咳嗽》中"肺胀而咳，或左或右不得眠，此痰挟为慢性咳嗽、咳痰、喘息等一系列症状迁延不愈，瘀血碍气而病"，明确指出痰瘀伏肺、肺气郁闭是本病的基本病机。由此可见，痰、瘀、脏虚是 COPD 主要病理因素，也是本病缠绵迁延，反复发作，经久不愈的根本原因。我们认为，COPD 稳定期以气虚为主，肺气虚是发生的内在因素。痰、瘀是病程中重要的病理产物和致病因素。《症因脉治·喘证论》云："肺胀之因，内有郁结，先伤肺气，外复感邪，肺气不得发泄，则肺胀作也。"肺气亏虚，无力推动津液的运行输布，津液停聚，则生痰饮水湿；脾气虚，运化功能失调，津液不得输布，聚而成痰，上注于肺，引发咳嗽、咳痰。故"脾为生痰之源，肺为贮痰之器"。肾脏主一身之阳气，具有温化水湿之功，肾阳虚衰，无力化气行水，而聚水成痰。陈修园《医学从众录》曰："痰之本，水也，源于肾；痰之功，湿也，主于脾；痰之行，气也，贮于肺。"痰湿壅阻，气机失调，致气滞、气逆；又因气血互根互生，气滞则血瘀，痰浊阻滞，碍血运行，亦致血瘀。

七、辨证论治

（一）外寒里饮

主症：咳喘，气短气急，痰白清稀多泡沫，胸部膨满，恶寒，不发热或低热，周身酸痛，肢冷，口不干渴，鼻塞流清涕，咽痒，舌暗淡，苔薄白或白腻，脉浮紧。治法：温肺散寒，涤痰降逆。代表方为小青龙汤加减。基本方：麻黄10g，桂枝10g，干姜10g，细辛5g，五味子10g，白芍10g，法半夏15g，炙甘草10g。方解：麻黄、桂枝发汗解表，除外寒而宣肺气。干姜、细辛温肺化饮，兼助麻、桂解表。配五味子敛肺气而止咳喘，白芍益阴血而敛津液，半夏祛痰和胃而散结，炙甘草益气和中，调和诸药。加减：饮郁化热，烦躁而喘，脉浮者可用小青龙加石膏汤解表化饮，兼清郁热；面色青暗，唇甲青紫，舌质紫暗者，加桃仁、红花、丹参、当归以活血化瘀；咳甚，加紫菀、款冬花化痰止咳；痰鸣气促甚者，加地龙、僵蚕化痰解痉；气逆者，加代赭石降气；无表证者可予以苓甘五味姜辛汤。中成药可用通宣理肺丸、小青龙合剂。

（二）痰热郁肺

主症：咳逆喘息气粗，痰多黄稠，难咳出，身热，口干口苦，烦躁不安，尿黄，大便秘结，或发热微恶寒，咽痛，身体酸楚。舌红，苔黄腻，脉浮滑数。治法：清肺化痰，降逆平喘。代表方为越婢汤加半夏汤。基本方：麻黄10g，法半夏15g，生姜10g，甘草10g，大枣10g，石膏30g（先煎）。方解：麻黄、石膏辛凉配伍，辛能宣肺散邪，凉能清泄内热；半夏、生姜化痰散饮以降逆；甘草、大枣扶正祛邪。加减：痰热内盛，胸满气逆，痰黏不易咯出者，加鱼腥草、黄芩、蒌壳、贝母、桑白皮、海蛤粉等，清热化痰利肺；胸满痰涌，喉中痰鸣，喘息不得平卧者，加射干、葶苈子，泻肺平喘；痰热闭肺，腑气不通，腹满便难者，加大黄、芒硝，通腑泄热降肺气；痰黄稠带腥味者，酌加鱼腥草、蒲公英、野菊花、金荞麦根等，清热解毒，以防内痈形成；痰热伤津，口干舌燥者，加天花粉、知母、芦根、麦冬等，生津润燥。中成药可用清气化痰丸、止嗽化痰丸、二母宁嗽丸、清肺抑火化痰丸、除痰止嗽丸。

（三）痰浊阻肺

主症：咳声重浊，夜重日轻，痰黏量多，短气喘息，稍劳即著，倦怠乏力肢重，面部虚浮或面色紫暗，唇甲青紫，腹胀纳呆，便溏，舌淡胖边有齿痕，苔白腻，脉濡缓或滑。治法：健脾燥湿，化痰止咳。代表方为二陈汤合三子养亲汤加减。基本方：法半夏10g，茯苓15g，陈皮10g，炙甘草10g，苍术10g，厚朴10g，白芥子10g，苏子15g，莱菔子15g。方解：前方半夏、陈皮燥湿化痰；茯苓、甘草和中运脾；加苍术、厚朴理气燥湿。后方以白芥子温肺利气化痰；苏子、莱菔子降气平喘化痰消食，三者合用具有降气化痰止咳作用。加减：寒痰较重，痰黏白加沫，怕冷者，加干姜、细辛温肺化痰；痰浊壅盛，胸满，气喘难平加葶苈子、杏仁；脾胃虚弱加党参、黄芪、茯苓、白术等；痰浊夹瘀，唇甲紫暗，舌苔浊腻者加丹参、地龙、桃仁、红花、赤芍、水蛭。中成药可用二陈丸、橘红丸。

（四）痰蒙神窍

主症：神志恍惚，意识蒙眬，表情淡漠，嗜睡，昏迷，或谵妄，烦躁不安，肢体抽搐，咳逆喘促，咯痰黏稠或黄黏不爽，或伴痰鸣，唇甲青紫。舌质绛或暗红，苔白腻或黄腻，脉细滑数。治法：涤痰，开窍，熄风。代表方为涤痰汤加减。基本方：半夏15g，胆南星10g，橘红10g，枳实10g，茯苓20g，石菖蒲15g，竹茹15g，党参20g，甘草10g。方解：半夏、茯苓、橘红、胆南星涤痰熄风；竹茹、枳实、甘草清热化痰；石菖蒲开窍化痰；党参扶正益气。加减：痰热内盛，身热，烦躁，谵语，神昏，舌质红，苔黄者，加黄芩、桑白皮、葶苈子、天竺黄、竹沥、浙贝母，清热化痰；伴肝风内动、抽搐者，开窍可用紫雪丹加钩藤、全蝎子、羚羊角粉，凉肝熄风；热结大肠，腑气不通者，酌加大黄、芒硝，通腑泄热；瘀血明显，唇甲发绀者，加丹参、红花、桃仁、水蛭等，活血通脉；热伤血络，皮肤黏膜出血，咯血，便血色鲜者，配水牛角、生地、丹皮、紫珠草，或合用犀角地黄汤，清热凉血止血。中成药可选用羚羊角散、牛黄蛇胆川贝液、安宫牛黄丸。

（五）阳虚水泛

主症：咳喘加重，动则尤甚，喘不能卧，咳痰清稀，面浮，下肢肿，甚至一身悉肿，按之凹陷，胸部胀满有水，脘痞纳差，少尿，心悸心慌，肢冷，面唇青紫，舌胖质暗，苔白或白滑腻，脉沉细或沉涩无力或结代。治法：温肾健脾，化饮利水。代表方为真武汤合五苓散加减。基本方：熟附子10g（先煎），桂枝10g，白术15g，炙甘草10g，泽泻15g，白芍15g，猪苓15g，茯苓20g，生姜10g。方解：附子、桂枝温通阳，茯苓、白术、猪苓、泽泻、生姜健脾利水，白芍敛阴和阳。加减：血瘀甚，发绀明显者，加泽兰、红花、丹参、赤芍、益母草、北五加皮等，化瘀利水；水肿势剧，上渍心肺，心悸喘满，倚息不得卧者，加沉香、牵牛子、椒目、葶苈子，行气逐水。中成药可选用真武合剂、济生肾气丸或全鹿丸等。

（六）肺肾气虚

主症：呼吸浅短难续，甚则张口抬肩，倚息不能平卧，声低气怯，甚咳嗽，痰白如沫，咳吐不利，胸闷心慌，形寒汗出，或腰酸肢冷，小便清长，尿后余沥，或咳则小便自遗。舌淡紫暗，苔白润，脉沉细无力，或有结代。治法：补肺纳肾，降气平喘。代表方为补虚汤合参蛤散加减。基本方：党参20g，黄芪20g，茯苓20g，五味子10g，法半夏15g，炙甘草10g，蛤蚧15g，干姜10g，厚朴10g，陈皮6g。方解：党参、黄芪、茯苓、甘草补益肺脾之气；蛤蚧、五味子补肺纳肾；干姜、法半夏温肺化饮；厚朴、陈皮行气消痰，降逆平喘。加减：喘逆甚，肾虚不纳气者，加灵磁石、沉香、紫石英，纳气归元；肺虚有寒，怕冷，舌质淡者，加桂枝、细辛、钟乳石，温阳散寒；兼阴伤，低热，舌红苔少者，加麦冬、玉竹、生地、知母，养阴清热；气虚瘀阻，颈脉动甚，面唇青紫明显，舌紫暗者，加当归、丹参、桃仁、红花、地龙等，活血通脉。如合并骨质疏松，出现腰背疼痛、腿膝酸软等症状，可予吴海雁临床经验方肺固方，组方主要为：黄芪15g，白术15g，茯苓20g，陈皮6g，莲子20g，太子参15g，布渣叶15g，麦芽15g，炙甘草10g，桑寄生30g，五指毛桃30g，山药15g，牛膝1g5，杜仲15g，续断15g，牛大力30g，鸡血藤30g，五加皮15g，路路通15g，白芍15g，丹皮15g，红景天30g。全方作用于肺脾肾，通过健脾益肺、固肾壮骨，达到减少慢阻肺急性发作次数、提高生活质量、改善骨质疏松的目的。中成药可选用固本咳喘片、桂龙咳喘宁胶囊、蛤蚧定喘丸（胶囊）、固肾宣喘丸、苏子降气丸、利肺片、人参蛤蚧口服液、参芪蛤蚧补浆等。

八、外治法

1. 针灸

针刺疗法通过刺激穴位，可激发人体经气，调理脏腑，可一定程度地舒张气管和减少气道分泌物。主穴包括大椎、风门、肺俞、定喘、膈俞、乳根、关元、天枢、气海、百会、偏历、列缺。咳嗽甚者，配尺泽、太渊；痰多者，配足三里、中脘、丰隆、膻中；体虚易感冒者，配足三里；肾虚失纳虚喘者，配肾俞、太溪；心悸者，配心俞、内关等。急性加重期每日针刺1次，稳定期每日或隔日针刺1次，每次留针30分钟，每隔10分钟行针 1 次。根据具体病情采取虚补实泻法，即稳定期多为正虚，针用补法；急性加重期多为邪实或虚实夹杂，针用泻法或平补平泻法。10 次为 1 个疗程，疗程间休息 3~5 天，治疗 1~2 个疗程。

2. 艾灸

艾灸具有温通经络、扶助阳气的作用，且操作简单实用，适用于虚证类的患者。由于普通艾灸燃烧的烟雾对慢阻肺患者气道刺激较大，建议采用无烟灸。穴位可取肺俞、大椎、风门、肾俞、膏肓、脾俞、定喘、丰隆及足三里等，或沿督脉、足太阳膀胱经施灸，或以灸感定位法确定热敏腧穴。使用无烟灸条在距离施灸部位的皮肤 2~3cm 处进行熏烤，每穴灸 5~10 分钟，防烫伤，以穴位潮红为度。每日 1 次，30 天为 1 个疗程。气虚、阳虚者，宜使用温和灸，每穴灸 5~10 分钟，以局部潮红为度。

3. 拔火罐

阴虚内热或肺部感染有热象者，宜针后拔火罐。在起针后，用较大的火罐或广口玻璃瓶拔于大椎与两肺俞之间。如患者消瘦，可用小火罐拔于两侧肺俞穴处，留罐 10 分钟左右。

4. 穴位注射

穴位注射是以中西医理论为指导，依据穴位作用和药物性能，在穴位内注入药物以防治疾病的方法。常用中药有喘可治注射液、黄芪注射液、丹参注射液等，分别适用于肾虚、肺脾气虚兼夹血瘀的患者。常用穴位有定喘、肺俞、膈俞、脾俞、肾俞、膏肓、丰隆、三阴交、足三里等。每次选用 1 或 2 对穴位，每穴注射 1~2mL，每周 2 次。

5. 穴位贴敷

一方面通过刺激穴位起到疏通经络、调理气血、协调阴阳、抗御病邪的作用；另一方面由于药物具有发散、走窜的性质，能经皮肤吸收发挥其药理作用，使药物直达病所，药力更专一。急性发作期有外寒里饮或痰浊阻肺时，常以白芥子、甘遂、细辛、延胡索、干姜、麻黄等药物研细末，用鲜姜汁调匀，做成直径约为 1.5cm、厚约 0.5cm 的圆饼贴于相应穴位上；有痰热郁肺或痰蒙神窍时，常以白芥子、大黄、黄芩、延胡索等药物研细末贴于相应穴位上。常用穴位有定喘、肺俞、天突、膏肓、膻中、肾俞、大椎等，胶布固定，贴 6 小时后去药洗净。急性发作期间可每日贴 1 次。缓解期可于夏季三伏天时进行，称为"冬病夏治"。借助盛夏的亢阳之气，辅之以温药之气，佐之以穴位的归经通络之效，达到祛寒于外，减轻慢阻肺的发作次数之目的，提高生活质量。具体方法为于盛夏之节，选取肺俞、大椎、风门、天突、膻中等穴贴敷。常用药物：白芥子、甘遂、细辛、延胡索、干姜、丁香等，研磨细末。贴敷时长同上。贴敷时间为三伏天，分别于初伏、中伏及末伏第一天各贴 1 次，连续 3 年为 1 个疗程。

6. 膏方

又称膏滋、煎膏，是将复方中药饮片反复煎熬，去渣滤清，取汁浓缩后以胶或蜜等赋形剂调制而成的半流体状内服制剂。通过辨别病人体质，详察其阴阳虚实，同时兼顾其原有的旧疾，通过辨证制定适合每个病人的滋补膏方。慢阻肺由于需要长期治疗，膏方服用方便、口感好，是治疗慢阻肺的理想剂型。慢阻肺稳定期肺脾气虚型患者可使用的膏方药物：党参、黄芪、五味子、白术、山药、炒扁豆、茯苓、陈皮、清半夏、苦杏仁、防风、浙贝母、紫菀、款冬花、桑白皮、炙甘草、苏子、当归、麦冬、肉苁蓉、神曲、炒麦芽。慢阻肺稳定期肺肾两虚型患者可使用的膏方药物：黄芪、黄精、党参、熟地黄、菟丝子、陈皮、姜半夏、苏子、山药、炙麻黄、炙百部、淫羊藿、巴戟天、蛤蚧、炒白术、茯苓、干姜、胡桃肉、紫河车粉、五味子、核桃仁、山茱萸、沉香。兼有血瘀证的慢阻肺患者，酌加适量丹参、川芎、桃仁、莪术、红花等。膏方的制作、服用方法及疗程：将上药浸泡、煎煮、浓缩后，加阿胶、龟甲胶或鳖甲胶熬至膏状并酌加饴糖调味（糖尿病患者改用木糖醇）。每次取 15 ~ 25mL，每日 2 次，于早、晚餐前温开水冲服，建议于冬春季节服用，2 个月为 1 个疗程。

九、调护

1. 生活起居

居室内要保持通风。避免烟雾、粉尘和刺激性气体对呼吸道的损伤，空调温度不要太低，要戒烟，避免吸入二手烟。

2. 饮食调理

加强营养，长期规律进食优质蛋白（瘦肉、鸡蛋、牛奶），平时可根据体质证型食用相应食物，不宜过食肥腻、过甜、辛辣、煎炸的食物。

3. 运动疗法

可选散步、慢跑、简化太极拳、八段锦、五禽戏等，时间及速度自行掌握（以微微出汗又不感觉疲劳为度）。

4. 家庭氧疗

长期家庭氧疗的具体指征：$PaO_2 \leq 55mmHg$ 或动脉血氧饱和度（SaO_2）$\leq 88\%$，有或无高碳酸血症；PaO_2 为 55 ~ 60mmHg 或 $SaO_2 < 89\%$，并有肺动脉高压、右心衰竭或红细胞增多症（血细胞比容 > 0.55）。长期氧疗一般是经鼻导管吸入氧气，流量 1.0 ~ 2.0L/min，每日吸氧持续时间 > 15 小时。长期氧疗的目标是使患者在海平面水平静息状态下达到 $PaO_2 \geq 60$ mmHg 和/或使 SaO_2 升至 90%，这样才可维持重要器官的功能，保证周围组织的氧气供应。

5. 肺康复训练

肺康复是指通过运动训练、教育以及改变行为方式等，遵循患者个体化治疗的原则，以改善慢性呼吸疾病患者的行为及心理状态为目的，长期坚持的一项促进健康行为的多学科参与的综合性干预措施。肺康复训练作为一项有效的非药物治疗措施，目前尚无统一治疗模式，吴海雁基层老中医药专家传承工作室团队通过临床实践，总结并制定了5A（Assess 评估病情、Aim 制定目标、Air way 气道通畅、Ability 能力改善、Adjust 调整适应）肺康复训练模式，旨在通过对慢阻肺患者生活全过程进行干预和管理，根据患者实际情况，对肺康复方案进行调整，以逐步改善患者肺功能，提高生活质量。

6. 接种疫苗

接种流感疫苗和肺炎球菌疫苗可降低下呼吸道感染的发病率，随之减少慢阻肺急性加重。推荐年龄≥65 岁的患者注射肺炎链球菌疫苗，包括 13 价肺炎球菌结合疫苗和 23 价肺炎球菌多糖疫苗。

7. 食疗

根据体质证型不同可进行不同的食疗。肺气虚者多食用补肺气和化痰止咳的食物，如山药、陈皮、瘦肉、大枣等；肺脾气虚者多食用补肺健脾和化痰止咳的食物，如桂圆、大枣、猪肺、蜂蜜、山药、陈皮、浙贝母、银耳等；肺肾气虚者多食用化痰、补肾益肺的食物，如猪肺、黑芝麻、核桃、木耳、大枣等；气阴两虚者多食用气阴双补的食物，如百合、枸杞子、黑木耳、生地黄等。肺脾气虚者可食用黄芪淮山瘦肉汤、五指毛桃炖鸡汤、人参乌鸡汤等；肺肾气虚者可食用冬虫夏草猪肺汤、高丽参蛤蚧炖鹧鸪汤等；肺肾气阴两虚者可食用西洋参熟地黄炖排骨汤、黄精玉竹炖老鸭汤等；气虚兼瘀血者可食用当归田七乌鸡汤；痰浊阻肺者可食用茯苓山药粥、苡米杏仁粥，还可以用竹茹、百合、雪梨、猪肺等加水煎汁服，视体质不同选用适合的膳食。

十、临床经验

对于慢阻肺的治疗，根据多年的临床经验，吴海雁提出了急、缓、虚、实四纲八证的辨证思路，即疾病分为急性加重期和缓解期，辨证又分虚证和实证。吴海雁强调要分清虚实，注重寒热的转化，虚实的错杂，阴阳的盛衰。寒热的转化多随体质而变化，阳虚者内寒盛，易寒化，饮邪重；阴虚者感邪易热化，多痰热；虚实的错杂，往往寒热一治，邪气尚实，就突显出正气不足的下虚上实之证。上则咳嗽多痰、气急、胸闷、脉无表象而沉细滑，肢体的寒象突现，选温化寒痰之方药，如苏子降气汤、六安煎等。活血药不要偏凉，而要温肾纳气；其阳气过虚，饮邪内盛，或上凌心肺，或水泛肌肤肢体浮肿，舌体胖大质淡可辨证。病处心肾阳虚，阳不化气，水饮不化，血行凝滞，用温阳行水，如真武汤加活血化瘀，温中化痰，同时兼备。治疗喘咳尤重在于治肾，突出温阳化气。肾为真气之源、先天之本，若患者先天不足，或后天消耗过度，均可导致肾气不足、肾不纳气；肾不纳气，动则喘促。肺为气主，肾乃气根，肺属燥金，肾属寒水；在正常情况下，则金水相生，若肾精不足，则肾虚而喘。由此看来，肺、脾、肾在本病的发病过程中相互作用，如脾虚而土不生金，可引起肺气虚损；肺虚而母病及子，可导致肾不纳气；肾虚又子病及母，则肾不纳气，动则喘促。慢阻肺患者大多年事较高，正气渐虚，慢阻肺疾病经常反复发作，迁延不愈，累及正气，正虚行血不力则易血瘀；心主血脉，肺朝百脉，肺助心治节，调节血行，外邪闭肺，或痰蕴于肺，皆可导致肺失宣降，助心无力而成血瘀；久病脾肾阳虚，甚及心阳，则失却温煦，鼓动不力，血行滞涩，亦成血瘀。痰和瘀作为慢阻肺的重要病理因素，二者经常相互为患。痰浊阻遏气机，尤其阻遏肺气宣发肃降，百脉不朝，肺不治节，可产生或加重血瘀；反之亦然，由于肺朝百脉、主治节，血瘀既成，经脉涩滞，势必引起肺气郁闭或损伤，致使肺失宣肃，津液不布，停聚成痰。因此在后期的治疗中要温阳补气或滋阴填精，要补元阳、元阴之气，还要活血化瘀、燥湿化痰。《丹溪心法·咳嗽》说"肺胀而嗽，或左或右不得眠，此痰挟瘀血，碍气而病，宜养血以流动乎气……四物汤加桃仁……血碍气作嗽者，桃仁去皮尖，大黄酒炒"，又说"若无瘀血，何致气道如此阻塞，以致咳逆倚息，而不得卧哉"？首先从肺胀的外在表现推断出痰瘀阻塞，气道不通而阻碍肺气致喘，治用四物汤加桃仁，起养血活血的作用，如血管瘀滞，血行缓慢，不活血，补非但无益，反碍痰、生痰。温阳与活血都可使血液流动加快，促使体内代谢产物的消除；血能载气，能使各脏腑组织都有充分的养分供应。我们通过补益肺气，温补脾肾，活血化瘀，燥湿化痰等方法治疗 COPD 缓解期患者，在改善临床症状方面阻止病情发展，缓解或阻止肺功能下降，改善活动能力，提高生活质量和降低病死率，减少急性发作次数，提高机体免疫力。

十一、病案举例

陈某，女，55 岁。患慢性阻塞性肺疾病 10 年，平时易感冒。主诉气喘 10 余天，加重伴大便干结 5 天。现患者气喘，咳嗽，咳较多白黏痰，乏力，面色无华。查体：双肺叩诊过清音，双肺呼吸音减弱，双下肺可闻及湿啰音。心律齐，未闻及明显心脏杂音。腹胀，无明显压痛及肠鸣音稍弱。舌淡，苔白腻，脉滑。吴海雁拟方如下：苏子 10g，莱菔子 10g，白芥子 10g，白果 10g，百部 10g，紫菀 10g，杏仁 10g，厚朴 10g，桔梗 10g，地龙 10g，黄芪 20g，防风 15g，当归 10g，肉苁蓉 10g，丹参 15g，乌梅 10g，甘草 5g。

吴海雁认为此患者为中年女性，病久中虚，脾胃运化失常，湿聚成痰，痰涌气滞，肺失肃降，故见咳嗽喘逆，痰多胸闷，食少脘痞等症。用白芥子以温肺化痰，利气散结；苏子降气化痰，止咳平喘；莱菔子消食导滞，下气祛痰。患者平素易感冒，须益气固表，方中黄芪甘温，内补脾肺之气，外可固表止汗，防风走表而散风邪；加用肉苁蓉补肾助阳，润肠通便；当归、丹参活血补血；百部、紫菀下气润肺止咳；地龙清肺平喘；厚朴理气宽中，行滞消胀；桔梗止咳化痰；白果敛肺气，定喘嗽；乌梅、杏仁等配伍可用于肺虚久咳；甘草调和诸药。患者服用 5 剂后，气喘、咳嗽症状减轻，无咳痰，大便通畅。

（王静妍）

参考文献

[1] 中华医学会呼吸病学分会慢性阻塞性肺疾病学组. 慢性阻塞性肺疾病诊治指南（2013 年修订版）[J]. 中华结核和呼吸杂志, 2013, 36（4）：255 – 264.

[2] 中华医学会呼吸病学分会慢性阻塞性肺疾病学组, 中国医师协会呼吸医师分会慢性阻塞性肺疾病工作委员会. 慢性阻塞性肺疾病诊治指南（2021 年修订版）[J]. 中华结核和呼吸杂志, 2021, 44（3）：170 – 205.

[3] 中华中医药学会肺系病分会. 慢性阻塞性肺疾病中医肺康复临床应用指南 [J]. 中医杂志, 2021, 62（22）：2018 – 2024.

[4] 文富强, 陈磊. 中国慢性阻塞性肺疾病诊疗的现存问题与思考 [J]. 中华医学杂志, 2020, 100（2）：81 – 84.

[5] 覃健杰, 陈平. 中医治疗慢性阻塞性肺疾病稳定期的概况 [J]. 中国民族民间医药, 2021, 30（16）：51 – 54.

[6] 李梦星, 李素云. 中医特色疗法治疗慢性阻塞性肺疾病稳定期的研究进展 [J]. 中国民间疗法, 2022, 30（8）：112 – 116.

[7] 傅开龙, 林侃. 穴位贴敷治疗慢性阻塞性肺疾病患者 80 例临床观察 [J]. 中医杂志, 2015, 56（11）：948 – 952.

[8] 文碧玲, 周华, 刘保延, 等. 冬病夏治穴位贴敷疗法防治慢性咳喘穴位处方探析 [J]. 中国针灸, 2010, 30（8）：647 – 652.

[9] 李江, 胡冠雄, 程忠, 等. 中药穴位贴敷防治慢性阻塞性肺疾病复发的临床观察 [J]. 中华中医药杂志, 2013, 28（6）：1743 – 1745.

[10] 中华中医药学会肺系病分会. 慢性阻塞性肺疾病中医肺康复临床应用指南 [J]. 中医杂志, 2021, 62（22）：2018 – 2024

[11] 朱秋秋, 卢波强, 杨惠琴. 慢性阻塞性肺疾病急性加重期的中医治疗进展 [J]. 新疆中医药, 2022, 40（2）：107 – 109.

[12] 张元澧. 慢性阻塞性肺疾病病机探讨 [J]. 光明中医, 2011,（10）：1949 – 1950.

支气管哮喘

一、定义

支气管哮喘即我们常说的哮喘，是一种常见的慢性呼吸道疾病，以气道出现慢性炎症反应为主要特征。临床上表现为反复发作的喘息、气促、胸闷、咳嗽等症状，常在夜间、凌晨发作或加重，多数轻型患者可自行缓解，较严重的发作则需要治疗后才能缓解症状。约80%的患者能通过规范的治疗达到临床控制状态，即基本不发作，但不易根治。其发生的主要因素是遗传和环境影响，好发于有哮喘家族史或有过敏史的人群，由于现代城市化及生活方式的改变，哮喘患病率逐年上升。

二、病因

哮喘的发病机制至今仍未完全得到明确。但临床认为，支气管哮喘的发病主要是由多项炎症因子共同参与导致了气道炎性疾病，发病基础为小气道高反应性和气道炎症反应。支气管哮喘的病因分为遗传因素和环境因素。遗传因素为发病的根源，研究显示其发病具有一定的家族聚集现象，但哮喘的发病常由多基因及外界因素的共同作用所致，不能一概而论。环境因素非常广泛，有病原性因素，如室内的宠物毛屑、尘螨、蟑螂等，室外的花粉、杨絮等；食物、药物，如海鲜、牛奶、花生、抗生素等；还有职业性变应原如油漆、染料、粉尘、纤维等。另外还有非病原性因素，如污染的空气、吸烟，甚至运动、过胖以及情绪变化都有可能成为哮喘的病因。

三、诊断

（一）辅助检查

1. 血气分析

血气分析主要是根据结果显示的血氧分压、氧饱和度、二氧化碳分压等数据分析哮喘急性发作期病情严重的程度。如果喘息症状明显会存在比较明显的低氧血症或者呼吸衰竭。如果合并了Ⅱ型呼吸衰竭，血气分析结果往往还会提示出现了二氧化碳的潴留。所以血气分析对于急性发作期的支气管哮喘患者是非常有必要的检查手段。

2. 痰嗜酸性粒细胞

痰嗜酸性粒细胞是评价哮喘气道炎症指标之一，也是可以帮助医生评估糖皮质激素治疗是否敏感的有效指标。WHO及美国国家卫生院制定的《哮喘防治的全球战略》提出，多项细胞尤其是肥大细胞、T细胞和嗜酸性粒细胞参与了支气管哮喘的发生。所以通过检验痰中嗜酸性粒细胞的数量，我们可以在一定程度上了解发作的严重程度。

3. 呼出气一氧化氮检测

有研究证实呼出气中一氧化氮（NO）是气道发生炎症反应的标志物。气道有炎症时，气道上皮在炎症因子刺激下产生的 NO 也明显增多。呼出气中 NO 的测定包括呼出气 NO（FeNO）、肺泡 NO（CaNO）、鼻呼气一氧化氮（FnNO）三项指标，主要用来表示不同部位的气道炎症，其中 FeNO 主要用来检测以气管、支气管为主的大气道的炎症。近年来国内外许多研究均显示，哮喘患者 FeNO 水平增高，并且与气道炎症加重及肺功能下降相关，可预测哮喘的恶化。FeNO 作为一项无创、简便的哮喘 II 型炎症评价指标，在哮喘的诊断及治疗管理方面具有独特优势。

4. 胸部 X 线检查

胸片无创伤、方便、经济，可作为最初的筛选手段。患支气管哮喘者拍胸片多无特殊异常，偶可见胸片上透光增强，只能说明含气量增多，或患有肺大疱。虽不能用于直接诊断哮喘，但可用于排除相关器质性疾病。

5. 肺功能

肺功能检查中的支气管激发试验、支气管舒张试验是诊断哮喘病情最常用的检查。若患者吸入激发剂以后，最大深吸气后最大呼气量的容积下降程度在 20% 以上，则为支气管激发试验阳性；如吸入支气管舒张剂后 15 分钟，最大深吸气后的最大呼气量容积的数值变化在 12% 以上，且气量容积绝对值增大 200mL 或以上，可诊断为支气管哮喘。

6. 过敏原检测

过敏原的检测有不同方式，主要分为体内检测和体外检测。体内检测如皮肤试验的点刺、斑贴，皮内注射等；主要用于食物过敏的激发试验也属于体内检测。体内检测是筛查过敏原最常用以及最重要的方法。但其有诱发严重过敏反应的风险，所以应在抢救条件准备充足时进行。而体外检测则相对安全得多，主要通过抽血化验来完成过敏原的检测，但需要等待较长的时间才能得到结果。

7. 胸部 CT 检查

与胸片相似，CT 在支气管哮喘的早期可能不会发现明显异常，而患病时间长且控制不好的患者可能会看到支气管扩张或肺气肿等影像表现。其主要用作鉴别诊断的排除。

（二）诊断标准

（1）反复发作喘息、气急、胸闷或咳嗽，多与接触变应原、冷空气、物理性和化学性刺激以及病毒性上呼吸道感染、运动等有关。

（2）发作时在双肺可闻及散在或弥漫性，以呼气相为主的哮鸣音，呼气相延长。

（3）上述症状和体征可经治疗缓解或自行缓解。

（4）除其他疾病外所引起的喘息、气急、胸闷和咳嗽。

（5）临床表现不典型者（如无明显喘息或体征），应至少符合以下 1 项试验结果：①支气管激发试验或运动激发试验阳性；②支气管舒张试验阳性，FEV1 增加≥2%，且

FEV1 增加的绝对值≥200mL；③呼气流量峰值（PEF）日内（或 2 周）变异率≥20%。符合（1）~（4）条或（4）（5）条的患者，可以诊断为哮喘。

（三）分期

根据临床表现，哮喘可分为急性发作期、慢性持续期和临床缓解期。慢性持续期是指每周均不同频度和（或）不同程度地出现症状（喘息、气急、胸闷或咳嗽）；临床缓解期是指经过治疗或未经治疗症状、体征消失，肺功能恢复到急性发作前水平，并维持3 个月以上。

（四）分级

病情严重程度分级主要用于治疗前或初始治疗时严重程度的判断：

（1）第 1 级（间歇状态）：症状每周少于 1 次，短暂出现；夜间哮喘症状少于每月 2 次；FEV1 占预计值≥80%，或 PEF≥80% 个人最佳值，PEF 或 FEV1 变异率 <20%。

（2）第 2 级（轻度持续）：症状不少于每周 1 次，但少于每日 1 次，可能影响活动和睡眠；夜间哮喘症状大于每月 2 次，但小于每周 1 次；FEV1 占预计值≥80%，或 PEF≥80% 个人最佳值，PEF 或 FEVI 变异率为 20% ~30%。

（3）第 3 级（中度持续）：每日都有症状，影响活动和睡眠；夜间哮喘症状多于每周 1 次；FEV1 占预计值60% ~79% 或 PEF 为 60% ~79% 个人最佳值，PEF 或 FEV1 变异率 >30%。

（4）第 4 级（重度持续）：每日有症状，频繁出现；经常出现夜间哮喘症状，体力活动受限；FEV1 占预计值 < 60%，或 PEF < 60% 个人最佳值，PEF 或 FEV1 变异率 >30%。

另有控制水平的分级及急性发作程度分级，这里暂略不表。

四、鉴别

支气管哮喘的临床表现缺乏特异性，需要与多种疾病相比较，进行鉴别诊断。

1. 慢性支气管炎

慢性支气管炎是中老年人群的常见病、多发病，表现为长期、反复咳嗽咯痰、气促并可伴有喘息症状。而哮喘多见于儿童或青少年，多表现为突发的咳嗽、胸闷、气促、呼吸困难等症状。二者在临床表现上具有一定的相似性，但哮喘查体时多可闻及哮鸣音，并且支气管的舒张和激发试验为阳性。进行实验室检查时，哮喘病血常规中可出现嗜酸性粒细胞的增高，如伴感染可出现白细胞计数的增高症状；慢性支气管炎患者实验室检查则会出现白细胞总数和中性粒细胞计数增高，同时痰培养会有致病菌的出现。进行胸部 X 线检查时，哮喘患者多无明显异常，而慢性支气管炎患者则会出现肺纹理增粗，伴有斑点状阴影。

2. 慢性阻塞性肺疾病

症状方面，慢阻肺表现为持续性的症状，主要为活动后的呼吸困难，可以伴有咳嗽、咳痰；而支气管哮喘表现为发作性，主要为发作性的胸闷，可以伴有咳嗽，往往没有咳痰。慢阻肺的患者胸闷与体位没有明显的关系；而哮喘的患者胸闷发作时往往表现为端坐呼吸，甚至有可能会出现夜间以及凌晨呼吸困难的加重，而白天相对较轻。听诊查体方面，慢阻肺的患者肺部听诊呼吸音减低；而哮喘的患者肺部听诊可以闻及哮鸣音，当哮喘缓解时肺部听诊可以是正常的。肺功能检查方面，慢阻肺的患者肺功能检查提示阻塞性通气功能障碍；而哮喘的患者肺功能检查提示可以是正常的，支气管舒张试验可以是阳性或者支气管激发试验表现为阳性。慢阻肺的患者胸部 CT 可提示肺气肿、肺心病的表现；而支气管哮喘的患者在病情稳定的时候查胸部 CT 可无异常。

3. 肺癌

肺癌多隐匿起病，早期可以没有任何症状。随着疾病的演变，侵犯范围的扩大，患者可以出现咳嗽、咳痰、痰中带血、胸闷气促、胸痛、呼吸困难、声音嘶哑等症状。而哮喘的典型症状主要是喘息性的呼吸困难，可以伴有气促、胸闷，或者是咳嗽等症状，可以在数分钟之内发作，并且持续数小时，甚至是数天，可以经平喘药物治疗之后缓解或者是自行缓解。中央型肺癌导致支气管狭窄或伴感染时或类癌综合征，可出现喘鸣或类似哮喘样呼吸困难、肺部可闻及哮鸣音。但肺癌的呼吸困难及哮鸣症状进行性加重，常无诱因，咳嗽可有血痰，痰中可找到癌细胞，胸部 X 线摄片、CT 或 MRI 检查或纤维支气管镜检查常可明确诊断。

4. 胸腔积液

胸腔积液表现为咳嗽、发绀、气促、胸闷等症状，常由结核病或癌症引起，结核患者多有发热、盗汗、胸痛等表现，癌症患者可见癌标明显异常等。胸腔积液与哮喘发作有相似之处，但支气管哮喘多有反复发作史，且使用支气管舒张剂能有明显效果。胸片及 CT 检查能较清楚地鉴别二者。

5. 自发性气胸

自发性气胸多为突发的胸部重压感，多为单侧，表现为吸气性的呼吸困难，且解痉平喘药使用效果不佳。支气管哮喘急性发作持续的时候，如果经过积极治疗但病情依然恶化，应该考虑是否合并气胸，必要时需要立即拍摄胸片，以避免气胸的漏诊。有的气胸患者呈哮喘样表现，两肺布满哮鸣音。但经抽气减压以后，哮鸣音即随之消失，主要还是通过影像学检查以明确诊断。

6. 肺栓塞

继发于肺栓塞的支气管痉挛有时需与支气管哮喘相区别。哮鸣音是哮喘较有特征性的症状。肺栓塞患者虽可发生哮鸣，但不多见。当其出现时只是一时发作，缺少哮喘的既往历史。肺栓塞主要表现为显著胸闷、气紧及呼吸困难，有明显的血氧降低；支气管哮喘患者动脉血气检查也可能异常，但增强 CT 多为正常，如临床怀疑肺栓塞时可进一步做肺动脉造影检查。

7. 心源性哮喘

心源性哮喘其实不是我们普通意义上所说的哮喘，其主要是由左心衰引起。而支气管哮喘的主要病因是过敏、运动、感染等因素。在症状上支气管哮喘患者可有呼气性呼吸困难，伴有气促、咳嗽、胸闷，症状可以在数分钟内发作，并且持续数天或数小时，夜间及凌晨发作和加重是哮喘的重要临床特征，心源性哮喘者则可突然出现气急、端坐呼吸、阵发性咳嗽、咳粉红色泡沫样痰、不能平卧等特征性症状。体征方面，心源性哮喘肺部听诊可闻及广泛的湿啰音或哮鸣音，心尖部可以听到心率快、奔马律。心脏彩超可见出现左心扩大、射血分数下降等。左心衰引起的心源性哮喘与哮喘症状相似，容易混淆，但是病人多有高血压、冠状动脉硬化心脏病、风湿性心脏病等病史及体征。支气管哮喘的患者年龄相对年轻，既往可无任何病史。

五、西医治疗

哮喘能通过治疗明显缓解及控制，但难以治愈。针对哮喘的治疗用药可分为控制类和缓解类。根据患者的不同表现及需要，具体用药需由专科医生进行选择与组合，不存在绝对的最优治疗方案。

控制类药物主要通过抗炎使哮喘维持临床控制，需要坚持长时间每天用药。主要为长效、缓效的药物，包括激素、白三烯调节剂、长效 β_2 受体激动剂、茶碱类、抗 IgE 单克隆抗体等药物。

缓解类药物主要应用于急性发作时，通过解除痉挛从而缓解哮喘的急性症状而进行急救，主要为短效、速效药物，包括短效 β_2 受体激动剂、激素、抗胆碱能药、茶碱等。

（一）激素

激素是最有效的控制气道炎症的药物。吸入为首选途径。

1. 吸入给药

吸入激素可以有效地减轻哮喘症状、提高生命质量、改善肺功能、降低气道高反应性、控制气道炎症、减少哮喘发作的频率和减轻发作时的严重程度，降低死亡率。没有证据表明吸入激素可以增加肺部感染（包括肺结核）的发生率，因此伴有活动性肺结核的哮喘患者可以在抗结核治疗的同时接受吸入激素的治疗。但吸入激素可导致口咽局部的念珠菌感染或声音嘶哑、不适。

2. 口服给药

一般使用半衰期较短的激素（如泼尼松、泼尼松龙或甲泼尼龙等）。全身使用激素对于严重的急性哮喘是需要的，可以预防哮喘的恶化，减少因哮喘而急诊或住院的机会、预防早期复发、降低病死率。地塞米松因对垂体—肾上腺的抑制作用大，不推荐长期使用。其可引起骨质疏松、高血压、糖尿病、肥胖、白内障、青光眼、肌无力等。

3. 静脉给药

仅用于严重急性哮喘发作时给药。

（二）β₂ 受体激动剂

分为短效（维持 4～6 小时）和长效（维持 12 小时）激动剂。后者又可分为速效（数分钟起效）和缓慢起效（30 分钟起效）两种。

1. 短效 β₂ 受体激动剂（SABA）

常用的药物有沙丁胺醇和特布他林等。不宜长期、单一过量使用，否则可引起骨骼肌震颤、低钾血症、心律失常等反应。

2. 长效 β₂ 受体激动剂（LABA）

临床使用型 LABA 有两种：沙美特罗、福莫特罗。推荐联合吸入激素和 LABA 治疗哮喘，具有协同的抗炎和平喘作用，适用于夜间哮喘的预防和治疗。不推荐长期单独使用 LABA。

（三）白三烯调节剂

可减轻哮喘症状、改善肺功能、减少哮喘的恶化。其作用不如吸入激素，也不能取代激素。作为联合治疗中的一种药物，本品可减少中度至重度哮喘患者每天吸入激素的剂量，并可提高吸入激素治疗的临床疗效，联用吸入本品与激素的疗效比联用吸入 LABA 与激素的疗效稍差。通常口服给药。

（四）茶碱

适用于哮喘急性发作且近 24 小时内未用过茶碱类药物的患者。茶碱有效安全的血药浓度范围应在 6～15mg/L。多索茶碱的作用与氨茶碱相同，但不良反应较轻。二羟丙茶碱的作用较弱，但不良反应较少。

（五）抗胆碱能药物

抗胆碱能药物有气雾剂和雾化溶液两种剂型。抗胆碱能药物与 β₂ 受体激动剂联合应用具有协同、互补作用。

（六）抗 IgE 单克隆抗体

抗 IgE 单克隆抗体可应用于血清 IgE 水平增高的哮喘患者。主要用于经过吸入激素和 LABA 联合治疗后症状仍未控制的严重哮喘患者。其远期疗效与安全性有待进一步观察，价格昂贵也使其临床应用受到限制。

（七）变应原特异性免疫疗法（SIT）

适用于变应原明确但难以避免的哮喘患者。变应原特异性免疫疗法应该在严格的环境控制和药物治疗（包括吸入激素）的情况下进行。

（八）其他治疗药物

其他治疗药物有抗组胺药、其他口服抗变态反应药、可能减少口服激素剂量的药物等。

（九）手术治疗

支气管热成形术：借助热能对支气管平滑肌进行破坏，以减少支气管平滑肌的收缩，这种疗法对于难治性哮喘以及急性加重、重症哮喘、气道平滑肌持续痉挛效果较好。平滑肌增生导致气道狭窄是哮喘的主要病因。如果肺部经常受到刺激，平滑肌将逐渐变厚，气道也将变得习惯性狭窄。支气管热成形术能去除一半增生的平滑肌，从而使气道更通畅。热成形术毕竟是有创治疗方法，虽能在一定程度上改善急性、严重的哮喘发作，但仍不能彻底治愈哮喘，且有其相对局限性和禁忌证，并不适合所有患者。

六、中医源流

支气管哮喘在古代中医文献中被称为"上气""喘""哮""嗽"等，其最早的论述见于《黄帝内经》。《黄帝内经》述病因："故犯贼风虚邪者，阳受之则入六腑，阴受之则入五脏。入六腑则身热，不时卧，上为喘呼。""因于暑、汗、烦，则喘喝。""喘咳者，是水气并阳明也。""当病坠若搏，因血在胁下，令人喘逆。""邪客于手阳明之络，令人气满胸中，喘息而支肤。""阳明厥逆，喘咳身热，善惊衄，呕血。""肺病者，喘咳逆气，肩背痛，汗出。""肺之壅，喘而两月去满。""诸痿喘呕，皆属于上。""邪在肺则皮肤痛，寒热上气喘，汗出。咳动肩背。""肺小则少饮，不病喘喝；肺大则多饮，善病胸痹喉痹逆气。肺高则上气肩息咳；肺下则居贲迫肺，善胁下痛。肺坚则不病咳上气；肺脆则苦病消痒易伤。肺端正则和利难伤；肺偏倾则胸偏痛也。""肺气虚则鼻塞不利，少气；实则胸盈仰息。""是以夜行则喘出于肾，淫气病肺；有所堕恐，喘出于肝，淫气害脾；有所惊恐，喘出于肺，淫气伤心；度水跌仆，喘出于肾与骨。"不胜枚举。《黄帝内经》中虽无哮喘病之名，但已认识到哮喘病变部位主要在肺，同时与其他脏腑相关。

汉代《伤寒杂病论》中言："咳而上气，喉中水鸡声。""隔上病痰，满喘咳吐，发则寒热，背痛腰疼，目泣自出，其人振振身瞤剧，必有伏饮。"其对哮喘发作时喉间哮鸣有声、不能平卧的临床特点把握准确，并指出了伏饮、痰浊与本病的发病直接相关；同时指出肺病与痰饮在发病上有直接因果关系，论肺病必及痰饮，论痰饮必及肺病。此后

《诸病源候论》称哮喘为"上气鸣息""呷嗽",对该病的发病机制和临床表现有精辟的阐发。《三因方》设有《喘脉证治》专篇、《丹溪心法》首创哮喘病名,指出痰浊是哮喘的重要病根,阐明了病理因素"专主于痰"。明代《秘传证治要诀·哮喘》首创哮喘"宿根"(即"夙根")之说。《症因脉治·哮病论》论及哮、喘之异同。《证治汇补·哮病》精辟地将哮喘的病因病机总结为,内因加外感再与痰结而发病。《沈氏尊生书》《类证治裁》则认为除伏痰外,先天不足或幼时饮食不节为哮喘发病的根源。

现代中医学中,支气管哮喘属于"哮病""喘病""咳嗽"等范畴,其发病主要与肺、脾、肾相关,肺主气、司呼吸,通调水道、下输膀胱;脾主运化水谷精微;肾主水、纳气。肺、脾、肾功能失调,即肺不能布散津液,脾不能运化精微,肾不能蒸化水液,以致津液凝聚成痰,伏藏于肺,成为哮喘发病的潜在"夙根",每因外感、饮食、情志、劳倦等诱因,引动伏痰,使痰随气升,搏结气道,以致痰阻气道,肺失宣肃,肺气上逆,发为哮喘。支气管哮喘反复发作,又进一步损伤肺、脾、肾之阳气,复助滋生痰饮,使哮喘持续不解,甚者累及心阳,发为喘脱危证。

各家对于支气管哮喘的辨证分型复杂多样,但大都认为其为本虚标实之病,标实为痰浊,本虚为肺脾肾虚。发作时以标实为主,主要证候包括寒哮证、热哮证、痰热壅肺证、痰瘀阻肺证等;虚主要包括肺脾气虚证、肺气虚证等。若哮喘大发作时,邪实与正虚错综并见,肺肾亏虚且痰浊壅盛,加之不能调节心血的运行,命门之火不能上济于心,累及心阳,甚至出现"喘脱"之危候。

"急则治标,缓则治本"是中医治疗支气管哮喘总的治疗原则,《丹溪治法心要》云:"未发以扶正气为要,已发以攻邪为主。"

急性发作多见风邪入侵者,表现为感冒、咳嗽等症状,引起支气管哮喘加重,甚至引发支气管痉挛以及气道梗阻。中药多使用麻黄、甘草清肺;杏仁等药物滋阴补肾,活血化瘀,温肺镇咳,行气活血;桑叶解表,宣肺散邪;杏仁、麦冬、白芍、玄参宣肺止咳,化痰降气;沙参、贝母、牡丹皮、梨皮润肺养阴止咳生津;薄荷、栀子等清肺热、泻胸膈热;豆豉清热散表。解表、滋阴、化痰,使长期咳嗽导致的本虚标实得到同治。现代医学研究证实,这些药物具有调节免疫、抗炎等作用,有助于增强呼吸道黏膜屏障功能,预防感染,抑制变态反应等,从而有效预防哮喘急性发作。

现代医家认为哮喘慢性持续期虚实夹杂是防治的关键环节。其由急性期转归而来,病情尚未稳定,治以疏风、解痉、平喘兼顾逐瘀祛痰;之后病情起伏,据患者病机不同,在清泄肺热的基础上,并用降气、化痰、活血;最后渐于平稳,邪去八九,主以扶正固本,辅以化痰活血。三期治疗得当,使肺络伏风得泄、痰饮得化、络瘀得通、气道挛急得消。中医在持续期减少发作频率、减轻发作程度方面有独特优势,能使患者尽快过渡到缓解期。

《素问·咳论》指出"五脏六腑皆令人咳,非独肺也",说明咳嗽病位不仅在肺,其他脏腑也密切相关,同为肺系疾病的"哮喘"也是如此。遂有医家从脏腑论治。如国家名老中医高才达教授从肾论治，认为哮喘慢性持续期发病的关键是肾虚，应当采用补肾益气法治疗，补肾益气法可提高患者的机体免疫力，从而达到控制哮喘的目的。有医家使用淫羊藿、巴戟天等中药提取物治疗哮喘慢性持续期肾虚证患者时，发现其可调节人体免疫功能，进一步预防哮喘发作。临床上常用培土生金法治疗迁延难愈的肺系疾病。刘永平提倡从脾胃论治哮喘，常用补中益气汤合二陈汤加减以健脾化湿祛痰，在控制哮喘发作、改善患者生活质量方面有显著效果。也有些医家则认为，肺肾气虚是哮喘慢性持续期病情迁延不愈的重要原因，用固肾定喘丸治疗肺肾气虚型哮喘慢性持续期得到不错的疗效。"气郁气逆"的病机使医家认识到肝在哮喘发作中的重要性。有医家认为哮喘发作缘于肝血运行不畅、瘀血阻肺而致肺气不足，加之寒热之气攻心，遂在传统西医治疗基础上加用舒肝汤剂，治疗效果明显。

关于支气管哮喘急性发作期，有现代医家研究显示，急性发作机理主要为热、痰、寒、气虚四大要素，病位以肺为主，与脾、肾、卫表相关。中医辨证论治方面，可归纳为以"清热化痰、补肺益气"为主要治疗原则。发作期仍然有正虚的存在，提示发作期治疗在重视祛邪的同时，还应强调扶正的重要性。

近年来许多研究证实，中医药治疗支气管哮喘各分期患者，在缓解患者临床症状、提高患者生存质量、改善患者肺功能等方面均能取得一定的疗效。

七、辨证论治

（一）发作期

1. 寒哮

临床表现为呼吸急促，喉中哮鸣有声，胸膈满闷如窒，咳不甚，痰少咳吐不爽，白色黏痰，口不渴，或渴喜热饮，天冷或遇寒而发，形寒怕冷，或有恶寒、打喷嚏、流涕等表寒证，舌苔白滑，脉弦紧或浮紧。

治宜温肺散寒，化痰平喘，可使用麻黄附子细辛汤加减治疗。若表寒里饮，寒象较甚者，可用小青龙汤解表化痰，温肺平喘。若痰稠胶固难出，哮喘持续难平者，加猪牙皂、白芥子豁痰利窍以平喘。若哮喘甚剧，恶寒背冷，痰白呈小泡沫，舌苔白而水滑，脉弦紧有力，体无虚象，属典型寒实证者，可服紫金丹。有效需续服者，停药数日后再服。由于砒石大热大毒，热哮、有肝肾疾病、出血、孕妇忌用；服药期间忌酒，并须严密观察毒性反应，如见呕吐、腹泻、眩晕等症，立即停药；再者本药不可久用，且以寒冬季节使用为宜。

麻黄附子细辛汤记载于《伤寒论》："少阴病，始得之，反发热，脉沉者，麻黄附子细辛汤主之。"该方具有温经助阳、散寒解表之功。麻黄主发汗解表，宣肺平喘；制附子主回阳救逆，补火助阳；细辛主祛风散寒，温肺化饮。哮喘主要病位在肺，可累及脾、肾两脏，其中医病机属本虚标实，因宿痰伏肺，遇感而发，《金匮要略》中"病痰饮者，当以温药和之"，麻黄附子细辛汤为温阳解表之要方，且符合哮喘的中医病机特点，故应用麻黄、附子、细辛等药为基础加减治疗。依据现代各项药理研究结果，王艳宏等提出麻黄的多糖组分和生物碱组分均为麻黄平喘作用的物质基础，生物碱组分、挥发油组分及酚酸组分可松弛组胺导致的气管平滑肌痉挛。黄玲等提出麻黄可通过不同作用靶点、不同途径发挥平喘的作用，故麻黄可有效改善气管平滑肌痉挛，也具有扩张支气管的作用。附子归属于温里药，享有"药中良将""药中四维"之美誉，谭莉晖提出附子的去甲乌头碱可发挥显著的平喘作用，有研究指出附子为少阴经的代表药，可缓解气道高反应状态，调节机体的免疫功能，对增强自身免疫力有所帮助。有研究分析得出细辛中的挥发油成分可对抗组胺与乙酰胆碱，从而达到抑制支气管平滑肌痉挛的作用，故细辛可兼顾治疗哮喘。中药复方治疗哮喘的疗效逐渐在各研究中得到了肯定，李竹英等认为麻黄附子细辛汤加减方在减轻气道炎症、抑制气道重塑、调节自身免疫等方面发挥重要作用，从而可缓解哮喘的发作。

2. 热哮

临床表现为喉中痰鸣如吼，喘而气粗息涌，胸高胁胀，咳呛阵作，咳痰色黄或白，黏浊稠厚，排吐不利，口苦，口渴喜饮，汗出，面赤，或有身热，甚至有好发于夏季者，舌苔黄腻，质红，脉滑数或弦滑。

治宜清热宣肺，化痰定喘，方用定喘汤加减，又可用麻杏石甘汤加减。定喘汤中麻黄宣肺散邪以平喘，白果敛肺定喘而祛痰，共为君药，一散一收，既可加强平喘之功，又可防麻黄耗散肺气。苏子、杏仁、半夏、款冬花降气平喘，止咳祛痰，共为臣药。桑白皮、黄芩清泄肺热，止咳平喘，共为佐药。甘草调和诸药为使。诸药合用，使肺气宣降，痰热得清，表证得解，则喘咳痰多诸症自除。

经方麻杏石甘汤主治外感风邪、邪热壅肺证，被广泛应用于治疗支气管哮喘。麻杏石甘汤由麻黄、杏仁、石膏、炙甘草四味药组成，麻黄辛甘而温，具有宣肺平喘、解表散寒之功；石膏辛、甘、大寒，具有清肺生津之效；一宣一清、相反相成，共为君药；杏仁苦温，降利肺气而平咳喘，为臣药，与麻黄相配则宣降相因，与石膏相伍则清肃协同；炙甘草既能益气和中，又能调和寒温宣降。现代药理学研究发现麻杏石甘汤具有发汗、解热、利尿、镇咳、平喘、抗过敏、升压、抗病毒、影响神经肌肉传递及中枢神经兴奋等作用。

明代《医宗必读》云"喘者，促促气急，喝喝痰声，张口抬肩，摇身撷肚。短气者，呼吸虽急，而不能接续，似喘而无痰声，亦不能抬肩，但肺壅不能下，哮者与喘相类"，认为哮与喘的病机相似，都为痰阻于肺，肺壅不能下，因此采用清热化痰、平喘定哮法，许多医家应用该法均得到了不错的临床疗效。现代药理研究发现麻黄碱成分具有抑制由组胺导致气管收缩形成的哮喘的功能，延长哮喘潜伏期并且具有明显的抗炎作用；款冬花醇提取物与醚提取物具有止咳、平喘、抗炎等药理作用；桑白皮丙酮提取物通过作用于中枢神经具有明显的镇咳作用；苏子提取物具有明显的止咳、平喘、松弛平滑肌的作用；瓜蒌中分离出的半胱氨酸能裂解痰液黏蛋白，使痰液黏度下降而易于咯出，并且具有抑制炎性细胞分泌的作用；半夏提取物多糖具有刺激糖皮质激素释放与抑制糖皮质激素消除的作用，从而达到止咳的作用。

3. 风痰哮

临床表现为喉中痰涎壅盛，声如拽锯，或鸣声如吹哨笛，喘急胸满，但坐不得卧，咯痰黏腻难出，或为白色泡沫样痰液，无明显寒热倾向，面色青暗，起病多急，常倏忽来去，发前自觉鼻、咽、眼、耳发痒，打喷嚏，鼻塞，流涕，胸部憋塞，随之迅即发作，舌苔厚浊，脉滑实。

治宜祛风涤痰，降气平喘，方用三子养亲汤加味。三子养亲汤出自《皆效方》，将苏子、白芥子、莱菔子三子炒后捣碎，煎汤代茶服用。专为高年咳嗽，气逆痰痞者而设，故称"养亲"。年老中虚，纳运无权，每致停食生痰，痰盛壅肺，肺失宣降，故见咳嗽喘逆、痰多胸痞等症。治宜温肺化痰，降气消积。方中白芥子温肺化痰，利气散结；苏子降气化痰，止咳平喘；莱菔子消食导滞，下气祛痰。三药相伍，各有所长，白芥子长于豁痰，苏子长于降气，莱菔子长于消食，临证当视痰壅、气逆、食滞三者之孰重孰轻而定何药为君，余为臣佐。

现代药理研究表明，茯苓具有强效抗氧化、抗感染作用；甘草具有显著抗炎、解毒、抗病毒、抗变态反应等诸多药效，且能调节机体免疫功能。胡松奇在常规西医治疗基础上，加用三子养亲汤合二陈汤加减治疗痰浊阻肺哮喘并慢阻肺患者，观察组总有效率明显高于对照组，得到较好的疗效。刘龙群、李东等在支气管哮喘患者临床治疗中给予三子养亲汤加减治疗，对提升疗效具有明显作用，且可更好地降低患者中医证候积分，肺功能可得到明显改善，治疗效果理想。

（二）缓解期

虚哮：

临床症见喉中哮鸣如鼾，声低，气短息促，动则喘甚，发作频繁，甚则持续哮喘，口唇、爪甲青紫，咯痰无力，痰涎清稀或质黏起沫，面色苍白或颧红唇紫，口不渴或咽干口渴，形寒肢冷或烦热，舌质淡或偏红，或紫暗，脉沉细或细数。为哮病久发，痰气瘀阻，肺肾两虚，摄纳失常所致。

治宜补肺纳肾，降气化痰，方用平喘固本汤加减治疗。平喘固本汤由党参、五味子、冬虫夏草、胡桃肉、沉香、磁石、紫河车、苏子、款冬花、半夏、陈皮等组成。有补肺纳肾、纳气平喘之效。可以用于肺肾两虚，气失摄纳所致的咳嗽喘息、呼吸急促、气怯声低，甚至张口抬肩、不能平卧、胸闷心悸、恶寒怕冷、小便清长、夜尿频多、尿后余沥不尽等症状。

方中党参可补中益气、祛痰止咳，胡桃肉可温肺定喘、补肾固精，磁石可益肾纳气、平肝息喘，苏子可止咳平喘，款冬花可润肺下气、化痰止咳，半夏可燥湿化痰，沉香可温中行气、纳气平喘，五味子可滋肾敛肺，以上药物联合应用，能够起扶正固本、益气止咳等作用。现代药理研究显示平喘固本汤可提高机体免疫力，更好地促进患者康复。

如脾虚之纳差、乏力、便溏等症状明显，可加予健脾益气之黄芪、白术、茯苓等药。如自汗、恶风等症状明显，可配用玉屏风汤，方中黄芪重用益气固表，实卫止汗；白术健脾益气，助黄芪益气固表；防风走表而御风邪，黄芪得防风，固表不留邪；防风得黄芪，驱邪不伤正。诸药合用，补中有散，共建益气，固表止汗之功；加入平喘固本汤中即能补气固表，纳气平喘，增强人体抵御外邪的能力。

八、外治法

中医外治法作为中医学中独具特色的一个领域，因其较好的疗效和安全性，结合现代治疗手段，逐渐在哮喘，尤其是哮喘稳定期的治疗中体现出优势。《理瀹骈文》提到外治理论是以内治理论为基础的。由于外治法经济、简便、安全和易于被患者所接受等优点，在哮喘的常规治疗上配合中医药的外治法，可降低哮喘的发病率，减轻家庭和社会负担。

1. 针灸疗法

针灸疗法能够通过刺激相关的穴位和经络，调整人体脏腑的阴阳平衡，以达到减轻哮喘症状、改善体质和减少发作次数的治疗目的。常用穴位有肺俞、定喘、大椎等。肺系疾病中首选为肺俞，其为肺脏在背部的体表反应点；定喘为治喘的特效穴位；大椎亦为宣通肺气、平喘之要穴。针灸疗法包含了许多操作手法，如于璐等通过对针灸治疗哮喘临床文献进行系统评价，表明针灸疗法能够显著提高哮喘治疗的总有效率，并且能改善哮喘肺功能。李丽等采用七排针刺结合平衡针法治疗支气管哮喘，结果显示可减轻两肺哮鸣音和干湿啰音，减少哮喘的发作次数，改善肺通气功能，提高肺活量。成鲁杰等观察到腹针联合督灸治疗寒性哮喘患者的临床效果优于常规疗法。虽然许多医家使用了不同的针法，或者灸法，又或者联合、交替使用，但都得到了较好的疗效。

2. 贴敷疗法

穴位贴敷疗法是根据经络学说，选择适当的药物于相应的穴位进行贴敷，通过穴位刺激和特定部位的透皮给药来达到治疗作用。这是中医针灸保健疗法与药物调理疗法的有机结合，既有药物对穴位的刺激作用，又有药物本身的作用。且药物由皮肤吸收即不受消化的影响，也减少对胃肠道的刺激作用，减弱肝肾的代谢负担，并可持续控制给药速度，中断给药方便，是一种无不良反应、安全、有效的治疗方法。

用于贴敷的药物多种多样，可单方、复方，时间上也有不同，有的用于发作期，有的用于缓解期，还有配合季节治疗的三伏贴、三九贴等。药物以复方中药剂最常用，如白芥子、甘遂、延胡索、斑蝥等。夏翀等研究了不同穴位贴敷法对支气管哮喘患者临床疗效的影响，于白芥子法的基础上进行了改良，于三伏天头伏、中伏、末伏的第一天贴敷于不同穴位，发现冬病夏治穴位贴敷法可以有效降低支气管哮喘患者血清 IgE 水平，改善哮喘症状，临床疗效确定，且基于病机的系统选穴治疗本病能收获更好的疗效。李建红等通过观察发现穴位贴敷能够减轻气道炎症浸润，降低气道高反应性，抑制或减轻哮喘发生炎症反应。

3. 穴位注射

穴位注射法是将小量药液注入穴位以防治疾病的一种外治法，可将针刺刺激和药物的性能及对穴位的渗透作用相结合，发挥综合效应。在肺系疾病的治疗中主要以自体血、喘可治，皮质类激素如多索茶碱、地塞米松，以及中药黄芪等作为局部注射药应用，选取经脉多以膀胱经、任脉、督脉、肺经、胃经等为主。穴位注射既有针灸效果，又有药液发挥功效，加上长时间持续发挥效应，起到多重的治疗效果。区燕云经络注血疗法在治疗支气管哮喘的临床效果研究得出显著性差异。李斌等分别采用穴位疗法、穴位注射、舒利迭治疗哮喘病缓解期患者，结果表明穴位疗法无论在近期，还是在远期，都能明显改善支气管哮喘缓解期患者临床症状、肺通气功能，并提高临床疗效。李艳丽等应用喘可治注射液穴位注射治疗支气管哮喘急性发作期患者，根据统计分析结果，观察组患者的治疗总有效率明显高于对照组。

4. 穴位埋线

埋线疗法通过埋入可吸收的生物蛋白线，对局部部位实现持续性刺激，从而达到刺激经络、平衡阴阳、调和气血、调整脏腑的作用，以降气平喘、宣肺化痰，达到治疗或缓解哮喘的目的。常用穴位有肺俞、定喘、足三里、丰隆与膻中。由于本法操作便捷，且持续发挥疗效，显效快，创伤及不良反应较少，因而在临床上得到迅速发展及广泛应用。

九、调护

1. 生活方面

支气管哮喘患者平日在家应对发作情况、次数等进行记录，并定期复查、评估情况。生活中尽量避免接触粉尘、污染的空气、刺激性气味以及致敏物质，并随身携带应急药品，学会熟练使用。

2. 运动方面

改变不良生活作息，进行适当的运动，要避免运动过量诱发哮喘。八段锦、太极拳、散步等舒缓的有氧运动为首选。

3. 饮食方面

平日饮食宜清淡，避免油腻及辛辣、刺激性食物。如怀疑或确定相关食物过敏，应避免食用或接触。如有烟酒等不良习惯，应该戒除。

4. 食疗方面

应根据体质证型不同采取不同的食疗方法。发作期饮食应尽量清淡且易消化，如寒者宜食苏子、紫苏、生姜、茯苓等温通化湿的食物。热者适合杏仁、苡仁、绿豆、西葫芦、萝卜等清热祛湿食物。风痰为重者宜吃生姜、淡豆豉、神曲等食物疏风化痰。阳虚怕冷明显者可以食用桂圆、牛肉、花椒、砂仁等食物助阳。气虚乏力、便溏、自汗者可以适当食用黄芪、山药、扁豆、核桃、茯苓、葛根等益气健脾的食物。如有阴虚盗汗、潮热、咳喘乏力、腰膝酸软等症者，宜适量食用黄精、党参、地黄、芝麻等食物补肾宜阴。

十、临床经验

吴海雁认为，哮病发作期多以痰浊壅盛、胸膈满闷、喘促气逆、喉中哮鸣音为主，多因感受外邪，引动伏痰，痰气交阻，气道拘紧挛急，气机升降失常而发。故治疗当以宣肺化痰、解痉平喘、调畅气机为主。热证者以苦、寒凉药物为主，如生石膏、黄芩、葶苈子，以清化痰热；寒证者以辛温热药为主，如麻黄、细辛、干姜、半夏、附片，以温肺化饮。寒热错杂者宜清温并用。发作期以攻邪为主，可善用全蝎、地龙、僵蚕等虫类药物，全蝎具有熄风止痉、散结攻毒、通络止痛的功效；僵蚕味咸、性平，入肺、肝二经，升可入肺经，宣肺降气，化痰止咳，可入肝经，平肝熄风，祛痰散结；地龙味咸、性寒，具有清热化痰、熄风解痉平喘的功效。

支气管哮喘易长期反复发作主要是因为哮喘患者自身体质较弱，故易受外邪反复侵袭致病，在治疗此病过程中应重视对支气管哮喘患者体质的调理。《素问·刺法论》中提到"正气存内，邪不可干"，故吴海雁认为改善支气管哮喘患者体质是减少此病发作的关键。

十一、病案举例

黄某，男，40岁，已婚。2020年12月8日初诊。因"间断胸闷、喘息气憋10余年，加重3周"就诊。患者10余年前出现胸闷气短、喘息气促、气憋，就诊于当地医院，完善相关检验检查，诊断为"支气管哮喘"，予抗炎、解痉平喘等对症治疗后症状好转。此后患者每因受凉后上述症状加重，多次住院治疗，出院后长期吸入沙美特罗替卡松吸入剂，每天50μg，分2次吸入，解痉平喘治疗。3天前，患者因受凉再次出现胸闷气憋，喘息气促，吸入沙美特罗替卡松吸入剂后症状缓解不明显，来诊时症见：胸闷气憋，喘息气促，咳嗽，咳痰，痰少，不易咳出，喉间可闻及哮鸣音，无心悸胸痛，无左肩部放射痛，无双下肢水肿，纳食欠佳，夜寐欠佳，小便调，大便干，舌暗红，苔薄白，脉弦滑。西医诊断：支气管哮喘。中医诊断：哮病（风痰阻络证）。治以宣肺化痰、解痉平喘法。方药如下：麻黄 10g，细辛 3g，杏仁 10g，僵蚕 20g，蝉蜕 10g，黄芪 25g，白术 50g，党参 15g，当归 10g，柴胡 10g，远志 6g，茯神 10g，川牛膝 15g，防风 10g，仙鹤草 15g，龙骨 30g（先煎），神曲 15g，甘草 6g。共 5 剂，400mL 水煎服，每日 1 剂，分早、晚 2 次温服。嘱患者避风寒，饮食清淡，忌食辛辣、油腻、生冷、海鲜等，畅情志，慎起居。12 月 13 日患者二诊。患者在服药后症状较前好转，咳嗽次数较前明显减少、咳痰量少色白，易咳出，无胸闷气憋、无喘息气促，喉间未闻及哮鸣音，纳食可，夜寐尚可，小便调，大便不成形，4～5 次/天。舌暗红，苔薄白，脉弦滑。原方去麻黄，加菟丝子补益肝肾，茺蔚子活血行瘀、理气开郁，益智仁温脾止泻。继服 5 剂，400mL 水煎服，每日 1 剂，分早、晚 2 次温服。12 月 18 日三诊。患者偶有干咳，遇冷空气及刺激气味明显，无喘息气短，纳食可，夜寐安，二便调。上方去龙骨、远志、茯神、益智仁、神曲。共 7 剂，400mL 水煎服，每日 1 剂，分早、晚 2 次温服。后随访诉未复发。

按：患者支气管哮喘病史多年，五脏俱虚，正气虚损易感受外邪。患者受凉及季节交替时哮病反复发作，外邪袭肺，肺失宣降，引动伏痰，痰气交阻于气道，气道拘急则发为哮病，且哮病反复发作，痰瘀互结于内。方中麻黄味苦，辛温，宣肺平喘；杏仁利肺气，降逆止喘；麻黄与杏仁，一升一降，调畅气机，为治疗哮病之良药；僵蚕、蝉蜕入肝肺经，均为虫类药，可搜风通络、熄风解痉，可升阳中之清阳，两药同用可调理肝肺；细辛主咳逆，温肺化饮，《本草经集注》提到细辛有百节拘挛之效，与僵蚕、蝉蜕同用可增强解痉，缓解气道痉挛；方中黄芪、白术、党参、防风配伍使用可补肺脾之气，卫气固，可抵御外邪侵犯，脾脏健运，痰无化生之源；神曲消食和中；柴胡条达肝气疏通郁结，《本草经解》曰"能提肝气之陷者，由左而升"；当归入肝肺经，主咳逆上气，补血活血；龙骨气平益肺，肺平则下降，亦可镇静安神；远志化痰止咳、温化伏痰；茯神气平益肺，肺宁则肝和；仙鹤草收敛补虚；川牛膝补肝肾、逐瘀通经；哮病久发，必然伤及血络，当归、仙鹤草、川牛膝并用可活血通络，甘草入肺入脾，健脾益气，润肺止咳，调和诸药。肝主左升，肺由右而降，诸药合用，相互配伍、协调以宣肺化痰、熄风解痉、降气平喘、补虚化瘀，肝升肺降，气机调畅，以达到治疗支气管哮喘的目的。

（罗潇潇、罗胜）

参考文献

[1] 陈蓉，戴元荣. 支气管哮喘合并支气管扩张的临床及气道炎症特点分析 [C] //浙江省医学会呼吸系病学分会. 2020 年（第四十二届）浙江省医学会呼吸系病学术大会论文汇编. [出版地不详]：[出版者不详]，2020：2.

[2] 徐钦星，张晓燕，凌晓波，等. 呼出气一氧化氮测定在支气管哮喘患者中诊断价值及影响因素 [C] //浙江省医学会呼吸系病学分会. 2016（第三十八届）浙江省呼吸系病学术年会论文汇编. [出版地不详]：[出版者不详]，2016：2.

［3］中国支气管哮喘防治指南（基层版）：支气管哮喘的诊断与鉴别诊断［J］. 中国全科医学，2013，16（31）：3030.

［4］何权瀛. 支气管哮喘临床诊治：现状与未来［J］. 中国呼吸与危重监护杂志，2019，18（1）：1－4.

［5］华雯，黄华琼，沈华浩.《支气管哮喘防治指南（2016年版）》解读［J］. 浙江大学学报（医学版），2016，45（5）：447－452.

［6］中华医学会呼吸病学分会哮喘学组. 支气管哮喘防治指南（2016年版）［J］. 中华结核和呼吸杂志，2016，39（9）：675－697.

［7］中国中西医结合学会呼吸病专业委员会. 支气管哮喘中西医结合诊疗中国专家共识［J］. 中国中西医结合杂志，2023，43（1）：12－20.

［8］王旭辉. 湿邪与支气管哮喘的相关性研究［D］. 济南：山东中医药大学，2022.

［9］曹新新，宋嘉懿，王强. 中医药分期防治支气管哮喘临床研究进展［J］. 中国民间疗法，2022，30（12）：103－106.

［10］周琪，杨勇，张云霞，等. 支气管哮喘慢性持续期中医研究进展［J］. 陕西中医药大学学报，2022，45（3）：124－129.

［11］田黎明，李翠，蒋雨薇，等. 支气管哮喘急性发作期中医组方用药规律数据挖掘研究［J］. 中国中医药信息杂志，2022，29（10）：24－29.

［12］包春春，陈远彬，吴蕾，等. 232例成人过敏性哮喘急性发作期患者中医证候分布及特征研究［J］. 中医杂志，2022，63（3）：240－244.

［13］王亚丽，冯彩红. 穴位埋线治疗支气管哮喘临床观察［J］. 山西中医，2023，39（1）：48－49.

［14］汪蕾，赵静，赵因. 针刺联合中药穴位贴敷治疗小儿支气管哮喘的临床研究［J］. 上海针灸杂志，2022，41（2）：174－179.

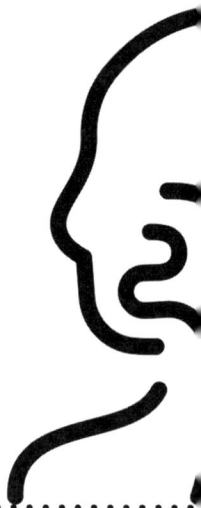

咳嗽
变异性哮喘

一、定义

咳嗽变异性哮喘（cough variant asthma，CVA）是指以慢性咳嗽为唯一或主要临床表现的一种特殊类型哮喘。在临床中，CVA 常常表现为刺激性干咳、痰少不易咳出，在夜晚和（或）晨起较易发作，易由感冒继发产生，或吸入冷空气、尘埃等而被触发或者使咳嗽症状加重，几乎不出现明显的喘促、气短等哮喘的临床表现，抗生素治疗无效等。患者体征及肺部影像学检查均正常，以肺功能检查中发现支气管激发试验阳性而确诊，CVA 在临床上又称"过敏性哮喘"，是成人慢性咳嗽的首位病因。

二、病因

虽然目前 CVA 在临床上尚不明确其病发诱因，但 CVA 仍为支气管哮喘范畴，发病机制和支气管哮喘类似，病发本质仍是气道炎症。具体包括以下几方面：

1. 气道慢性炎症

研究发现，CVA 的发病基础是以嗜酸性粒细胞浸润为主的气道炎症，患者的痰、血及支气管肺泡灌洗液（BALF）中嗜酸性粒细胞明显增高，呼出气一氧化氮（FeNO）含量明显升高。

2. 气道高反应性

CVA 患者气道高反应性的程度与典型哮喘患者相似或略低。与典型哮喘相比，在进行支气管激发试验吸入醋甲胆碱的过程中，CVA 患者主要表现为咳嗽，而喘息发生率明显较低。

3. 变应原致敏

CVA 患者的咳嗽大多有明显的季节性，以春秋季较多。CVA 患者中过敏性疾病患病率达 40%～80%，提示 CVA 具有特应症体质或过敏特征。

4. 气道重构

有学者通过支气管黏膜活检发现 CVA 同样存在与典型哮喘相似的气道重构，表现为上皮下层增厚，但是 CVA 气道重构的严重程度较典型哮喘轻。

三、诊断

CVA 发病女性多于男性，主要表现为刺激性干咳，咳嗽时间超过 8 周，以夜间或清晨咳嗽为重，无喘息和气促，查体两肺听诊无哮鸣音。感冒、冷空气、灰尘、油烟、吸烟或被动吸烟、饲养宠物、空气污染、运动、饮酒、阴雨天气及精神紧张等容易诱发或加重咳嗽，患者常伴有个人过敏性疾病史或家族过敏史。

实验室检查：气道高反应性是 CVA 最重要的生理学改变及诊断的重要指标。对疑诊 CVA 的患者，应先行肺通气功能检查，如果第一秒用力呼气容积（FEV1）占预计值百分比≥70%，应通过支气管激发试验评价是否存在气道高反应性；如果支气管激发试验阳性或支气管舒张试验阳性则有助于诊断。气道高反应性阳性不一定就是 CVA，但气道高反应性阴性基本上可以排除 CVA。嗜酸性粒细胞性气道炎症是 CVA 的重要特征，患者的痰、血、支气管黏膜及 BALF 中的嗜酸性粒细胞增高，且与病情严重程度呈正相关。此外，FeNO 水平升高对于 CVA 的诊断可能具有一定辅助价值。大多数 CVA 患者对多种变应原呈过敏反应，血清总 IgE 和抗原特异性 IgE 水平增高。胸部 X 线检查结果通常正常。

CVA 的诊断原则应综合考虑临床表现，即慢性咳嗽而无明显喘息，对抗感冒及抗感染治疗无效，支气管激发试验或支气管舒张试验阳性，针对哮喘的特异性治疗可有效缓解咳嗽症状，排除其他原因的慢性咳嗽患者可考虑诊断。

我国 CVA 的诊断标准包括：①慢性咳嗽（超过 8 周），常伴明显的夜间刺激性咳嗽；②支气管激发试验阳性，或呼气流量峰值日间变异率＞20%，或支气管舒张试验阳性；③支气管扩张剂治疗有效。此外，还应排除其他诱发慢性咳嗽的原因。

四、鉴别

临床工作中需与 CVA 鉴别的疾病主要有变应性咳嗽（atopic cough，AC）、嗜酸性粒细胞性支气管炎（eosinophilic bronchitis，EB）、感染后咳嗽（post-infectious cough，PIC）等。

（1）AC：患者有过敏性疾病史或过敏物质接触史，变应原皮试阳性，血清总 IgE 或特异性 IgE 增高，痰液嗜酸性粒细胞增多，但无气道高反应，支气管舒张试验阴性，BALF 中嗜酸性粒细胞正常，肺功能正常，支气管扩张剂治疗无效，而抗组胺药物治疗有效。

（2）EB：主要表现为慢性刺激性咳嗽，查体无异常体征。痰液嗜酸性粒细胞增多（≥2.5%）、BALF 中嗜酸性粒细胞增多，但无气道高反应性，肺通气功能正常。

（3）PIC：可有一过性上呼吸道病毒感染导致的可逆性气流受限以及气道激发试验阳性等表现，咳嗽通常持续 3~8 周，如超过 8 周，不应考虑感染后咳嗽的诊断。此外应注意与鼻炎/鼻窦炎、胃食管反流、慢性咽炎、气道肿物（异物）等疾病相鉴别。

五、西医治疗

CVA 频繁刺激性咳嗽对患者生活质量造成严重的影响，临床上常以西药为主要治疗药物。CVA 的治疗原则与典型哮喘基本相同：主要以吸入糖皮质激素、β₂ 受体激动剂、白三烯受体拮抗剂为主。

1. 吸入糖皮质激素（inhaled corticosteroids，ICS）

对于持续频繁咳嗽的 CVA 患者建议将吸入糖皮质激素治疗作为一线治疗方案，确诊 CVA 后就应尽快吸入糖皮质激素，有利于控制气道炎症。吸入糖皮质激素治疗 1 周可使 CVA 患者的咳嗽症状部分缓解，完全缓解至少需治疗 8 周以上。因此，推荐吸入糖皮质激素治疗的时间应不少于 8 周。吸入糖皮质激素的常用剂量为：布地奈德 400～800μg/d 或丙酸氟替卡松 200～400μg/d；如果单用吸入糖皮质激素治疗效果不佳，建议使用吸入糖皮质激素与长效 β_2 受体激动剂的复方制剂，或加用茶碱缓释制剂，或加用白三烯受体拮抗剂。目前认为吸入糖皮质激素可通过降低气道高反应性和抑制气道炎症防止 CVA 发展为哮喘。

2. β_2 受体激动剂

吸入 β_2 受体激动剂可有效减轻咳嗽症状，但不能改善 CVA 气道高反应性。

3. 白三烯受体拮抗剂

目前由于应用白三烯受体拮抗剂治疗 CVA 的例数较少，尚未证实其可预防 CVA 发展为典型哮喘，因此建议同时联用吸入糖皮质激素，对不能耐受吸入激素或依从性差的患者，可考虑白三烯受体拮抗剂单药治疗。

4. 口服糖皮质激素

以下情况可考虑短期口服激素：①CVA 急性发作出现严重或顽固性咳嗽；②经吸入糖皮质激素治疗无效的 CVA 患者。建议泼尼松（或相等剂量的其他糖皮质激素）40mg/d 口服 1 周，再继续吸入糖皮质激素治疗，或泼尼松 0.5mg/（kg·d）1～2 周再以吸入糖皮质激素序贯治疗。

早期诊断及治疗可以预防 CVA 发展为典型哮喘。研究表明在没有接受治疗的 CVA 成人患者中，有 30%～45% 最终将发展为典型哮喘，从而使患者的身心健康及生活质量大大降低，最终造成患者自身及医疗资源的巨大损失。预测 CVA 转变为典型哮喘的危险因素有：气道高反应持续存在，气道对醋甲胆碱过强反应，嗜酸性粒细胞性炎症加重，接触变应原，吸入激素治疗无效。应注意部分 CVA 患者停止吸入激素等治疗后病情可能会复发，部分患者可能有 FEV1 下降，因此应对 CVA 患者定期随访。

糖皮质激素、β_2 受体激动剂是目前临床治疗 CVA 的常用方法。此疗法的应用存在局限性，比如临床长期应用糖皮质激素药物易导致一系列并发症发生，如骨质疏松和高血压、感染和糖脂代谢紊乱等；若临床长期应用 β_2 受体激动剂药物，则容易使患者出现耐药性，并且由于其症状不典型，多数患者难以接受激素治疗，严重者还会出现心律失常情况。近年中药在 CVA 治疗方面取得了新的进展。在临床治疗 CVA 时可先辨病辨证，再采用中西医药结合治疗、标本兼治的方法，充分发挥中医药在治疗 CVA 方面的优势。

六、中医源流

咳嗽变异性哮喘，中医并没有与其完全相对应的病名。从本病的发生、发展及所表现出的临床证候特点来分，众多医家将其分属于"咳嗽""喘证""哮证""痉咳"等疾病范畴论治。本病以慢性咳嗽阵作，咽痒即咳，时发时止，甚则气促，无痰或痰少难咳为特征性表现，符合风证"善行而数变""风为百病之长""风为六淫之首""痒则为风""风盛则挛急"的特性，故晁恩祥将该病归属于"风咳"范围论治。由于本病具有慢性迁延及反复发作，按中医咳嗽常规治疗疗效不佳的特点，故有学者提出本病当以"哮"论治，认为该病似咳非咳，似哮非哮，中医病名应以"哮咳"为妥。临床实践中，部分学者根据患者病变脏腑的不同，有的将其归于中医古籍中"肺咳""肝咳""肾咳""脾咳"等范围论治。咳嗽变异性哮喘病位在肺，还常与脾胃、肾等相关，其中尤以肺与脾胃关系最为密切。

七、辨证论治

中医学将咳嗽变异性哮喘归属于"风咳""哮病""逆咳""痉咳"等范畴。究其病因，首当以外邪侵袭为主，内以饮食不当、体虚劳倦或情志刺激为辅，症状虽以干咳为主，伏邪遇感引触，痰随气升，气因痰阻，相互搏结，壅塞气道，肺管狭窄，通畅不利，肺气宣降失常，引动停积之痰，而致痰鸣如吼，气息喘促，该病反复发作的夙根是宿痰伏肺。咳可转哮，以风邪为主的六淫困阻肺气，气不布津，引触伏痰而阻塞气道，致肺失肃降，肺气上逆则咳不止，久咳痰郁终成哮，故后期部分患者容易发展成典型支气管哮喘。

（一）风邪犯肺证

CVA 由于在发作前所表现出的气道敏感性增高，加上外邪刺激，表现为咽痒，痒则会咳，咳则无法停止的前驱症状，体现了"风邪为患，可致瘙痒"的特点，故而将其命名为"风咳"。中医认为 CVA 的病机在于风邪犯肺、肺失宣肃、肺气上逆，常因冷空气、说话、异味、感冒等原因诱发，故风邪犯肺证尤为多见。症见反复咳嗽，阵发性发作，咳伴咽痒，干咳少痰，尤其是在清晨、夜间更甚，舌苔薄白、脉弦细。

临床治疗应以疏风宣肺、止咳化痰为主要原则。中医认为"风盛则痒""风盛则挛急"，故疏风解痒是治疗本病的重要着眼点。针对风邪袭肺这一关键病机，治疗该证型应善用疏风类药物疏风宣肺、解痉止咳。疏风药物以辛温为主，这类药物中以麻黄、荆芥、苏叶等最合本证。麻黄、苏叶宣散风寒之气，而有止咳之功，荆芥疏风散邪而有利咽之效。可应用虫类药祛风解痉止咳，通络搜风，对于咽痒不止、呛咳剧烈者尤为适宜，以蝉蜕、僵蚕、地龙、全蝎最为常用。针对咽部不适、咽干、咽痒而呛咳不止，常用桔梗、生甘草、薄荷、射干、板蓝根、玄参、木蝴蝶等祛风利咽之药物。肺开窍于鼻，若患者素体禀赋异常，加之外邪反复侵袭，导致肺气失宣，气道发生慢性炎症导致气道高反应性的增加，遇外邪袭扰，即鼻窍不利，气道挛急，喷嚏、咳嗽阵作，终成变应性鼻炎或（和）咳嗽变异性哮喘之病。对风邪盛，干咳剧烈，气道挛急者，可用酸甘缓急之法，常加白芍、甘草酸甘化阴，滋养肺津，收敛肺气，并有缓解支气管痉挛的作用，五味子、乌梅也是临床常用之物。

临床上常用苏黄止咳汤治疗风邪犯肺型 CVA，其组方为：炙麻黄 10g、苏叶 10g、地龙 10g、蜜枇杷叶 10g、炒苏子 10g、蝉蜕 10g、前胡 10g、炒牛蒡子 10g，五味子 5g。如果有痰，则加桔梗 10g、白前 10g；恶风，则加黄芪 15g、防风 15g、白术 30g；恶心、呕吐，加姜半夏 5g；汗多、失眠、高血压病、运动员减麻黄。方中地龙可清肺平喘、清热熄风；蜜枇杷叶具有清肺止咳、降逆止呕的功效；苏叶、炒苏子可镇咳平喘、降气消痰、行气和胃；蝉蜕可疏散风热，利咽开音；炙麻黄能够温经祛寒、宣降肺气、止咳平喘；前胡可降气化痰、散风清热；炒牛蒡子可利咽散结、化痰止咳；五味子可益气生津、补肾宁心。针对痰多者加用桔梗、白前可宣肺益气、祛痰止咳；恶风，则加黄芪、防风、白术，即玉屏风散益气固表；恶心呕吐，加姜半夏燥湿化痰，降逆止呕；根据伴发恶风、咯痰、恶心、呕吐等症状加减药物，辨证施治可提升临床疗效。诸药配伍可起到疏风宣肺、散寒祛邪、止咳祛痰、平喘降逆的效果。药理学研究显示，蝉蜕能有效防止患者发生严重气道收缩情况；五味子则具有镇咳祛痰功效；麻黄则能有效松弛患者气道平滑肌；苏叶的镇咳效果强；地龙则能有效舒张患者气道；前胡可对患者气道黏液分泌情况予以抑制；牛蒡子对患者免疫力的提升具有重要作用；枇杷叶抗病毒疗效高，而且具有平喘抗炎功效。张家港市第三人民医院呼吸内科蒋瑜芳将 68 例 CVA 患者作为研究对象，对部分患者实施苏黄止咳胶囊治疗，取得较好治疗效果。该药可加速气喘、咳嗽和哮鸣音等症状缓解消失，免疫因子表达改善，对促进患者机体恢复具有重要作用。四川省荣县新城医院李杰对 120 例风邪伏肺证咳嗽（咳嗽变异性哮喘）患者展开研究，其中对 60 例观察组患者采用苏黄止咳汤联合西医治疗，安全有效，能减少激素用药剂量，减轻气道炎症，缓解气道高反应性。

（二）寒饮伏肺证

寒饮伏肺证的临床特点为持续性咳嗽，相对而言夜间多发，咳痰，痰白量多质稀，甚则哮喘痰鸣，同时还可见背心寒冷，胸中窒闷，形寒肢冷，口淡不渴，受凉或过食寒凉加重等。该类患者临床主要表现为对冷空气尤为敏感，每因受凉诱发咳嗽或加重咳嗽。随着现代人生活方式的改变，如惯用空调、恣食寒凉等，此类证候在临证中越发常见。咳嗽变异性哮喘寒饮伏肺证的病机关键在于风寒袭肺，痰饮内停，内外攻肺，肺气失宣，气道挛急，病位主要在肺，与脾胃密切相关，病性为虚实夹杂，病程长，反复发作，迁延难愈。寒饮伏肺证的形成主要与气候寒冷、冒雨涉水、惯用空调、恣食寒凉、过服寒凉药物或素体阳虚等诸多因素有关。因"肺为娇脏"，久咳耗伤肺气，肺失清肃，通调水道失司，则津液不布，水饮内停。同时肺气耗伤，卫外功能失调，易于复感风寒外邪。寒饮伏肺，不得消散，阻于气道，肺气失宣，气道挛急，故咳嗽反复发作。又久咳致肺气虚，日久子盗母气，出现脾胃虚弱，失于运化，痰饮内生，饮伏于肺，宣肃无权，气逆而咳。寒邪或从外感或从内生，若失治误治，祛邪不尽，耗伤肺脾阳气，阳虚则津液内停，积而成饮，寒与饮合，内伏于肺，成为寒饮伏邪。复因形寒饮冷、同气相求、内外合邪、合而为病，终致肺失宣降、肺气上逆而致咳。

治疗上，以宣肺利气、温肺化饮为原则。常用方剂有小青龙汤加减。该方组成为：细辛 5～10g、炙麻黄 15g、法半夏 15g、桂枝 15g、干姜 10g、炙甘草 15g、芍药 15g、五味子 15g。根据病患临床症状增减药物，口渴、饮邪化热者加生石膏 12g，阳虚者加熟附子 10g，喘息较严重者将炙麻黄减至 10g 并加杏仁 10g，咳嗽较严重者加款冬花 10g 及紫菀 10g。方剂中桂枝与炙麻黄联合发挥宣发肺气、止汗解表的作用；白芍具有显著的安神养血作用；半夏具有燥湿化痰的作用；炙甘草益气和中效果极佳；五味子具有敛肺止咳的功效；干姜和细辛联合用药可以起到解表祛邪、温肺化饮的作用。诸药联用可以发挥止咳平喘、温肺化饮的作用，对预后具有积极影响。广州中医药大学陈媛丽研究后指出，在西医治疗的基础上使用小青龙汤加味治疗寒饮伏肺型咳嗽变异性哮喘，可以更明显地提高患者日间及夜间呼气流量峰值，降低呼气流量峰值变异率，更有效地改善气道的高反应性。德州市中医院杜宏梅对 94 例辨证为外寒内饮型的咳嗽变异性哮喘患者，根据就诊顺序分为中医治疗组（48 例）和常规治疗组（46 例），常规治疗组予以常规治疗，中医治疗组予以小青龙汤治疗。结果中医治疗组肺功能情况、咳嗽症状积分以及临床疗效与常规治疗组比较，存在明显差异，验证了小青龙汤治疗外寒内饮型咳嗽变异性哮喘效果显著，对于改善肺功能以及咳嗽情况具有显著临床价值，而且提高了治疗效果。

（三）湿热郁肺证

对咳嗽变异性哮喘湿热郁肺型的临床研究较少，书本上也未有此提法。其由于外感湿热，或饮食不节，过饮茶酒，过食肥甘厚味，湿热内蕴，复感外邪，令湿热邪气郁闭肺经，形成湿热咳嗽证。临床上多见咳嗽缠绵数周或数月，病程长，病情反复，咳声重浊、胸闷，痰质黏量不多，甚至无痰，常伴胸闷脘痞、咽喉不利，或痛或痒，咽痒则咳、口干不欲饮、便溏不爽、身体困怠重着、食少纳呆、午后身热等症状，但也有病人无兼挟症状，仅表现为慢性咳嗽，舌质红而舌苔白厚腻或黄腻。咳声重浊、胸闷，痰质黏量不多，甚至无痰，为肺气郁闭的表现，故治疗湿热咳嗽的关键是开上焦肺气之郁闭，气化则湿亦化。值得注意的是，切不可因干咳无痰就以阴虚论治，否则病情缠绵难愈；在诸多症状体征中，对于湿热辨证，舌象最为重要。

治疗方面，以宣肺利湿、止咳平喘为治疗原则。有许多人使用麻黄连翘赤小豆汤治疗 CVA 湿热郁肺型患者，取得了很好的疗效。方药组成：麻黄 5g，连翘 10g，赤小豆 10g，杏仁 10g，生姜 6g，大枣 10g，桑白皮 10g，甘草 3g。此方中麻黄入肺经，乃治肺经之专药，取其发表平喘之功，使其微微发汗而不碍邪，令湿邪徐出而热孤；杏仁味苦，能散能降，二药合用一宣一降，共奏发表散邪、治气平喘之功；此处以桑白皮代原方中梓皮，桑白皮色白，清肺中之水气，泻肺火之有余；连翘者，微寒升浮，清热利湿之中寓有散结之力，走而不守；赤小豆，色赤，心之谷也，专走血分，其性趋下，盖取其清热利湿、行血散瘀之功；佐以甘草、生姜与大枣，泻火而缓中。诸药相合，为表里双解、清利湿热，兼以活血散瘀之良方，故常予以治疗湿热郁肺型咳嗽变异性哮喘。江西中医药大学附属医院李少峰等将 60 例 CVA 患者随机分为两组，治疗组 30 例，口服加味麻黄连翘赤小豆汤；对照组 30 例，予沙美特罗替卡松吸入剂，2 周后观察两组疗效、症状。结果表明治疗组治疗后咳嗽程度、咳嗽次数、气急与对照组比较相当，但治疗组在咳痰、咽痒、口黏腻方面疗效优于对照组。江西中医学院洪广祥教授应用麻黄连翘赤小豆汤治疗湿热郁肺所致的慢性干咳方面也取得了较好疗效。

（四）邪郁少阳证

该证型常表现为慢性、顽固性、阵发性的咳嗽，喉痒咳嗽，痰黏不易出，并有夜间发作的特点，口苦，咽干，且常常伴有抑郁和焦虑的状态，如胸胁满闷不舒，善太息，失眠，心烦易怒，恐惧。病因多由于体虚感邪，或虽体壮，感冒后过用辛凉药物治疗，一则发汗过甚；二则辛凉郁遏，导致机体表里失和，阴阳失调，营卫不谐，虚实兼有；三焦气机不畅，肺气不宣，咳嗽不止或反复发作。《素问·咳论》曰："肝咳之状，咳则两胁下痛，甚则不可以转，转则两胠下满。""久咳不已，则三焦受之；三焦咳状，咳而腹满，不欲饮食。"这充分揭示出肝胆气郁是咳嗽发病的主要病机特点，可伤及肺气，宣降失常，继而发为咳嗽、胁痛等；若患者咳久则病邪深入，传于三焦，从而影响三焦气机之宣畅，使肺气不得宣发、肃降。

《伤寒论》："伤寒五六日中风……或咳……小柴胡汤主。"但在临床上少阳咳嗽往往不被认识，常以散寒宣肺、清热化痰，甚至润肺养阴等方法治疗，结果导致咳嗽加重或迁延不愈。本证可予加味小柴胡汤治之，其组方为：柴胡 15g，黄芩 10g，半夏 10g，干姜 6g，五味子 6g，甘草 10g，党参 10g，大枣 10g，桔梗 15g，紫菀 15g，百部 15g，白前 15g，苏叶 10g。方中以柴胡为君，入肝胆经，透泄少阳半表之邪，疏泄气机之瘀滞，使少阳半表之邪得以疏散，气机得以调畅；黄芩苦寒，既清少阳相火，又清肺热，为臣药，柴胡配伍黄芩，一升一降，使少阳之邪得解；半夏、生姜降中焦上冲犯肺之气；党参、大枣、干姜、甘草补中扶正祛邪，使"正气存内，邪不可干"，炙甘草调和诸药，并助党参、大枣扶正；紫菀、百部、白前止咳化痰；桔梗宣肺理气；苏叶发散外邪、开宣肺气；五味子敛肺止咳。黄波贞等通过 69 例 CVA 患者随机对照实验，治疗组 35 例口服加味小柴胡汤治疗，对照组 34 例给予茶碱缓释片、酮替芬口服，沙丁胺醇雾吸，疗程 3

周。实验发现治疗组症状积分较对照组下降更为显著，治疗组在症状缓解上明显优于对照组，并且证实了加味小柴胡汤能够有效降低患者嗜酸性粒细胞的计数。徐有水以小柴胡汤加减治疗 CVA 患儿 65 例，总有效率为 92.3%，其中有 41 例患儿痊愈，占 63.1%。

（五）阴虚肺燥证

该证型常见表现为干咳，无痰或痰少难以咯出，咽痒、鼻痒、口燥咽干、声音嘶哑、大便干结、舌红、脉细数。肺为娇脏，喜润而恶燥，燥邪伤肺以及内热损伤肺阴均可导致咳嗽经久不愈。《景岳全书》云："肺苦于燥，肺燥则痒，痒则咳不能已也。"引起阴虚肺燥原因有二：一为风邪侵袭肌表，肺为华盖，邪首犯肺，肺气上逆而咳；在邪气传遍中，邪气日久化燥，燥邪灼伤津液，导致津液无法上承，出现干咳、咽干、咽痒等症状；燥邪长期伤肺，肺阴灼炼，导致肺阴不足而出现肺阴亏虚，体现在舌脉为舌红、脉细数，燥邪犯肺，肺气失宣，肺失清润，津液不布，故见干咳无痰或痰少难以咯出，津液不润，而见鼻痒咽痒；长期津液亏少，肺失滋润导致肺阴亏虚，肺失濡养，清肃失司，可见口燥咽干、声音嘶哑、大便干结等。二为 CVA 患者久病肝郁，情志失调，郁而化火，可伤及肺阴，肺失滋养，出现肺阴亏虚，肺气宣降失调，上逆而发为咳嗽；燥邪灼伤津液，继而出现肺燥症状。

治疗方面，以滋阴润肺为治疗原则，常以麦门冬汤为主方进行加减。该方由麦门冬 15g、半夏 15g、党参 20g、甘草 6g、大枣 10g、炙麻黄 10g、苦杏仁 15g、前胡 15g、苏子 15g、辛夷 15g、防风 15g、荆芥 15g 组成。方中麦门冬为君药，润肺养胃，清虚火；以半夏为臣，降逆化痰，其性虽燥，但与麦门冬配伍，则燥性减而降逆之性存，独取其善降肺胃逆气，且又使麦门冬滋阴润燥而不腻；佐以人参，以党参代替，补中益气，与麦门冬配伍，大有补气生津之功；大枣、甘草补脾益胃，使中气健运，则津液自能上输于肺，则胃得其养，肺得其润，有益于肺之气阴恢复，即培土生金之意。炙麻黄、苦杏仁宣肺止咳；前胡、苏子降气祛痰，谓之治痰先治气，气升则痰升，气降则痰降；该病多为发作性阵咳，来去皆快，与风邪相似，多伴有咽痒、鼻痒、流涕等过敏症状，而诸风药多能抗过敏，故要祛风，以辛夷、防风、荆芥疏风通窍。清嗓声嘶用金荞麦、木蝴蝶利咽开音；夜咳加远志、钩藤平肝安神；日久加乌梅、五味子、干地龙敛肺化瘀。成都中医药大学基础医学院的冯莎等认为麦门冬汤出自《金匮要略·肺痿肺痈咳嗽上气病脉证治》，具有清润肺胃、降逆下气之功，以其为主方治疗阴虚肺燥型咳嗽变异性哮喘，可滋养肺胃，降逆止咳，取其培土生金之功，具有较好的疗效。浙江省青春医院的褚东宁等用麦门冬汤加减治疗儿童咳嗽变异性哮喘 34 例，总有效率为 91.2%。

八、外治法

外治法与内治法可互为补充，相互协调。从文献报道可知，中医外治法治疗 CVA 可有效缓解症状，具有一定的远期疗效，能降低复发率，具有改善肺功能、提高机体免疫力的作用。中医外治法具有安全、经济、简便、依从性好的优点，可临床推广天灸疗法。

1. 天灸

天灸是采用对皮肤有刺激性的药物贴敷于穴位或患处，使局部皮肤自然充血、潮红或起疮的治疗方法。天灸既具有穴位刺激的作用，又可通过特定药物在特定部位的吸收，发挥明显的药理作用。近年来，随着"冬病夏治，夏病冬治"的观念的深入，三伏灸及三九灸为人们所熟悉并接受，并逐渐重视起来。天灸在肺系疾病的应用十分广泛，尤其在支气管哮喘及咳嗽变异性哮喘的治疗上。可在患者的肾俞、肺俞及大椎穴处贴敷中药，重要组成成分包括延胡索、细辛、白芥子及甘遂等，一个药贴为 2g，每个贴敷 6 小时，治疗 14 天。于宙等人在常规西医治疗的基础上加用穴位贴敷治疗（药用延胡索、白芥子、细辛等，取穴天突、大椎、肺俞等）。结果表明，治疗后治疗组有效率优于对照组；治疗组肺功能指标第一秒用力呼气容积、呼气流量峰值、第一秒用力呼气容积/用力肺活量、血清免疫球蛋白（IgM、IgG、IgA、IgE）及哮喘控制测试表评分均较治疗前有所改善，且优于对照组。王丛礼等将 80 例 CVA 患儿随机分为治疗组和对照组，对照组采用中药辨证治疗，治疗组在对照组治疗基础上加用穴位贴敷（药用白芥子、延胡索、细辛等，取穴百劳、肺俞、膏肓等），联合中频离子导入治疗，结果治疗组有效率明显高于对照组。

2. 穴位注射

穴位注射，是选用中西药物注入相关穴位以治疗疾病的一种方法。在临床中，穴位注射也常被使用在哮喘及咳嗽变异性哮喘等肺系疾病治疗中。穴位注射药物既可以发挥内通脏腑、调节和平衡机体的生理功能，又可使药物借助经络达到事半功倍的功效。宋德章等应用醋酸曲安奈德注射液选取天突穴治疗咳嗽变异性哮喘患者 68 例，明显改善气道的炎性反应。郭腾飞等采用自血穴位注射联合小青龙汤加减治疗咳嗽变异性哮喘患者，通过对比观察，效果理想。

九、调护

调护方面，三分在治，七分靠养，平素要秉着"未病先防，既病防变，瘥后防复"的原则，适当锻炼身体加强体质，天气骤变应适时添减衣物，尽量以自然风代替空调降温；饮食宜清淡，少吃热性水果、肥甘厚腻之物、海膻发物、辛辣刺激之物，可吃带鳞的河鱼；时刻保持心情舒畅，七情六欲切勿太过；劳逸结合，过劳则伤，过逸则殆。

在临床调查中发现，咳嗽变异性哮喘患者以中老年为主，患者年纪比较大，身体素质较差，心理负担较重，出现焦虑等负面情绪的可能性比较高，对患者的治疗以及康复非常不利。所以在治疗期间，需要对患者进行综合心理护理干预，提高患者生活质量能实现其心理状态的转变，减轻负面情绪的程度，避免患者将大部分精力放在疾病上，能让患者更积极地配合治疗，提高治疗效果。

十、临床经验

结合古今认识及多年临证经验，吴海雁认为CVA患者由于屡感风寒，失于表散，则寒邪深入肺俞，或经常饮食生冷，伤及肺气，皆使上焦津液不布，凝聚而成寒痰，内伏肺与膈上，痰气相击，气道受阻，肺气阻闭而咳嗽不止，干咳无痰或伴咯白色稀痰、气喘等。因肺主寅时，而寒邪痰饮属阴邪，故而咳嗽有常在夜间及凌晨肺之主时发作的特点，故寒饮伏肺证是咳嗽变异性哮喘的主要证候之一，同时结合"寒者热之""病痰饮者，当以温药和之"等中医理论，以温肺散寒、止咳平喘为原则，运用射干麻黄汤加减治疗。在临床实践中，吴海雁通过中医辨证论治，运用于多例CVA患者中，取得了较好的疗效。

吴海雁认为中医学不仅从整体方面来探索生命活动的正常规律，而且在认识和分析疾病时，也着眼于整体，始终把人看成一个有机的整体，从整体上认识局部病变。既重视与之直接相关的脏腑，又不忽视病变脏腑与他脏之间的相互影响，从整体上把握病机及疾病的标本转变。而整体观在咳嗽的辨治过程中尤为重要，历代医家已有所认识。如《素问·咳论》云："五脏六腑皆令人咳，非独肺也。"其认为咳嗽与多个脏腑相关。引发疾病的机制为肺感外邪，肺气上逆而咳嗽，长期咳嗽对于肺气有损伤，同时牵连脾肾气受损。CVA病程较长，复发率高，使人们的身心健康及生活质量大大降低，故CVA的长期控制可着重调补肺、脾、肾。CVA患者平素见咳嗽反复发作，气短声低，痰多色白质稀，胸闷脘痞，倦怠乏力，腰膝酸软，恶风怕冷，食少便溏，舌淡胖，边有齿印，脉沉细弱等脾肾两虚症状，可予参苓白术散合玉屏风散加减，方中党参、莲子、山药性味甘平，为平补之药，补益脾气；茯苓、白术、白扁豆、苡仁益气健脾兼可利水渗湿；砂仁行气化湿；桔梗开宣肺气，通调水道，又能载药上行，引药入肺以化痰湿止咳嗽；荆芥穗、防风均为风药，风药多入肺、脾经，可调畅全身气机，尚可引清气舒展生发，鼓舞气血畅行，荡涤邪气，两药合用可行气而止咳，祛除体内湿邪，已有研究证明风药治疗CVA可取得较好疗效；黄芪补气益卫固表，与白术、防风相配伍使用，实为取玉屏风散之意以攻补兼施，使全方祛除湿邪而不伤正气；甘草健脾和中，祛痰止咳，调和诸药，用淫羊藿、熟地黄纳气补肾止咳，诸药合用，共奏益气健脾补肾之效，使邪去正安，从而起到治疗CVA的目的。全方"培土生金"，用健脾祛湿药以培补脾土，使湿邪散化，脾的功能强健，恢复正常，脾气上通于肺，肺自得养矣，肺气宣发肃降功能恢复，从而达到治疗的目的。此方疗效显著。

十一、病案举例

李某，55岁，因受凉咳嗽反复发作、呛咳不止，昼轻夜重2个月，曾在他处按支气管炎、肺部感染使用多种抗生素治疗无明显效果后来我院就诊。症见：呛咳不止，咳嗽夜间、晨起加重，持续数分钟后缓解，伴干呕、少痰、面色无华、纳呆、倦怠乏力、自汗出、舌淡苔白。查体：心肺腹部无异常，血常规无感染征象，结合病史、体征、辅助检查，诊断为咳嗽变异性哮喘。辨证为肺脾两虚，治当补脾敛肺，方用参苓白术散加味。处方：党参25g、白术15g、茯苓30g、淮山15g、苡仁15g、莲子15g、扁豆15g、五味子15g、麦冬15g、苏子15g、砂仁5g、陈皮5g、桔梗10g、甘草5g。水煎分服，每日1剂，服药7日后，临床症状体征明显改善。原方再进服7日，诸症体征消失。随访三个月，受凉及化学、物理等因素刺激均未复发。

（胡韵莹）

参考文献

[1] 丁彬彬，刘桂颖. 咳嗽变异性哮喘的病机认识 [J]. 时珍国医国药，2015，12（26）：2965 – 2966.

[2] 胡红. 咳嗽变异性哮喘的诊断及治疗进展 [J]. 解放军医学杂志，2014，5（39）：361 – 364.

[3] 顾丽丽. 咳嗽变异性哮喘的中医治疗研究进展 [J]. 中医临床研究，2018，10（10）：147 – 148.

[4] 贾明月，张纾难. 基于中国《咳嗽的诊断与治疗指南（2015）》"中医部分"慢性咳嗽病因病机的认识 [J]. 中国中西医结合杂志，2018，9（38）：1029 – 1031.

支气管扩张
伴感染

一、定义

支气管扩张（简称"支扩"）属于支气管慢性异常扩张性疾病，常由感染、理化、免疫或遗传等原因引起支气管壁肌肉和弹力支撑组织的破坏，从而导致中等大小的支气管不正常扩张，多起病于儿童和青年时期。临床主要表现为慢性咳嗽，咳大量脓痰或反复咯血。

本病与中医"肺络张"相类似，可归属于中医"咳嗽""咯血""肺痈"等范畴。若病情经久不愈，则易并发肺脓肿、阻塞性肺气肿及慢性肺源性心脏病等。本病在过去颇为多见，在呼吸系统疾病中，其发病率仅次于肺结核。近年来，随着抗生素的大量应用和儿童疫苗预防接种的普及，本病发病已呈逐渐减少趋势。

二、病因

本病主要发病因素为支气管—肺脏的感染和支气管阻塞，两者相互影响，导致支气管扩张。麻疹、百日咳、流行性感冒等都能诱发支气管—肺脏感染，损害支气管壁各层组织，削弱它的弹性，最终导致支气管扩张。肿瘤、异物吸入等引起的支气管阻塞，可导致远端支气管—肺部感染。支气管阻塞引起的肺不张，因胸腔内负压对病肺的牵引，可助长支气管的扩张。儿童的支气管腔较成人细，呼吸道感染又频繁，发生支气管扩张的概率更高。刺激性气体如氮、氯、芥子气等的吸入，也能引起支气管炎和管腔阻容，损坏管壁，导致支气管扩张。在支气管结核，狭窄管腔的远端，伴或不伴肺不张，皆可有支气管扩张。结核病灶与愈合后的组织纤维化可引起本病，这是肺结核的并发症，在病程中可有反复少量咯血。变态反应性曲菌病，由肺曲菌感染损伤支气管，也可导致支气管近端的扩张。

本病病理表现为支气管壁弹力组织、肌层及软骨等陆续受到破坏，由纤维组织所代替，管腔乃逐渐扩张。按其状态可分为柱状和囊状两种，并常混合存在。柱状扩张的管壁破坏较轻，随着病变的发展，破坏严重则出现囊状扩张。管壁黏膜的纤毛上皮细胞被破坏，反复出现慢性和急性炎症，黏膜有炎症细胞浸润和溃疡形成。柱状上皮细胞也常有鳞状化生。支气管动脉和肺动脉的终末支端有扩张与吻合，有的患者毛细血管扩张形成血管瘤，以致常有咯血。囊状支气管扩张，一般较为广泛，且常有痰液潴留和继发感染，炎症蔓延到临近肺实质，引起不同程度的肺炎、小脓肿或小叶肺不张。炎症消退后，引起肺纤维化和阻塞性肺气肿，可加重支气管扩张。一般炎症性支气管扩张多见于下叶，左下叶支气管较细长，且受心脏血管压迫，引流不畅，招致继发感染，故一般左下叶支气管扩张较右下叶多见。

支气管扩张的呼吸功能改变与病变的范围及性质有密切关系。病变局限时，由于肺脏具有极大的储备力，呼吸功能一般可无明显改变。柱状扩张对呼吸功能的影响轻微，囊状扩张因支气管破坏较严重而并发阻塞性肺气肿。呼吸功能的损伤表现为阻塞性通气障碍，吸入气体分布不均气，时间肺活量和最大通气量减少，残气占肺总量百分比增高。随着病变的进展，肺功能损害愈益加重，出现通气与血流比例失调及弥散功能障碍等，从而导致动脉血氧分压降低和动脉血氧饱和度下降。病变严重时，因肺泡毛细血管广泛破坏，肺循环阻力增加，最后可并发肺源性心脏病，甚至心力衰竭。

三、诊断

支扩患者必须存在影像学上支气管扩张的表现，应行胸部 CT 检查，其中 HRCT 对诊断更具敏感度和特异度。同时，还需关注其发生的高危人群、高危因素和发展的严重程度。因此针对支气管扩张的诊断，需从以下几个方面着手。

高危人群筛查：①长期（超过 8 周）咳嗽、咳痰（特别是脓痰）、痰血，或者以反复咯血为唯一症状，尤其是存在相关危险因素的人群；②慢阻肺频繁急性加重（≥2 次/年），重症哮喘或哮喘控制不佳，且既往痰培养 PA 阳性的患者；③慢性鼻窦炎、RA 或其他结缔组织病患者出现慢性咳痰或反复肺部感染；④既往人类免疫缺陷病毒（human immunodeficiency virus，HIV）感染史、实体器官或骨髓移植史、接受免疫抑制治疗史，出现慢性咳痰或反复肺部感染的患者。

影像学诊断：支扩的诊断有赖于影像学检查。目前国内外诊断支扩最常用的影像学工具是胸部 HRCT，其中扫描层厚≤1mm 的薄层 CT 对支扩的诊断具有重要的意义，同时还能帮助明确支扩潜在的病因，如 ABPA、PCD 及异物阻塞等。支扩的胸部 HRCT 主要表现为支气管内径与其伴行肺动脉直径比例的变化，正常人左右肺支气管内径与并行肺动脉直径的比例分别是 0.75 和 0.72。支扩的胸部 HRCT 直接征象包括：①支气管内径/伴行肺动脉直径 >1；②从中心到外周，支气管末逐渐变细；③距外周胸膜 1cm 或接近纵隔胸膜范围内可见支气管影。间接征象包括：①支气管壁增厚；②黏液嵌塞；③呼气相 CT 发现"马赛克"征或"气体陷闭"。此外还可见到支气管呈柱状或囊状改变、气管壁增厚（支气管内径 <80% 外径）、树芽征等。当 CT 扫描层面与支气管平行时，扩张的支气管呈"双轨征"或"串珠"状改变；当 CT 扫描层面与支气管垂直时，扩张的支气管呈环形或厚壁环形透亮影，与伴行动脉形成"印戒征"；当多个囊状扩张的支气管彼此相邻时，则表现为"蜂窝"或"卷发"状改变。部分特殊病因的支扩影像学有着其特征性的表现，如 ABPA 在影像学上表现为双上叶为主的中心性支扩伴黏液栓嵌顿；结核性支扩常发生在结核好发部位，以上叶为主；DPB 则表现为边缘模糊的小叶中心性结节、树芽征、细支气管扩张、弥漫性分布或基底部分布为主。

不同病因的支扩患者如 ABPA、免疫缺陷、PCD、NTM 肺病等，其治疗策略可完全不同。因此，对于所有支扩患者均需要行下述常规检查明确潜在病因。①详细记录患者的病史和并发症，尤其是幼年下呼吸道感染病史，包括结核感染。②全血细胞计数：中性粒细胞和淋巴细胞计数持续偏低可能提示潜在的免疫缺陷，嗜酸性粒细胞计数升高提示可能存在 ABPA，血小板增多与活动期 RA 和 IBD 有关。③血清总免疫球蛋白 E、曲霉特异性 IgE、曲霉皮肤点刺试验可用于鉴别 ABPA。如果诊断 ABPA，需警惕是否存在混合型肺曲霉病可能。④血清免疫球蛋白 IgG、IgA、IgM 水平：用于对免疫缺陷的诊断进行初筛。当患者免疫球蛋白升高时，行血清蛋白电泳进一步区分多克隆还是单克隆，排除血液系统恶性肿瘤。⑤痰培养：包括常规痰培养和分枝杆菌培养，痰培养可指导急性加重期和稳定期治疗中抗菌药物的使用，同时，对某些微生物的检测也有助于明确潜在病因。例如，烟曲霉的分离建议排查 ABPA；分枝杆菌培养可进一步排查合并 NTM 肺病。可合理应用二代测序或其他分子技术检测病原体。

当支扩患者存在以下情况时，需进一步行特殊检查明确病因，包括：①支扩患者若合并 PCD 的临床特征，建议对 PCD 进行筛查，检测方法有鼻呼出气一氧化氮（FeNO）浓度检测、鼻黏膜活检、高速视频显微分析测定纤毛摆动频率、透射电子显微镜评估纤毛超微结构、免疫荧光检测和基因检测（例如动力臂基因 DNAH5、DNAI1 和 DNAH11；辐射丝头端基因 RSPH4A 和 RSPH9）等。②支扩患者若合并关节炎或其他结缔组织病临床特征，建议检测类风湿因子、抗环化瓜氨酸多肽（cyclic citrullinated peptide，CCP）抗体、抗核抗体和 ANCA 等。③支扩患者合并胃食管反流或误吸病史（或症状），建议进一步行胃镜检查、胃食管 pH 值检测、食管阻抗检测等，以筛查胃食管反流病。④病变局限者应注意询问病史（例如是否有先天性支气管肺发育不良、肺隔离症），并建议行支气管镜检查，排除气管支气管内病变或异物堵塞。对以干咳为主要表现的患者进行支气管镜下下呼吸道分泌物抽吸和支气管肺泡灌洗，并对样本行微生物培养。⑤支扩患者若出现反复多部位或机会性感染，需排除特定的抗体缺陷（如 CVID、特异性多糖抗体缺陷）。可测定肺炎链球菌荚膜多糖特异性抗体基线水平，若此抗体水平低于正常水平，建议接种 23 价肺炎链球菌多糖疫苗，4~8 周后再次测定；抗体水平仍低于保护阈值可提示功能抗体缺陷。⑥支扩患者若存在 CF 临床特征（例如幼年出现的金黄色葡萄球菌或铜绿假单胞菌定植、双侧上肺为主的支扩、消化功能不全、幼年反复上呼吸道感染），建议行 2 次汗液氯化物检测及 CF 跨膜传导调节蛋白基因（cystic fibrosis transmembrane regulator，CFTR）突变分析。

四、鉴别

1. 慢性支气管炎

常发于中老年吸烟患者，在冬春季节容易出现咳嗽、咳痰，痰液主要为白色黏液痰，很少或仅在急性发作时才出现脓性痰；两侧肺底可闻及散在而细的干、湿啰音。

2. 肺脓肿

常起病急，伴有高热、咳嗽和大量脓臭痰；X 射线检查可见局部浓密炎症阴影，中间有空腔液平面。急性肺脓肿经抗生素治疗后，炎症可完全吸收消退；慢性肺脓肿则常有急性肺脓肿病史。

3. 肺结核

常有低热、盗汗等结核性全身中毒症状，干、湿啰音多局限于上肺叶局部，X 射线胸片和痰结核菌检查可作出诊断。

4. 先天性肺囊肿

X 射线检查可见多个边界纤细的圆形或椭圆形阴影，壁薄，周围组织无炎性浸润，胸部 CT 检查和支气管造影可辅助诊断。

5. 弥漫性泛细支气管炎

患者有慢性咳嗽、咳嗽活动时呼吸困难及慢性鼻窦炎，胸片及 CT 检查可见弥漫分布的边缘不清楚的小结节，类风湿因子、抗核抗体、冷凝集试验可呈阳性表现，如需确诊需借助病理学检查。

五、西医治疗

治疗支扩的目的包括治疗潜在病因以延缓疾病进展和减少急性加重，改善症状，维持或改善肺功能，提高患者的生活质量。

（一）稳定期治疗

1. 气道廓清治疗

气道廓清治疗目的在于帮助患者有效地排痰，改善气道阻塞，控制咳痰症状，提高通气效率，保持或提高运动耐量。常见的气道廓清技术包括主动循环呼吸技术、自主或体位引流、胸部叩击振动等。目前，这一方面国内技术相对薄弱，临床常用的气道廓清治疗有体位引流、高频胸壁震荡。支扩人群的气道廓清治疗尚需更多的循证医学依据，目前也有使用支气管镜进行镜下定期廓清的探索。对于痰量多或排痰困难的患者，推荐行体位引流、拍背等方法辅助排痰，每天 2~4 次，晨起或饭前，每次 10~30 分钟，频率和时间根据自身情况调整。每 3 个月评估一次气道廓清治疗效果。

2. 祛痰治疗

祛痰治疗在支扩的治疗中相当重要。祛痰药物包括黏液活性药和吸入高渗制剂等。祛痰药物根据不同作用机制分为：高渗制剂（如生理盐水、甘露醇），黏液溶解剂（如口服或雾化用乙酰半胱氨酸、桉柠蒎等），黏液动力剂（如氨溴索口服及雾化剂），黏液调节剂（如福多司坦等）。国内有研究显示支扩患者口服乙酰半胱氨酸 600mg（2 次/天），疗程 12 个月，可以减少支扩急性加重次数，不良反应少。高渗制剂包括高渗氯化钠溶液和甘露醇。对于每年急性加重超过 2 次、症状较多的支扩患者，吸入甘露醇能改善患者圣乔治呼吸问卷评分，延长下次急性加重的间隔时间。国内暂无甘露醇干粉制剂上市。国外研究提示吸入 7% 氯化钠溶液能改善（非铜绿假单胞菌定植和未接受长期抗菌药物治疗者）支扩患者的圣乔治呼吸问卷总分和肺功能 FEV1 和 FVC。由于重症支扩患者多数合并肺通气功能障碍（以阻塞性通气功能障碍为主），单独吸入高渗制剂排痰效果并不理想，需要进一步探索浓度和给药方法。吸入支气管舒张剂后，再吸入祛痰药物，能显著增加祛痰药在小气道的沉积，改善黏液纤毛清除功能和加强排痰作用。对于排痰困难、生活质量差以及体位引流等效果不佳的支扩患者，可尝试长期使用（≥3 个月）一种祛痰药物。对于伴有气流受限或气道高反应的支扩患者，使用祛痰药物或高渗制剂前建议吸入支气管舒张剂。

3. 长期抗菌药物治疗

近些年国内外逐渐开展有关支扩稳定期患者长期抗菌药物治疗的研究，为支扩患者的抗菌药物应用提供了循证医学证据。但目前的证据主要集中于欧美人群的临床试验结果，亚洲人群数据罕见。长期抗菌药物治疗根据使用途径分为口服、吸入和静脉。①长期口服抗菌药物：大量研究证实，长期口服阿奇霉素或红霉素、克拉霉素可减少支扩患者痰量和急性加重次数，不良事件无明显增加，但胃肠道不良反应略有增加。长期小剂量口服大环内酯类药物可作为预防支扩患者反复急性加重（每年≥3 次）的首选治疗手段，其机制可能是大环内酯类药物具有免疫调节作用。②长期吸入抗菌药物：由于吸入性抗菌药物可刺激气道产生支气管痉挛等严重不良反应，早年抗菌药物的吸入治疗被否定。近些年关于吸入性抗菌药物治疗支扩的研究有了新的进展，但仍存在争议。不过国内外大量研究证实了吸入性抗菌药物治疗支扩的有效性和安全性，特别是对有铜绿假单胞菌定植的患者，显示了治疗前景。国内抗菌药物吸入剂型未正式上市，但临床可酌情将静脉针剂雾化使用，譬如妥布霉素、多黏菌素、阿米卡星等。针对国人的长期抗菌药物吸入疗法仍需探索。③长期静脉使用抗菌药物：国外有此类小样本研究报道，主要针对经过其他规范内科治疗后仍存在频繁急性加重的患者。但长期静脉使用抗菌药物有效性和安全性仍不明确，由于担心抗菌药物的滥用和安全性问题，此处不作展开和推荐。

【推荐意见】①对于每年急性加重≥3 次的支扩患者，推荐接受长期（≥3 个月）口服小剂量大环内酯类抗菌药物治疗。由于大环内酯类单药治疗会增加 NTM 和铜绿假单胞菌的耐药性，因此，在开始进行长期抗菌药物治疗前，需明确患者有无活动性 NTM 感染、肝肾功能不全等情况，每月随访评估患者的疗效、毒副作用，定期检测痰培养和药敏试验。阿奇霉素的不良反应发生率可能与剂量有关，建议起始剂量为 250 mg（3 次/周至 1 次/天），然后根据临床疗效和不良事件调整或停药。红霉素一般按照 250 mg（1 次/天）的剂量维持。对于有急性加重高危因素（如免疫缺陷）的支扩患者，长期使用抗菌药物的指征可适当放宽。对于采取了最佳的基础治疗和针对性的病因治疗后仍有急性加重者，或者急性加重对于患者的健康影响较大时，尽管急性加重 <3 次/年，也建议给予大环内酯类药物治疗。②对于吸入性抗菌药物，目前欧洲的研究提示其可减少受试支扩患者急性加重次数，但最佳的适应人群及其可能的长期使用的耐药风险未明确。我国尚无上市吸入抗菌药物，缺乏应用的循证医学证据。

4. 病原体清除治疗

铜绿假单胞菌与支扩的严重度及预后密切相关，欧洲支扩指南及英国支扩指南均提及铜绿假单胞菌的清除治疗。研究证实支扩患者经过铜绿假单胞菌清除治疗后，急性加重频率、住院率和住院时长减少。支扩一旦出现铜绿假单胞菌定植便难以清除，导致反复感染和急性加重。因此，国外指南建议针对新分离铜绿假单胞菌且有临床恶化的支扩患者进行铜绿假单胞菌清除治疗，一线治疗是口服环丙沙星（500~750mg，2 次/天，疗程 2 周），继以吸入抗菌药物治疗 3 个月；二线治疗可用 β-内酰胺类联合氨基糖苷类代替环丙沙星。国内支扩患者同样以铜绿假单胞菌定植最常见，考虑到国内抗菌药物吸入剂型尚未正式上市应用，因此，铜绿假单胞菌的根治推荐应用环丙沙星口服或左氧氟沙星口服或氨基糖苷类联合具有抗假单胞活性的 β-内酰胺类药物静脉 2 周的治疗。需充分考虑病原体清除治疗或临床观察随访的潜在风险和获益，以及这两种选择可能带来的不良事件。在临床基础研究方面，有研究报道气道远端干细胞携带人源抗菌肽基因可有效清除小鼠肺部铜绿假单胞菌，修复肺部炎症损伤。这项新型干预措施在未来治疗铜绿假单胞菌的前景如何，仍需进一步的转化研究证实。对于需要治疗的支扩合并非结核分枝杆菌（NTM）肺病患者，建议结合体外药物敏感性测试结果指导临床药物选择，而药物的选择和疗程需根据菌种的不同及疾病的严重程度来确定。选择至少 3 种药物，一般是 3~4 种药物联合治疗，疗程持续至痰培养转阴后至少 12 个月。由于 NTM 很难清除且会反复出现，因此临床上确定治疗人群及疗程十分困难。对于症状较轻、胸部影像学表现病灶较为局限，经过动态随访变化不明显且药敏结果显示为高度耐药的 NTM 肺病患者，可不给予抗 NTM 治疗并密切随访动态调整。对于病灶进展明显的 NTM 肺病患者，无论是否存在耐药，需要结合患者自身情况进行规范的抗 NTM 治疗。①对于首次分离出铜绿假单胞菌且病情有进展的支扩患者，建议行病原体清除治疗，推荐应用环丙沙星 500mg（2 次/天）口服 2 周的治疗；二线治疗选用氨基糖苷类联合具有抗假单胞活性的 β-内酰胺类药物静脉给药 2 周的治疗，继以 3 个月的吸入妥布霉素或多黏菌素等抗菌药物（国内这些吸入剂型尚未上市）。非首次分离铜绿假单胞菌的患者，不主张病原体清除治疗。②合并 NTM 的支扩患者，如需要治疗一般是 3 种以上药物联合，疗程在 2 年以上。症状较轻、病灶较局限，进展不明显且药敏结果显示高度耐药的 NTM 肺病患者，一般不治疗。

5. 手术治疗

一般来说，内科药物治疗有效的情况下不考虑外科手术治疗。外科治疗主要是支扩病变局限时行肺叶切除术，其适应证包括：①病变相对集中，而综合、规范的药物及非药物治疗长达 1 年仍难以控制症状者；②严重或频繁的急性加重，影响生活和工作者；③复发性难治性咯血，大咯血危及生命或经药物、介入治疗无效者；④肿瘤远端阻塞所致的支扩；⑤局限性病灶，受损的肺叶段可能会导致败血症，不切除可能导致肺组织进一步破坏。综合分析结果显示，外科手术治疗可显著改善支扩患者症状，手术病死率低。肺移植是治疗内科治疗无效的终末期支扩的有效办法。移植后支扩再发病率和病死率随年龄增长而增加，因此肺移植一般适用于 70 岁及以下的人群。若肺功能 FEV1 占预计值 <30%，临床表现不稳定；或在最优方案治疗下，呼吸系统仍在迅速恶化，可考虑肺移植治疗。一般双肺弥漫性支扩患者，进行双侧肺移植。当然也有报道单侧肺移植加对侧肺切除术。符合外科治疗适应证的患者推荐行外科手术切除病灶。

6. 其他治疗

（1）支气管舒张剂：合并气流阻塞的患者应进行支气管舒张试验，评价气道对 β_2 受体激动剂或抗胆碱能药物的反应性，以指导治疗。已有临床证据提示，如果支扩同时存在慢阻肺或哮喘，支扩的存在不影响这些疾病的规范化治疗方案制订。

（2）疫苗接种：儿童时期接种麻疹、百日咳疫苗、卡介苗等以预防支扩的发生。患者可根据个人情况（是否合并慢阻肺、免疫缺陷，自身偏好和专家意见等）进行流感疫苗和肺炎球菌疫苗的接种，可能对减少支扩急性加重风险和预防肺炎方面有一定的帮助。临床上，某些免疫调节剂也可以作为减少支扩急性加重的合并用药，但临床研究证据较少。

（3）抗感染治疗：支扩患者的气道炎症以中性粒细胞为主。吸入糖皮质激素可减少支扩患者的痰量，但激素的使用与患者局部、全身不良事件（特别是肺炎）相关。因此，目前不推荐支扩患者常规吸入或口服激素，除非有其他并发症（慢阻肺、哮喘、ABPA 等）时，合并支扩不影响针对同时存在的其他慢性气道疾病的规范化治疗选择。

对于不合并有其他肺部疾病（如哮喘、慢阻肺、ABPA 等）的支扩患者，不推荐患者常规使用支气管舒张剂和吸入糖皮质激素治疗。支扩的存在不影响同时存在的其他慢性气道疾病（慢阻肺和哮喘）的规范化治疗选择。对于肺功能有阻塞性通气功能障碍的支扩患者，推荐吸入支气管舒张剂，通过疗效决定是否长期用药；尽管没有研究的数据，吸入长效 β_2 受体激动剂联合吸入长效抗胆碱能药物（LABA + LAMA）可以考虑。由于吸入激素可能有增加感染风险，不是优选，但目前没有循证医学证据支持这一结论。对于反复出现支扩急性感染的患者，推荐行流感疫苗或肺炎链球菌疫苗接种。

（二）急性加重期治疗

支扩急性加重的治疗需要综合处理，抗菌药物治疗是关键。开始抗菌药物治疗前，应送检痰培养加药敏试验；在等待培养结果时，即应开始经验性抗菌药物治疗。经验性抗菌治疗应参考既往的痰培养结果，既往无痰培养结果的中重度支扩患者，因国内支扩患者铜绿假单胞菌分离率最高，应常规覆盖铜绿假单胞菌，选择具有抗铜绿假单胞菌活性的药物。近来新上市的具有抗假单胞菌活性药物，如头孢他啶阿维巴坦、新型喹诺酮类药物西他沙星等也可供选择。临床疗效欠佳时，需根据药敏试验结果调整抗菌药物，并即刻重新送检痰培养，有条件可行支气管镜下灌洗及刷检取样进行微生物培养。急性加重期抗菌药物治疗的最佳疗程尚不确定，建议疗程为14天，轻度急性加重的支扩患者可适当缩短疗程。除了细菌之外，病毒、真菌等其他病原体也被认为可能与支扩急性加重有关。临床医师也应该重视病毒感染对触发支扩急性加重的作用，特别是对于上呼吸道症状显著、总体病情较重者。

（三）并发症治疗

1. 咯血

咯血是支扩（尤其是结核性支扩）最常见的并发症，常由于气道炎症反应加剧和（或）血管畸形引起。如果咯血量在24小时内少于10mL，可使用适当的口服抗菌药物及止血药物治疗，个别中成药可能也有一定作用。如果临床恶化，应尽快安排入院治疗。一次咯血量超过100mL或24小时咯血量超过500mL为大咯血。大咯血是支扩致命的并发症，严重时可导致窒息。大咯血的定义存在争议，临床医师认为存在短期大量出血的情况均可按照大咯血来处理。大咯血时，应注意大咯血窒息的识别，如患者突然两眼凝视、表情呆滞，甚至神志不清等，高度提示发生窒息可能。在处理上首先应保证气道通畅，改善氧合状态，稳定血流动力学状态，嘱其采取患侧侧卧位休息。鼓励患者将血痰咳出。频繁剧烈咳嗽后发生咯血者，考虑咳嗽可能为咯血原因时可给予可待因15～30mg，2～3次/天。禁用吗啡等强力中枢性镇咳药，以免抑制咳嗽反射，从而导致血块堵塞气道造成窒息。安慰患者消除紧张焦虑情绪，必要时给予小剂量镇静剂，如地西泮2.5mg（2～3次/天），或5～10mg肌肉注射，心肺功能不全或全身衰竭咳嗽无力者禁用。出现窒息时采取头低足高45°的俯卧位，在口腔插入撬口器后用手取出患者口咽部血块，轻拍健侧背部促进气管内的血液排出。若采取上述措施无效时，并出现咯血阻塞气道可能时，应进行气管插管，必要时行气管切开。大咯血时药物治疗首选垂体后叶激素，止血效果较好，但容易引起或加重内脏缺血，因此冠心病、心力衰竭、孕妇及高血压患者慎用。在垂体后叶激素禁忌或无效时，可使用酚妥拉明。除了上述两种药物外，常联合使用其他止血药物，如卡络磺钠、巴曲酶、蝮蛇凝血酶、卡巴克洛片、氨甲环酸、酚磺乙胺、氨甲苯酸。咯血的药物治疗方案具体可参照2020版《咯血诊治专家共识》，此处不再赘述。如果大咯血反复发作，建议首选支气管动脉栓塞治疗。目前支气管动脉栓塞术较为成熟，而且简单易行，安全性高，疗效佳，可以处理大部分的支扩合并咯血。支气管动脉栓塞治疗失败时，可考虑支气管镜下止血或手术切除患病肺叶。

2. 慢性呼吸衰竭

部分支扩患者常合并慢性呼吸衰竭，无创通气和长期家庭氧疗可改善患者的肺功能和生活质量，合理选择间歇性应用无创通气可降低气管插管率，缩短住院时间。而长期家庭氧疗对支扩患者预后的影响尚不明确。

3. 肺动脉高压

部分支扩患者可合并肺动脉高压，一旦出现肺动脉高压则意味预后不良。长期氧疗适用于合并低氧血症的患者。目前没有太多的证据表明靶向药物可用于治疗此类肺动脉高压。

【推荐意见】①对于少量咯血的患者，推荐适当口服止血及抗菌药物治疗；若咯血进一步加重，在垂体后叶激素无效或无法使用前提下，首选行支气管动脉栓塞术，辅助止血药物治疗；有介入禁忌的患者，可行支气管镜下止血或外科手术治疗。②对于合并有慢性呼吸衰竭的患者，建议长期家庭氧疗。对于反复急性加重而住院的患者，推荐间歇性无创通气，可以减少住院次数，提高生活质量，但对血气及生存率没有改变。在使用无创通气前，建议先行气道廓清排痰，使用过程中注意痰堵的可能。对于因痰液阻塞所致的呼吸衰竭患者，尽早行气管插管建立人工气道，以利于排痰。③对于合并肺动脉高压伴长期低氧血症的患者，建议长期氧疗。目前不主张使用靶向药物治疗此类肺动脉高血压。对存在与原发肺部疾病不匹配的严重肺高血压患者，建议先到肺血管疾病区域医疗中心进行个体化评估。

（四）支扩的管理

支扩是慢性气道疾病，稳定期的管理是一个漫长的过程。临床医师应在定期监测患者疾病情况和评估治疗疗效的基础上，根据支扩分级管理方案调整治疗，以维持患者的控制水平。

第一级：针对所有支扩患者的基本策略。治疗潜在的病因；气道廓清治疗，必要时肺康复治疗；酌情接种流感疫苗；急性加重时及时给予抗菌药物治疗；患者自我管理。

第二级：经过第一级治疗后，患者仍急性加重 ≥3 次/年，建议重新评估痰微生物，考虑使用黏液活性药物，建议长期口服大环内酯类抗菌药物治疗。

第三级：经过第二级治疗后，患者仍急性加重 ≥3 次/年，要视情况而定。可参考英国胸科协会（British Thoracic Society，BTS）支扩指南建议，每 2～3 个月给予静脉抗菌药物治疗，有条件的建议定期行支气管镜下廓清治疗。

随访的内容建议如下：对于轻度支扩患者，基线期应评估严重度评分、胸部 HRCT、痰培养、痰分枝杆菌培养、病因学评估、并发症评估、肺功能及血氧饱和度。随访期患者应每年评估一次 BMI 指数、既往一年的急性加重情况、痰培养、mMRC 评分、肺功能及血氧饱和度。若患者病情出现恶化，重复进行胸部 HRCT、痰细菌真菌培养、痰分枝杆菌培养、病因学和并发症评估。有条件的单位可进行病毒学检测等，甚至组织或气道黏膜活检查找急性加重原因。对于中重度支扩患者，除了 BMI 指数和肺功能每年评估一次，其余指标建议每半年评估一次。

六、中医源流

中医学将本病归属于"劳嗽""咯血""肺痈""肺痿"等范畴。肺痿之病名，首见于《金匮要略》，其曰："其人咳，口中反有浊唾涎沫者何？师曰：为肺痿之病。"明王肯堂《证治准绳·诸气门》所述"肺痿或咳沫，或咳血"，与支气管扩张症颇为相似。明戴原礼《证治要诀》中"劳嗽……所嗽之痰，或浓，或时有血腥臭异常"，比较符合本病的症状。肺主气，主宣发肃降，通调水道，开窍于鼻，外合皮毛。若先天禀赋不足，或感受外邪，或劳倦过度，均易导致肺脏受损，日久可致肺脏气阴两虚，而肺虚又易招致支扩。

（一）病因

1. 反复感邪

外感风寒或风热燥邪，肺气失于宣降，咳嗽时作，尤其是反复多次感邪，以致痰浊郁火内蕴于肺，肺气上逆作咳。或邪伤肺络，血溢气道，引起咯血。

2. 情志失调

郁怒忧思太过，心肝火旺，邪火犯肺，肺失清肃，发生咳嗽气逆，或邪伤肺络可出现咳嗽、咯血，邪热炼液成痰，阻于肺络，常可咳出脓性浊痰。

3. 饮食不慎

多因过食甘肥油腻或辛辣之品，积湿生热酿痰，蕴结中焦，上逆犯肺。痰热内郁，出现咳嗽，咳吐黏痰。肺络受损，则见咯血。

4. 久病肺虚

慢性咳嗽日久不愈，肺气渐损，气不化津，津凝成痰；或有哮喘、肺痨病史，或风温迁延，肺气阴耗伤，痰湿痰热内蕴，肺失宣降，咳嗽咳痰时作；久咳久喘也是引起本病的原因。

以上中外感、情志、饮食因素，既可是原发病因，亦可成为支气管扩张反复发病的诱因。

（二）病机

支气管扩张属于肺系病。肺主气，司呼吸，其性喜润恶燥，易受内外之邪侵袭，称为"娇脏"。外感、内伤及久病等原因，导致脏腑功能失调，产生"痰""火"等致病因素，蕴阻于肺，影响其宣发肃降功能，形成本病。痰的产生，或因外感风寒、风热未能及时表散，肺气失宣，津凝为痰；或因情志失调，肝火灼津为痰；或因饮食甘肥，酿生痰热。痰热痰浊蕴结于肺，肺失肃降，则见咳嗽、咳痰黄浊；如痰热入于血分，与瘀血搏结，则可蕴酿成痈，表现咳痰有腥臭味，或脓血相间。火有实火，也有虚火。实火或因外感所致，或因过食辛辣，醇酒厚味，以致酿痰生热，化火犯肺；也有郁怒伤肝，木火刑金者。虚火多因久病肺肾阴精不足，不能制阳，水亏火旺，虚火炎上。无论虚火还是实火，损伤肺络，遇血外溢则见咯血，故火邪亦是本病的主要病理因素之一。瘀之形成，可因痰火相结，阻滞气血运行而致。正如张仲景在《金匮要略》中说："热之所过，血为之凝滞。"同时，患者常有咯血，出血之后，离经之血不行，往往又留而成瘀，并成为再次出血的原因。久病肺脾气虚，无力推动血液运行，气虚血瘀，血不循经，亦是原因之一。由此可见，痰、火、瘀是导致支气管扩张的主要病理因素，且往往相互夹杂，贯穿于本病的整个过程。从病变部位而言，主要在肺，可涉及肝、脾、肾。与肝有关者，因郁怒伤肝，邪郁化火，上逆犯肺。与脾有关者，因饮食不当，脾失健运，痰湿内生，上犯于肺；或久病不愈，肺虚及脾，肺脾气虚，不能摄血；与肾有关者，久病肺肾亏虚，肾阴受损，阴虚火旺。

七、辨证论治

（一）外寒内饮证

主症：恶寒发热，咳逆，痰色白清稀量多，小便清少，舌淡润苔白滑，脉滑。

治法：宣肺解表，化痰祛浊。

方药：小青龙汤加减（麻黄10g、桂枝15g、白芍12g、甘草10g、半夏10g、干姜10g、细辛3g、五味子10g）。

加减：若寒邪郁久兼有里热，可加用石膏30g以清里热。

（二）痰热蕴肺证

主症：长年咳嗽，咳吐大量黄稠痰或带有脓血，尤以晨起和就寝时为甚，时有发热、盗汗，起则喘逆痰鸣，咳则胸痛，烦渴引饮，口干，大便干结，小便赤涩，舌红苔，黄腻，脉滑数等。

治法：清热化痰，宣肺泻火。

方药：苇茎汤或清气化痰汤加减（芦根30g、桃仁12g、苡仁30g、陈皮10g、杏仁10g、枳实12g、黄芩10g、瓜蒌仁15g、茯苓15g、胆南星8g、制半夏10g）。

加减：若兼有脓血，应辅以泻火凉血，可加生藕节15g、侧柏叶15g、花蕊石30g等。

（三）肝火犯肺证

主症：咳嗽阵作，干咳带血或咯血，或痰中带血，胸胁胀痛，烦躁易怒，目赤涩口苦，舌质红，苔黄，脉弦数。

治法：清肝泻肺，凉血止血。

方药：泻白散合黛蛤散加减（桑白皮 15g、地骨皮 12g、粳米 30g、甘草 10g、青黛 5g、海蛤壳 15g、柯子 10g），或合用龙胆泻肝汤加减。痰咳喘逆甚者可用旋覆代赭石汤合黛蛤散加减。

（四）阴虚火旺证

主症：咳而少气，咳嗽痰少，痰中带血或反复咳血，血色鲜红，倦怠懒言，声低，面色少华，畏风寒，午后颧红，潮热盗汗，口干咽燥，舌质红，脉细数。

治法：益气养阴，清热凉血。

方药：百合固金汤合生脉饮加减（生地黄 25g、熟地黄 21g、麦冬 15g、甘草 15g、白芍 15g、百合 15g、玄参 12g、桔梗 15g、当归 15g、知母 10g、太子参 15g、五味子 10g）。

（五）肺脾两虚证

主症：气短而咳，咳痰量多或咯血，浑身怠倦乏力，不思饮食，舌淡，苔滑润，脉沉滑无力。

治法：燥湿化痰，理气止咳。

方药：二陈汤或六君子汤合三子养亲汤加减（陈皮 8g、茯苓 15g、半夏 10g、甘草 6g、乌梅 15g、苏子 10g、莱菔子 15g、白芥子 10g）。

加减：兼有咯血者，辅以健脾止血，可加党参 30g、焦术 15g、藕节炭 20g、白茅根 30g 等。

（六）肺肾两虚证

主症：胸满，气短，动则气喘，咳声低怯，晨起咳吐白色泡沫状黏痰，面色晦暗或皓白，舌淡苔白，脉沉细无力。

治法：补肾纳气，降气平喘。

方药：金匮肾气丸合参蛤散（附子 10g、肉桂 10g、熟地黄 24g、山茱萸 12g、山药 30g、牡丹皮 10g、茯苓 15g、泽泻 12g、人参 15g）。

加减：若兼有浮肿，已伤及肾阳，需温阳化饮，可合用真武汤或五苓散；若兼有干咳、咯血，为肺肾二阴已伤极，使得水亏火旺，脉络受损血溢于外，当填补真阴、凉血止血，止嗽化痰，可用六味地黄丸合参蛤散加黄芩、牛膝炭、三七粉等。

八、外治法

（1）针灸治疗：①以孔最、膈俞、肺俞、三阴交为主穴。若痰湿盛者配腹中、丰隆；阴虚火旺配太溪、复溜；肝火犯肺配太冲、阳陵泉；肺肾气虚配肾俞、足三里。每天针

1 次，平补平泻，可留针 10 ~ 20 分钟。②以大椎、天突、尺泽、丰隆为主穴，足三里、列缺、肺俞、肾俞为配穴。咯血期，进针得气后用泻法，留针 30 分钟；缓解期，施平补平泻手法，留针 15 ~ 20 分钟。隔日 1 次，10 次为 1 个疗程，疗程间隔 1 ~ 2 周。

（2）穴位敷贴：以肉桂 3g、硫黄 18g、冰片 9g、大蒜头 1 个，捣泥，取适量敷于双侧涌泉穴。

（3）穴位注射：选双侧孔最穴，用装 5 号针头的注射器抽取维生素 B 注射液 2 ~ 4mL，快速垂直刺入穴位约 0.5cm，然后缓慢向深部刺入约 1cm，回抽无血，将药液缓慢注入。咯血期间 1 天 3 次，每次每穴注入维生素 B 注射液 2mL，3 天为 1 个疗程；咯血止后改为 1 天 1 次，剂量与咯血期间相同，双侧穴位注射或隔日交替注射巩固治疗 2 ~ 3 天。

九、调护

防治麻疹、百日咳、支气管肺炎及肺结核等急慢性呼吸道感染，增强机体免疫功能及抗病能力，治疗慢性副鼻窦炎和扁桃体炎，注意防止异物吸入气管，对支气管扩张的预防具有重要意义。此外，合理饮食、心情舒畅及季节交替时注意机体适应力的调适等都可有效减少本病的反复发作。

十、临床经验

支气管扩张多见于先天禀赋不足，或素体见肺气虚、肺阴虚、肺气阴两虚等。如巢元方在《诸病源候论》中强调正虚是发病的重要内因。因此，在本病治疗中健脾运，强后天之本，使水谷津液运化正常，充荣气血，则痰无处可生，培土生金，治生痰之源及贮痰之器，治疗当以补肺生脾，治致痰之源。方常有四君子汤、玉屏风散、参苓白术散等化裁，选用黄芪、党参、白术、茯苓、防风等。另外注意固护阴津，常用南沙参、麦门冬、玉竹、生地黄、天花粉、玄参、百合等润燥养阴。

十一、病案举例

黄某，女，57 岁，反复咳嗽 2 年多，晨起咳中量白黏痰为主，痰多，白黏稠，少许气促，无咯血，无流涕，无胸痛，无发热，纳减，口黏腻，二便调，舌红，苔白腻，脉滑。中医诊断：咳嗽（痰浊阻肺）；西医诊断：支气管扩张伴感染。组方如下：党参 20g、白术 15g、茯苓 20g、焯苦杏仁 10g、甘草（片）6g、芥子（白芥子）15g、紫菀 15g、苏子 15g、炒莱菔子 15g、防风 15g、蜜麻黄 10g、款冬花 15g、法半夏 15g，共 5 剂。

（徐能能）

参考文献

［1］张仲景，吴瑭. 金匮要略　温病条辨［M］. 呼和浩特：内蒙古人民出版社，2006.

［2］王肯堂. 证治准绳：上册［M］. 北京：人民卫生出版社，2005.

［3］戴原礼. 秘传证治要诀及类方［M］. 北京：人民卫生出版社，2006.

［4］巢元方. 诸病源候论［M］. 沈阳：辽宁科学技术出版社，1997.

社区获得性肺炎

一、定义

社区获得性肺炎（community acquired pneumonia，CAP）是指在医院外罹患的感染性肺实质（含肺泡壁，即广义上的肺间质）炎症，包括具有明确潜伏期的病原体感染在入院后于潜伏期内发病的肺炎。

二、病因

病菌一般通过空气吸入、血液传播、附近感染部位蔓延等方式入侵人体呼吸道。正常的呼吸道免疫防御机制是使气管隆凸以下的呼吸道保持无菌，病原菌抵达下呼吸道后，滋生繁殖，引起肺泡毛细血管充血、水肿，肺泡内纤维蛋白渗出及细胞浸润。肺炎最常见的致病源为细菌及病毒。

三、诊断

（1）社区发病。

（2）肺炎相关临床表现：①新近出现的咳嗽、咳痰或原有呼吸道疾病症状加重，伴或不伴脓痰、胸痛、呼吸困难及咯血；②发热；③肺实变体征和（或）闻及湿啰音；④外周血白细胞 $>10 \times 10^9/L$ 或 $<4 \times 10^9/L$，伴或不伴细胞核左移。

（3）胸部影像学检查显示新出现的斑片状浸润影、叶或段实变影、磨玻璃影或间质性改变，伴或不伴胸腔积液。

符合（1）（3）及（2）中任何 1 项，并排除肺结核、肺部肿瘤、非感染性肺间质性疾病、肺水肿、肺不张、肺栓塞、肺嗜酸性粒细胞浸润症及肺血管炎等后，可建立临床诊断。

四、鉴别

1. 肺结核

肺结核的临床表现与肺炎相类似，其症状、体征，甚至 X 线表现都类似肺炎。肺结核多发病缓慢，一般毒血症状较轻，X 线表现病灶好发于肺的上叶后段及下叶背段，可见空洞和支气管播散灶。长期低热、盗汗或咯血有利于肺结核诊断。痰内寻找结核分枝杆菌可以明确诊断，结核菌试验阳性有助于诊断。

2. 急性肺脓肿

早期表现与肺炎球菌肺炎相似，但随着病情进展，以大量脓臭痰为肺脓肿特征。多有疲劳、酗酒及受凉史。大量脓痰排出后 X 线显示脓腔和液平，较易鉴别。

3. 肺癌

少数周围性肺癌以肺部炎症形式出现。但一般不发热或仅有低热，周围血白细胞计数不高，痰液脱落细胞检查找到癌细胞可确诊。如经有效抗生素治疗而炎症不消退，尤其是年龄在 40 岁以上，近期在同一部位反复发生炎症者，应高度警惕肺癌，必要时应做 CT、纤维支气管镜检查。

4. 肺栓塞

有引起肺动脉栓塞的原发病史，突发剧烈的胸痛、发热（多为中度或低热）、明显的呼吸困难、气短、发绀、咯血、血压下降，甚至休克等。在大块梗死区叩诊呈浊音，心率增快，心界扩大，胸片见梗死区呈三角形，X 线表现为肺纹理减少，肺门动脉扩张及右心扩大症，肺扫描示血流受阻。

五、西医治疗

1. CAP 经验性抗感染治疗

在确立 CAP 临床诊断并安排合理病原学检查及标本采样后，需要根据患者年龄、基础疾病、临床特点、实验室及影像学检查、疾病严重程度、肝肾功能、既往用药和药物敏感性情况分析最有可能的病原并评估耐药风险，选择恰当的抗感染药物和给药方案，及时实施初始经验性抗感染治疗。值得注意的是，不同地区病原流行病学分布和抗菌药物耐药率可能不一致。

2. 氧疗和辅助呼吸

住院 CAP 患者应及时评估血氧水平，存在低氧血症的患者推荐鼻导管或面罩氧疗，维持血氧饱和度在 90% 以上。但对于有高碳酸血症风险的患者，在获得血气结果前，血氧饱和度宜维持在 88%～92%。有研究结果表明：经鼻导管加温湿化的高流量吸氧（40～60L/min）也可用于临床。

3. 糖皮质激素

糖皮质激素能降低合并感染性休克 CAP 患者的病死率，推荐琥珀酸氢化可的松 200mg/d，感染性休克纠正后应及时停药，用药一般不超过 7 天（ⅡC）。糖皮质激素对不合并感染性休克的其他重症 CAP 患者的益处并不确定。此外，全身应用糖皮质激素可能导致需要胰岛素干预的高血糖发生。

六、中医源流

本病一般属于中医风温、咳嗽、肺热病、肺炎喘嗽等病证范畴，如《素问·刺热篇》说："肺热病者，先淅然，厥起毫毛，恶风寒，舌上黄，身热。热争则喘咳，痛走胸膺背，不得太息，头痛不堪，汗出而寒。"《温热经纬·外感温病篇》，说："风温为病，春月与冬季居多，或恶风，或不恶风，必身热、咳嗽、烦渴。"在《麻科活人全书》一书中，还有"如肺炎喘嗽，以加味泻白散去人参、甘草主之"的记载。由此可见，传统中医学对肺炎这一疾病，很早就有一定的认识。

本病的发生主要有内因和外因两方面，内因当责之正气虚弱，外因为感受外邪。《素问·咳论》："皮毛者，肺之合也，皮毛先受邪气，不气以从其合也。"《素问病机气宜保命集·咳嗽论》："咳为无痰而有声，肺气伤而不清也；嗽是无声而有痰，脾湿动而为痰也；咳嗽谓有痰而有声，盖因伤与肺气，动于脾湿，咳而为嗽也。"因劳倦过度，或气候突变，寒温失调，起居不慎，人体卫外功能减弱，六淫之邪从口鼻或皮毛而入，侵袭肺系，肺失宣肃而发病。《儒门事亲》指出："岂知六气皆能嗽，若谓咳止为寒邪，何以岁火太过，炎暑流行，金肺受邪，民病咳嗽……若此之类，皆生于火与热也，岂可专于寒乎。"由于四时主气不同，人体感受的外邪亦有区别。风为六淫之首，致病常以风为先导，或夹寒，或夹热，表现为风寒、风热相合为病，但肺炎病因较多见的是感受风热、风温之邪，若外邪由表入里、由寒化热可形成痰热壅肺之肺热实证，若失治误治可导致热陷心包、邪闭心神或正气暴脱之危重证。但人体是否发病，还取决于机体抵抗病邪的能力。当人体寒热失调，受冷淋雨，或起居无常，过度疲劳时，正气受损，卫外能力下降，此时病邪乘虚而入导致本病发生。

肺炎的发生，常因寒温失调、劳倦或醉后当风等，导致人体正气不足，肺卫不固，复感风热之邪或风寒入里化热所致。病位首先在肺在卫，常可深入营血或逆传心包，正如《湿热论》所言："温邪上受，首先犯肺，逆传心包。"本病初起，外邪自口鼻而入，首犯肺卫，卫气郁阻，肺气失宣，则出现发热恶寒、咳嗽、头身痛等症状。继而热入气分，邪热壅肺，肺热郁蒸，因而身热重，不恶寒。热邪蒸迫津液外泄，热盛伤津，见面赤汗出，烦渴思饮。肺气宣降失常，肺热灼津为痰，痰热交阻，则咳嗽加剧，喘促气急，鼻扇，胸痛，痰黄稠。若热盛灼伤肺络，则痰中带血，或呈铁锈色痰。若正邪相搏，正不胜邪，痰热壅肺，久郁蕴而成毒，热毒炽盛，内传营血，则面色青紫，唇甲发绀，或发斑衄血。轻者热灼营阴，扰乱心神，而烦躁不安，心悸失眠，重者邪热内陷，热传心包，蒙蔽清窍，出现神昏谵语，或昏愦不语。如不及时救治，进一步发展则病势凶险。邪热闭阻于内，阳气不达，故身体灼热而四肢厥冷，若邪热燔炽，引动肝风，则见抽痛时作，若邪盛正衰，气阴两伤，则出现汗出肢冷、脉微欲绝等阴竭阳脱之危象。如正邪相搏，正胜邪却，痰热消退，阳伤未复，可见低热、手足心热，或口干舌燥、气短乏力等气阴两伤之候。

七、辨证论治

（一）邪袭肺卫

发病急骤，发热恶寒，头身疼痛，无汗或少汗，咳嗽，痰白或黄，口渴，或口干咽痛，或身重脘闷，舌边尖红，苔薄白或微黄，脉浮数。治宜辛凉解表、宣肺化痰。方药选桑菊饮合银翘散加减。金银花、连翘、芦根各 15g，杏仁 12g，牛蒡子、桑叶、菊花、桔梗各 10g，薄荷（后下）、甘草各 5g。内热盛者，加黄芩 10g，鱼腥草 15g，可清肺泄热；口渴咽干者，加沙参、天花粉各 15g，可清热生津；痰黄黏稠者，加浙贝母 15g，天竺黄 10g，可清热化痰；咽痛明显者，加板蓝根、山豆根各 10g，可清热利咽。

（二）痰热壅肺

发热、咳嗽、多痰鸣。痰黄黏或痰中带血，胸痛气促，烦躁，口干口苦，小便黄赤，大便干燥，舌红苔黄腻，脉弦滑数。治宜清热化痰、宣肺平喘。方药选麻杏石甘汤合苇茎汤加减。麻黄 9g，生石膏、苡仁各 30g，苇茎 20g，杏仁、桃仁各 10g，冬瓜仁 25g，甘草 5g，虎杖、全瓜蒌各 15g。痰热盛者，加鱼腥草、浙贝母各 15g，黄芩 10g，可加强清热化痰之功；咳血者，加侧柏叶 15g，白茅根 15g，可凉血止血；胸痛者，加郁金、延胡索各 10g，丝瓜络 15g，可活络止痛；便秘者，加大黄、芒硝各 10g，可通腑泄热。

（三）痰热腑实

高热，口渴引饮喜冷，气促，咳嗽胸痛，痰黄黏难咯，小便黄赤，大便秘结或热结旁流，烦躁，或伴有神昏谵语，舌红苔黄燥有芒刺，或舌干灰黑，脉沉实有力。治宜通腑泄热、清肺化痰。方药选泻肺通腑汤。生大黄（后下）、杏仁各 10g，生石膏（先煎）、鱼腥草、败酱草各 30g，全瓜蒌、黄芩、浙贝母各 15g，枳实、桃仁、知母各 12g。热盛烦躁者重用石膏，加金银花、连翘各 10g，芦根 15g，可清热解毒；热结液亏、燥屎不行者，加生地黄、玄参、麦冬各 15g，可增液润燥；伴有神昏者，加安宫牛黄丸 1 丸，可清热解毒、开窍醒神。

（四）热入心包

高热，夜间为甚，烦躁，神昏，谵语，气促痰鸣，四肢厥冷，舌红绛，少苔，脉弦滑数。治宜清心泄热、豁痰开窍。方药选清营汤合菖蒲郁金汤加减。水牛角（先煎）、金银花、生地黄各 30g，玄参、连翘各 20g，牡丹皮、黄连、石菖蒲各 10g，郁金、浙贝母各 15g，鲜竹沥（冲服）50mL，人工牛黄粉（冲服）1g；高热烦躁者、神昏谵语为主者，加安宫牛黄丸 1 丸化开冲服，可清心解毒、开窍安神；高热惊厥者，加服紫雪丹

1.5～3g以镇痉开窍，可清热解毒；兼腑实便秘者，加大黄（后下）、芒硝（冲服）各10g，可通腑醒神。

（五）正虚欲脱

如不及时救治，进一步发展则病势凶险，邪热闭阻于内，阳气不达，或邪热太盛，正气不支，或邪正剧争，正气溃败，骤然外脱，则阴津不能内守，阳气不能外固，阴阳不能维系，终成阴嗟阳脱之危象。患者表现为体温骤降，额出冷汗，面色苍白，口唇青紫，呼吸短促，脉细欲绝。治宜回阳救逆，益气养阴。方药选参附汤合生脉散。高丽参（另炖）、五味子各10g，熟附子（先煎30分钟）、麦冬各15g。大汗淋漓者，加煅龙骨、煅牡蛎各30g，山茱萸10g，可敛汗固脱；临床上可用参附注射液或参附芪注射液加入5%葡萄糖注射液或0.9%生理盐水20mL，静脉推注。

八、外治法

（1）紫外线胸背部病灶区照射，可减轻胸痛，加强药物吸收，恢复期用超短波病灶区对置法，可加速炎症的吸收消散。

（2）蒲公英敷：蒲公英适量，捣烂后做成药丸，如花生米大小，取6粒加鸡蛋清适量调匀后敷于胸部，可配合抗生素和内服药物治疗以提高疗效。

（3）双柏散：大黄、黄柏、泽兰、侧柏、薄荷等份，茶水调药末，外敷胸部啰音处，1天换药1次，用于迁延性肺炎，一般1周左右啰音可消失。

（4）花粉膏：天花粉、黄柏、乳香、没药、樟脑、大黄、生南星、白芷各等份，共研细末，混合以温食醋调成膏状，置于纱布上贴于胸部，上自胸骨上窝，下至剑突，左右以锁骨中线为界，每12～24小时更换1次，用于慢性肺炎。

（5）退热散：青蒿、石膏、燕子泥各50g，滑石30g，茶叶、冰片各20g，上药共研细末，加甘油和蛋清适量调成浆糊状，外敷于神阙穴上盖以纱布，并经常注意敷药湿度，以免干燥影响疗效。冬季用鲜葱捣泥调敷，夏季用丝瓜藤叶捣泥调敷。用于肺炎高热者。

（6）外敷膏：①大蒜100g，芒硝50g；②大黄200g。先将①方两药混合捣泥，敷药时垫纱布2～4层，外敷肺俞穴及胸背部阿氏区（湿啰音区），每次2小时，前胸和后背轮流外敷，敷毕去掉蒜硝糊膏，用开水洗净蒜汁，再敷②方。将大黄烘干，研为细末，过筛后用醋调成糊膏，直接敷于阿氏区8小时。1天1次，用于慢性肺炎。

（7）三黄膏：黄芩、黄连、大黄各等份，烘干研末，过筛后用酒调膏，敷胸背啰音密集处，有退热定喘之功。

（8）迁肺膏：生石膏25g，白矾、枳实、瓜蒌、蚕沙各6g，头发灰3小撮，上药烘干，研为细末，过筛后用酒调膏，外敷胸背部湿啰音密集处，用于小儿迁延性肺炎。

（9）肺炎膏：天花粉、黄柏、乳香、没药、樟脑、大黄、生南星、白芷各等份，烘干研末过筛后用淡食醋调为糊膏，敷胸部（上至胸骨上窝，下至剑突，左右锁骨中线为主）、背部（上至第 1 胸椎，下至第 7、8 胸椎，左右以腋后线为界），12 ~ 24 小时更换 1 次。

九、调护

本病的预防主要是通过各种途径，尤其是通过体育锻炼来增强身体素质，提高机体免疫力，居所要定时通风，避风寒，适劳作。

十、临床经验

肺病，常累及多个脏腑。病分虚、实两类，以实者居多。或因外邪内侵，邪郁于肺，化热、生痰、酿毒，三者互结于肺，邪热毒邪在肺，阻滞气机，致肺气失宣、化生痰浊、损伤肺络，从而产生一系列的肺部的病理表现，或因劳倦过度，醉后当风等人体正气不足、表卫不固之时，感受风热之邪或风寒之邪，入里化热所致，病理变化为正气不足，表卫不固，不能御邪于外，邪伤肺卫，风邪束表，卫气郁闭，而见恶寒发热，肺气郁闭，失于宣达而咳嗽，肺不布津，聚而为痰。其病理改变应用肺与脾的病理联系来阐述，主要表现在气的生成与运行失常及津液输布与水液代谢异常两个方面。《薛生白医案》谓："脾为元气之本，赖谷气以生，肺为气化之源，而寄养于脾者也。"在病理上，肺脾两脏常互相影响。外邪从皮毛或口鼻而入，内犯肺络或肺脏本身，郁而化热而致高热，肺气闭塞，肺失宣降则为咳嗽、喘憋、鼻塞、流涕。《素问·五脏生成篇》云，"诸气者皆属于肺"，肺主一身之气，由气推动津液运行。肺主治节，通调水道，若病理状态下肺失治节，不能使水道通调，病久则会子病及母，水湿滞留而困脾；脾运化失常，水湿内停，就会出现痰饮、痞满、便溏等症状。《医方集解·补养之剂第一》曰："脾者，万物之母也，肺者，气之母也，脾胃一虚，肺气先绝。"《素问·玉机真藏论》云："脾为孤藏，中央土以灌四傍。"若脾气虚损，则"土不生金"，可致肺气不足，如患者出现咳嗽、自汗、气短等症状。同时肺气不降，则脾气不升，上下失于交通，而致土气壅实，肺炎病程较长，迁延不愈，可引起肺脾两虚，影响疾病转归及延长病程。对于风热袭肺，治以疏散风热，清热解表；邪热壅肺证，治以清宣肺热，化痰降逆；热毒内陷，治以清营开窍，解毒化痰；阳气欲脱，治以回阳救逆，益气敛阴；正虚邪恋，治以益气养阴，润肺化痰。

而如何从补土论治肺病呢？吴海雁认为，首先要明确肺脾两脏的关系。肺脾两脏在生理基础上相互联系，在病理上相互影响，脾为生气之源，肺为主气之枢；脾为生痰之源，肺为贮痰之器。脾为肺之母，子病及母，或母病及子，均可致脾不健运，脾虚湿困，痰源不竭，清者难升，浊者不降，留中滞膈，新老胶结，不易化除。病虽在肺，单纯化痰祛痰，往往效微，先贤早有"见痰休治痰"之说。《杂病源流·咳喘源流》曰："盖肺不伤不咳，脾不伤不久咳。"《证治汇补·咳嗽》曰"因痰而致咳者，痰为重，治疗在脾"，强调了脾虚湿停，乘肺而咳，土衰则金衰的发病机制，此治当以补脾胃为要，土旺则金旺，意在治本以绝生痰之源。痰是水液代谢过程中的病理产物，与肺脾的关系密切，因此，单纯依靠宣肺祛痰并不能从根本上治痰，而应在宣降肺气的同时配合理气健脾化痰的中药，以帮助肺宣降功能的恢复才能从根本上治疗痰证，正如李士材提出的"治痰不理脾胃非其治也"。《仁斋直指方》提出："疗痰之法，理气为上，和胃次之。"在治疗过程中常宣肃并举、肺脾同治，例如麻黄与杏仁的相配就是典型的宣肃并用，两药一宣一降、一燥一润、一刚一柔，以此相配的三拗汤、麻黄汤、大青龙汤、麻杏石甘汤、厚朴麻黄汤、五虎汤皆可用。《素问·咳论》云"五脏六腑皆令人咳，非独肺也"，已认识到咳嗽一症，不仅见于肺病，也可由肺以外的其他脏腑功能失常导致。其后《难经·六十九难》提出的"虚则补其母"则显然包括补土之法。《金匮要略》黄芪建中汤"疗肺虚损不足"可以说是甘温培土生金之开端。《金匮要略·肺痿肺痈咳嗽上气病脉证治》记载之麦门冬汤，具有甘凉濡润、生津养胃之功，为治肺胃凉虚证之沿用方，可视为甘凉培土生金法之滥觞。《千金方·肺虚实门》治"肺与大肠诸不足"，主以小建中汤，其意与张仲景无殊。李东垣亦有"脾胃一虚，肺气先绝"之说。在治疗方面，李东垣把张仲景的温中补虚发展为健脾益气，丰富、充实了培土生金法的内容，故气机壅滞以及逆乱首先责之于肺脾。李东垣在《脾胃论》中常用"风药升阳"，即多用升麻、柴胡、葛根、羌活、独活、防风等药物，目的是借肺气宣降之力，助脾升清之功。临床上治疗脾运化升清功能失常，除使用健脾升清的升麻、柴胡及葛根外，也常运用桑叶、前胡、桔梗、蝉蜕等药物开宣肺气、助脾升清。清代叶天士的医案中，多次论述并运用此法，如："一年来，病咳而气息急矣。脉得虚数，不是外寒束肺，内热迫肺之喘急矣。盖馁弱无以自立，短气，少气，皆气机不相接续，既曰虚证，虚则补其母，黄芪建中汤"；"饮食少进，不喜饮水，痰多嗽频，是土衰不生金气。建中去饴加茯神，接服四君子汤"等。综上所述不难看出补土治疗肺病的重要意义。叶天士《临证指南医案》中有二十余则运用甘凉培土生金法之案例，如："由阴伤及胃，痿黄，食少餐。法当补养胃阴，虚则补母之治也"；"风温客邪化热，劫烁胃津，喉间燥痒，呛咳。用清养肺胃阴，是土旺生金意"；"风温咳嗽……舌咽干燥，思得凉饮，药劫胃津，无以上供，先以甘凉，令其胃喜，仿《经》义虚则补其母"等，均阐明了甘凉培土生金法。清喻昌《医门法律》称该方为治"（肺病）胃中津液干枯，虚火上炎"之剂，并誉为"治本之良法"，肺病而寻甘兼养胃，谓之治本。沈金鳌《杂病源流犀烛》云："肺主气，脾生气，故伤风虽肺病，而亦有关于脾。脾虚则肌肉不充，肺虚则六府不闭，皆风邪之所由以入也。"如临床所见的肺气虚自汗外感证，玉屏风散加减治疗。因肺为娇脏，喜润而恶燥，燥易伤肺津，影响肺的宣发肃降功能。脾为湿土，喜燥恶湿，脾失健运，水液停滞，则聚而生痰、成饮，从而影响肺的宣发和肃降。临床上肺炎后咳嗽，反复发作病情较长，西医缺乏有效药物，中医一味地止咳疗效甚微，而认识到此类咳嗽以肺、脾二脏虚损为本，治以"养阴润肺、健脾化痰"为法往往疗效显著。凡此种种可见补土理论在治疗肺病中的脾（胃）肺两虚证，具有较高的实用价值。以痰浊阻肺，肺脾两虚为主要病机的证候，选用补土理论治疗，可于平凡中见传奇。

十一、病案举例

患者，女，65 岁，夜间咳嗽、气促 1 年。患者咳嗽，少许气促，疲倦，纳差，无流涕，无发热恶寒，舌质红，苔白腻，脉滑弦。辨病：咳嗽（肺脾气虚型）。组方如下：盐车前子 15g，山药 15g，枳壳 12g，白术 12g，厚朴 12g，甘草 5g，白扁豆 15g，黄芪 15g，苡仁 30g，土茯苓 30g，藿香 15g。

本案为肺脾气虚咳喘，治以四君子汤加减，治以健脾益肺止咳为主，"肺金受邪，由脾胃虚弱不能生肺，乃所致受病也，故咳嗽气短气上，皮毛不能御寒，精神少"，从脾论治，脾气旺盛，祛除肺中邪气。《症因脉治》曰"饮食劳倦，中气有损，脾伤则土不生金，肺伤则气怯喘嗽，此子母具病，而成气虚咳嗽之症也"，在治疗上建议补土生金，方用四君子汤，对于肺病日久，治疗均应注重"培土生金"。

（徐能能）

参考文献

［1］余学庆，谢洋，李建生. 社区获得性肺炎中医诊疗指南（2018 修订版）［J］. 中医杂志，2019，60（4）：350 – 360.

［2］天津中医学院《素问》整理研究课题组. 《黄帝内经素问》校注［J］. 天津中医学院学报，1985（3）：35 – 38.

［3］王孟英. 温热经纬［M］. 北京：人民卫生出版社，2005.

［4］谢玉琼. 麻科活人全书［M］. 上海：上海科学技术出版社，1959.

［5］张从正. 儒门事亲校注［M］. 郑州：河南科学技术出版社，1984.

［6］叶天士，薛生白. 温热论·湿热论［M］. 北京：学苑出版社，2013.

肺脓肿

肺脓肿

一、定义

肺脓肿（lung abscess）是由化脓性病原体感染引起肺组织坏死和化脓，导致肺实质局部区域破坏的化脓性感染。通常早期呈肺实质炎症，继而坏死、液化，由肉芽组织包裹形成脓肿。病原体包括各种化脓性细菌、分枝杆菌、真菌或寄生虫感染，最常见的病原菌为厌氧菌。在院外获得的肺脓肿中，厌氧菌感染占60%～85%，且多为几种厌氧菌混合感染。院内获得性肺脓肿中，常为革兰氏阴性杆菌及阳性球菌混合感染。临床以高热、咳嗽、咳大量脓臭痰为特征。典型X线片显示一个或多个含气液平面的空洞，如多个直径小于2cm的空洞则称为坏死性肺炎。病程超过3个月，迁延不愈者称为慢性肺脓肿。发病率男多于女，自抗生素广泛应用以来，肺脓肿发病率已经显著降低。

二、病因

绝大多数是内源性感染，主要由吸入口咽部菌群所致。常见病原体与上呼吸道、口腔的微生物一致，包括厌氧菌、需氧菌和兼性厌氧菌等。厌氧菌是最常见的病原体，通常包括革兰氏阳性球菌，如消化球菌、消化链球菌，以及革兰氏阴性杆菌如拟杆菌和梭形杆菌属等。需氧菌和兼性厌氧菌主要包括米勒链球菌、金黄色葡萄球菌、化脓性链球菌、B型流感嗜血杆菌、军团菌属和肺炎克雷白杆菌、大肠埃希菌、铜绿假单胞菌等。院内感染中需氧菌比例通常较高。血源性肺脓肿中病原菌以金黄色葡萄球菌最为常见，肠道术后则以大肠埃希菌、变形杆菌等较多，腹腔盆腔感染可继发血源性厌氧菌肺脓肿。其他可引起肺部脓肿性改变的少见病原体还有诺卡氏菌、放线菌、分枝杆菌、真菌（如曲菌）和寄生虫（如溶组织内阿米巴）等，但临床"肺脓肿"含义中通常不包括此类特殊病原体所致者。

根据感染途径，肺脓肿分为三种类型。

1. 吸入性肺脓肿

吸入性肺脓肿是最常见的一种肺脓肿类型。自口腔或鼻腔吸入的污染物，阻塞某一肺段支气管，致远端肺组织萎缩，吸入性的细菌迅速繁殖引起化脓性炎症、组织坏死，最终形成肺脓肿。正常情况下，吸入物经气道—黏液纤毛系统、咳嗽反射，可迅速被清除，防止误吸。当有意识障碍（如在麻醉、醉酒、药物过量、熟睡、昏迷、癫痫、脑血管意外时），支气管失去其反射性的保护作用，将异物吸入，是引起肺脓肿的常见原因；或有极度疲劳、受寒等诱因，全身免疫力低下（如患艾滋病、慢性肉芽肿性疾病时），气道防御清除功能降低，吸入的病原菌则可致病。还可因患扁桃体炎、鼻窦炎、牙槽脓肿等，脓性分泌物增多而被吸入致病。不带菌的栓子，如金属或植入异物等，则引起支气管阻塞，发生肺不张，随之因继发感染而引起肺脓肿。支气管异物阻塞也是小儿肺脓肿的重要因素。吸入性肺脓肿为单发性，病变部位与支气管解剖和体位有关。由于右主支气管较陡直，且管径粗大，吸入物易进入右肺，引起肺脓肿。仰卧位时，好发于肺上叶后段或下叶背段；坐位时，好发于下叶后基底段；右侧卧位时，则好发于右上叶前段或后段。致病菌多为厌氧菌。

2. 血源性肺脓肿

血源性肺脓肿是因皮肤外伤、肺外感染、痈疖、骨髓炎等所致的败血症和脓毒血症，致病菌（金黄色葡萄球菌最为常见）或脓毒栓子经血液循环到达肺部，引起肺小血管栓塞，肺组织炎症、坏死而形成肺脓肿。常为两肺外周部的多发性病变。

3. 继发性肺脓肿

继发性肺脓肿比较少见，在肺部其他疾病的基础上，如细菌性肺炎、支气管扩张、支气管囊肿、支气管肺癌、空洞型肺结核继发感染等，由于病原菌毒力强、繁殖快、肺组织广泛化脓、坏死而形成肺脓肿。肺部邻近器官化脓性病变，如膈下脓肿、肾周围脓肿、脊柱旁脓肿和食管穿孔感染等，穿破至肺也可形成肺脓肿。阿米巴肝脓肿好发于右肝顶部，易穿破膈至右肺下叶，形成阿米巴肺脓肿。

三、诊断

（一）临床表现

1. 症状

（1）急性吸入性肺脓肿：起病急骤，患者畏寒、发热，体温可高达39℃～40℃。伴咳嗽、咳黏液痰或黏液脓痰。炎症波及局部胸膜可引起胸痛。病变范围较大，可出现气急。此外，还有精神不振、乏力、纳差。7～10天后，咳嗽加剧，脓肿破溃于支气管，咳出大量脓臭痰，每日可达300～500mL。因有厌氧菌感染，痰有臭味，静置后分为3层，由上而下为泡沫、黏液及脓渣，脓排出后，全身症状好转，体温下降，如能及时应用有效抗生素，则病变可在数周内渐好转。有时痰中带血或中等量咯血。如治疗不及时不彻底，病变可渐转为慢性。有的破向胸腔形成脓气胸或支气管胸膜瘘。

（2）慢性肺脓肿：有慢性咳嗽、咳脓痰、反复咯血、继发感染和不规则发热等，常呈贫血、消瘦等慢性消耗病态。

（3）血源性肺脓肿：多先有原发病灶引起的畏寒、高热等全身脓毒血症的症状。经数日至两周才出现肺部症状，如咳嗽、咳痰等。通常痰量不多，极少咯血。

2. 体征

与肺脓肿的大小和部位有关。病变较小或位于肺脏的深部，可无异常体征。病变较大，脓肿周围有大量炎症，叩诊呈浊音或实音，听诊呼吸音减低，有时可闻湿啰音。血源性肺脓肿体征大多阴性。慢性肺脓肿患者患侧胸廓略塌陷，叩诊浊音，呼吸音减低。可有杵状指（趾）。胸廓也有塌陷畸形，活动差。

（二）辅助检查

1. 实验室及其他检查

血液检查：急性肺脓肿外周血白细胞总数增多，可达（20～30）×10^9/L，中性粒细胞可达90%以上，核左移明显，常有中毒颗粒。慢性肺脓肿患者的血白细胞数量可稍升高或正常，红细胞和血红蛋白数量减少。

细菌学检查：典型肺脓肿患者咳出的痰呈脓性黄绿色，可夹血，留置分层（上层为泡沫，中层为浑浊液，下层为脓性物）。痰液的涂片、培养和药物敏感试验，有助于病原体的确定和有效抗生素的选择，应在抗生素的使用前尽早进行，以免影响痰菌的检出率，且接触空气后厌氧菌迅速死亡，影响细菌培养的可靠性。并发脓胸时，胸腔脓液及血的需氧菌和厌氧菌培养较痰液更可靠。血源性肺脓肿患者的血培养常可发现致病菌，对病原学的诊断和抗生素的选择有意义。有条件可以做纤维支气管镜检查，用防污染毛刷在气管深部取材做涂片染色检查和需氧菌、厌氧菌培养。

2. 影像学检查

X线检查：肺脓肿的X线表现因临床类型、病程、支气管的引流是否通畅以及是否有并发症等而有所不同。吸入性肺脓肿早期多表现为大片浓密模糊浸润阴影，边缘不清，或为团片状浓密阴影，分布在一个或数个肺段，且好发于上叶的后段或尖后段、下叶背段，少数可在基底段。在肺组织坏死，肺脓肿形成，大量脓液经支气管咳出后，空气进入脓腔，脓腔出现圆形透亮区及液平面区，其周围有浓密炎症浸润，可于开始见到多个小透亮区的炎症浸润，而后再融合成一较大空洞，脓腔四壁光整或略有不规则。肺脓肿消散期，经抗生素治疗和脓液引流后，脓腔周围炎症吸收，脓腔逐渐缩小至完全消失，最后残留少许纤维条索阴影。慢性肺脓肿脓腔壁增厚，内壁不规则，有时呈多房性，周围炎症消散不完全，有纤维组织增生及邻近胸膜增厚，肺叶收缩，可致纵隔向患侧移位，其健侧肺发生代偿性肺气肿。肺脓肿并发脓胸时，患侧胸部呈大片浓密阴影，若伴发气胸时可见气液平面。血源性肺脓肿，病灶可分布在一肺或两肺，呈小片状局限性炎症阴影，或有边缘整齐的球形病灶，其中可见小脓腔和气液平面，炎症吸收后可有局灶性纤维化或形成小气囊后遗阴影。X线侧位检查可明确脓肿的部位及范围大小。

CT扫描检查：CT扫描检查能够更准确地分清脓肿脓腔的位置，并能发现体积较小的脓腔，有助于指导体位引流及外科手术治疗。

纤维支气管镜检查：纤维支气管镜检查有助于肺脓肿的病因、病原学诊断以及治疗。通过病理组织检查，分泌物的涂片、培养、瘤细胞检查，除对治疗提供依据外，还对肺脓肿、肺结核、肺癌等疾病的鉴别诊断有价值。如发现异物，应取出异物，以利气道引流通畅；如疑肿瘤阻塞，则可做病理活检诊断。脓多黏稠者还可借助纤维支气管镜，用0.9%氯化钠注射液尽量冲洗脓腔引流脓液，并在病变部位注入抗生素，提高疗效和缩短病程。

（三）诊断标准

对有口、咽、鼻感染灶，或有口腔手术、昏迷呕吐、异物吸入等病史，并发热、咳嗽，咳大量脓臭痰等临床症状的患者，其血白细胞总数及中性粒细胞显著增高，影像学表现为单发或多发的空洞性病变，并能够排除其他疾病即可诊断为肺脓肿。因此，影像学有坏死性、空洞性病变是肺脓肿的诊断必要条件。对有皮肤感染、痈、疖等化脓性病灶或静脉吸毒者，出现发热不退、咳嗽、咳痰等临床症状，X线胸片则显示两肺多发性小脓肿，可诊断为血源性肺脓肿。血和痰的细菌培养，包括厌氧菌培养和药物敏感试验，均有助于病原菌的确定和抗生素的选择。

各类型肺脓肿胸片特点：

（1）吸入性肺脓肿：早期无特征性变化，炎性阴影较大且密度较高，中心最浓，边缘模糊。脓肿形成：空洞内壁完整或不规则，可见气液平，贴近胸壁的病变与胸壁成锐角；脓腔周围有炎症浸润，临近组织与空洞界限不清。常见于上叶的后段及下叶的背段。

（2）血源性肺脓肿：圆形多发浸润病灶，分布在一侧或两侧，中心可有透亮区。

（3）慢性肺脓肿：以空洞为主要形式，空洞壁厚，多房者可有多个大小不等的透亮区，液面高低不一，空洞周围可见纤维索条影。

四、鉴别

临床工作中需与肺脓肿鉴别的疾病主要有细菌性肺炎（bacterial pneumonia）、支气管肺癌（bronchogenic lung cancer）、空洞型肺结核（cavitary pulmonary tuberculosis）、支气管肺囊肿继发感染等。

1. 细菌性肺炎

早期肺脓肿与细菌性肺炎的临床表现和X线胸片都很相似。但肺炎球菌肺炎多伴有口唇疱疹、咳铁锈色痰，而无大量脓臭痰，X线胸片示肺叶或肺段实变，或呈片状淡薄炎性病变，边缘模糊不清，其间无空洞形成，痰和血的细菌培养可作出鉴别。经抗生素治疗后高热不退，咳嗽、咳痰加剧，并咳大量脓痰时，应考虑为肺脓肿。

2. 支气管肺癌

支气管肺癌阻塞支气管，引起远端肺组织化脓性感染，其形成脓肿和支气管阻塞的过程相对较长，故患者病程多较长，痰量较少，毒性症状多不明显。阻塞性感染由于支气管阻塞引流不畅，发热和感染不易控制。因此，40岁以上患者局部肺反复感染、抗生素治疗效果不佳时，要考虑有支气管肺癌所致阻塞性肺炎可能，可查痰找癌细胞，并进行纤维支气管镜、肺CT等检查，以明确诊断。支气管鳞癌病变可发生坏死、液化，形成空洞，但一般无毒性或急性感染症状。X线胸片空洞壁较厚，癌灶坏死、液化形成癌性空洞，一般无液气平面，常呈偏心性空洞，残留的肿瘤组织使内壁凹凸不平，空洞周围亦少有炎症浸润，由于癌肿常发生转移，可有肺门和纵隔淋巴结肿大，故不难与肺脓肿鉴别。可行纤维支气管镜、胸部 CT 以及痰液中找癌细胞等检查，有助于对支气管肺癌的诊断。

3. 空洞型肺结核

空洞型肺结核起病缓慢，病程较长，常伴有结核中毒症状，如长期咳嗽、午后低热、乏力、盗汗或反复咯血等。X 线胸片示空洞壁较厚，一般无液平面，周围可见结核浸润病灶，或呈斑点状、条索状、结节状或肺内有其他部位的结核播散灶。痰量较少，痰中可找到结核分枝杆菌。应注意肺结核在合并化脓性感染时，也可有急性感染症状咳大量脓痰，更由于化脓性细菌大量繁殖，痰中难以找到结核菌，故应仔细鉴别，以免误诊。如鉴别有困难，可先控制急性感染，再做胸部 X 线检查，胸片可显示纤维空洞及多形性的结核病变，痰结核菌可阳性。

4. 支气管肺囊肿继发感染

肺囊肿呈圆形，囊壁薄而光滑，伴有液平面，其周围肺组织虽有炎症浸润，但相对较轻。患者无明显中毒症状和咳大量脓痰。感染控制后 X 线片呈现光洁整齐囊肿壁。若有感染前的影像资料相比较，则更易鉴别。

此外应注意与肺隔离症、Wegner 肉芽肿等疾病相鉴别。

五、西医治疗

肺脓肿的治疗包括抗感染药物治疗和痰液引流。抗感染药物的疗程应视具体病原而定，通常细菌性肺脓肿的抗生素疗程为 4~6 周。

1. 抗菌治疗

在应用抗生素治疗前应做血、痰、胸腔积液的细菌培养，并做药敏试验。吸入性肺脓肿多为厌氧杆菌感染，绝大多数对青霉素敏感，病情轻者，可每日静脉滴注 120 万~240 万 U 青霉素，病情严重者，为提高坏死组织中的药物浓度，每日可用 1 000 万 U 静脉滴注，体温一般在治疗 3~10 天内降至正常，然后可改为肌注。对青霉素不敏感的脆弱杆菌，可采用林可霉素，每日 1.8~3.0g 静脉滴注；或甲硝唑 0.4g，每日 3 次，口服或静脉滴注。

血源性肺脓肿多为葡萄球菌或链球菌感染，可选用耐 β－内酰胺酶的青霉素类或头孢菌素。如耐甲氧西林的葡萄球菌，应选用万古霉素 0.5g 静脉滴注，每日 3~4 次；或替考拉宁，每日 0.4g，静脉滴注，首剂加倍。若为阿米巴原虫感染，可用甲硝唑每日 1~1.5g，分 2~3 次静脉滴注。若为革兰氏阴性杆菌，则可选用第二代或第三代头孢菌素如头孢孟多、头孢噻肟钠、头孢唑肟钠及喹诺酮类，可联用氨基糖苷类抗生素。抗生素疗程为 8~12 周，直到 X 线上空洞和炎症消失，或仅有少量稳定的残留纤维化。

2. 引流排脓

脓液引流是提高疗效的重要治疗措施，体位引流有利于脓液的排出。身体状况较好的患者可采用体位引流，使脓肿处于最高位置，轻拍患部，每日 2 ~ 3 次，每次 10 ~ 15 分钟。痰黏稠不易咳出者，可选氯化铵（0.3g，每日 3 次）、沐舒坦（30mg，每日 3 次）或鲜竹沥（10 ~ 15mL，每日 3 次）等祛痰药口服。痰液浓稠者还可用 0.9% 氯化钠注射液加 α - 糜蛋白酶或异丙托溴铵，超声雾化吸入以利痰液引流。有明显痰液阻塞征象时，亦可经纤维支气管镜冲洗脓腔，并吸脓引流，同时脓腔内滴入抗生素治疗，可提高病灶局部抗生素的浓度，增强疗效。

3. 外科治疗

少数肺脓肿病人经内科治疗效果不佳时，可考虑手术治疗，手术适应证为：①肺脓肿病程超过 3 个月，经内科治疗，病变无明显吸收，脓腔不缩小，或脓腔直径 > 5cm 不易闭合者；②反复感染、大咯血经内科治疗无效或危及生命者；③伴有支气管胸膜瘘、脓胸，经抽吸冲洗疗效不佳者；④支气管阻塞限制了气道引流，疑为支气管肺癌需做外科手术者。对病情重、不能耐受手术者可经胸壁插入导管到脓腔进行引流，并应坚持长期积极的内科治疗。术前应评价患者一般情况和肺功能。

六、中医源流

肺脓肿在中医上属于"肺痈"疾病范畴。其症状常见有发热、咳嗽、胸痛、咯吐腥臭浊痰，甚至咳吐脓血等。肺痈之名首见于《金匮要略》，其中记载"咳而胸满振寒……时出浊唾腥臭……为肺痈"，根据是否成脓，分用葶苈大枣泻肺汤与桔梗汤调治，唐代孙思邈在《备急千金要方》首创苇茎汤，临床沿用至今。到清代的《杂病源流犀烛》则提出治疗该病以"清热涤痰"为主。清喻昌提出治此病应以"清肺热，救肺气"为主。现代大多肺痈以分期论治，着重加强清肺热、化热痰、解肺毒，均与现代肺炎等肺部感染治疗的原则一致，并且取得了良好临床疗效。该病病位在肺，涉及脾胃、肝、肾，病因多样，病机复杂。对肺脓肿病因病机的认识，《金匮要略》主要从外因立论，而后世则进一步认识到内因的重要作用。《诸病源候论》则强调正虚感邪的致病原因，《张氏医通》则概括了风热、痰热两方面的原因，清柳宝诒《柳选四家医案》则明确"瘀热"是肺痈病机之关键。《实用中医内科学》和《邵长荣中医肺病学》皆认为肺痈病因病机主要由感受邪，或痰热素盛，痰热壅阻肺络，血滞为瘀，痰热与瘀血内郁，蕴酿成痈，血败肉腐化脓，肺络损伤，脓疡溃破外泄而形成。

七、辨证论治

中医学将肺脓肿归属于"肺痈"范畴。肺痈的形成，历代医家认为主要是在肺经痰热素盛，或原有的肺系其他痼疾，或中毒、溺水、昏迷不醒，导致正气内虚的基础上，风热上受，或风寒袭肺，表而未解，郁里化热，内犯于肺，肺脏受邪热熏灼，失于清肃，肺络阻滞，蒸液成痰，痰热壅阻，血滞为瘀，而致痰热与瘀血互结，蕴酿成痈，血败肉腐化脓，肺络损伤，脓疡内溃外泄。归纳言之，肺痈的病变部位在肺，病理性质主要为邪盛的实热证候，其成痈化脓的病理基础在于热壅血瘀，随着病情的发展，邪正的消长，演变过程表现为初期、成痈期、溃脓期、恢复期4个不同阶段，脓疡溃后可见阴伤气耗之象。

（一）初期（风热犯表证）

中医认为肺脓肿初期病机在于风热（寒）之邪侵袭卫表，内郁于肺，肺卫同病，蓄热内蒸，热伤肺气，肺失清肃，但脓肿尚未形成。症见发热恶寒，咳嗽，胸痛，咳时尤甚，咳白色黏痰或黏液脓性痰，痰量日渐增多，胸闷，呼吸不利，口干鼻燥，舌红，苔薄黄或薄白，脉浮数而滑。风热外袭，卫表不和，则恶寒发热。肺脓肿初期常与感受风热有关，风热邪毒自口鼻或皮毛侵犯于肺或风寒袭肺，蕴结不解，郁而化热，肺受邪热熏灼而成。如《类证治裁·肺痿肺痈》谓"肺痈者，咽干吐脓，因风热客肺，蕴毒成痈"。《张氏医通·肺痈》说"肺痈者，由感受风寒，未经发越，停留胸中，蕴发为热"。风热内犯于肺，清肃之令不行，则咳嗽，胸痛，呼吸不利。热蒸津液为痰，故咯吐白痰，由少渐多。风热初客可见薄白苔，邪热转盛则舌苔变黄，口鼻干燥加重。风热表证，故见脉浮数而滑。

临床治疗应以疏风散热、宣肺化痰为主要原则。针对风热袭肺、肺失清肃这一关键病机，应善用辛寒和化痰类药物疏散风热、利肺化痰。疏散风热药物以辛寒为主，这类药物中以银花、连翘、竹叶、芦根等以及桔梗、贝母、牛蒡子、前胡、甘草等最合本证。具体应用时可加鱼腥草、蒲公英、黄芩、金荞麦根以加强清热解毒消散之力，阻止病情进一步发展。表证重，加薄荷、淡豆豉以疏风清热；痰热壅肺，口鼻流出痰液过多，酌加杏仁、浙贝母、桑白皮、冬瓜仁、枇杷叶等；胸部触摸按压敏感疼痛、呼吸困难，可加栝楼皮、郁金、桃仁等。

临床上常用银翘散治疗肺脓肿初期，其组方为：金银花18g，连翘15g，芦根20g，竹叶10g，荆芥10g，薄荷6g（后下），瓜蒌仁15g，鱼腥草30g，桔梗10g，甘草6g。如果有头痛，则加菊花10g、桑叶10g、蔓荆子5g等以疏风热，清头目；内热转甚，则加石膏15g、炒黄芩10g以清肺热，或可加鱼腥草10g以加强清热解毒之力；痰多咳甚加杏仁5g、桑白皮5g、冬瓜子5g、枇杷叶5g、贝母5g以化痰止咳；胸痛呼吸不利，可加瓜蒌皮10g、广郁金10g、桃仁5g以活血通络，化瘀止痛；喘甚者，可加用麻杏石甘汤以清肺平喘。

方中薄荷、牛蒡子、金银花等辛凉药以解风邪，或加用味苦咸微寒的玄参清热解毒并滋阴以御热邪，亦即银翘散立法配伍原则，可谓以"辛凉甘苦"为主，佐以"咸寒甘苦"。银翘散中用金银花、连翘气味芳香，疏散风热，清热解毒，透散卫分表邪。薄荷、牛蒡子辛凉清解以疏在表郁热、清利头目、解毒利咽。荆芥、淡豆豉，辛温不燥以助辛散表郁，共使疏透风热，解卫表之郁。芦根、竹叶，甘淡而寒，清热利尿，导热下行。桔梗在此方中用意有三：其一，开泄壅滞之风热，祛痰排脓，正如李东垣所云"桔梗利胸膈，除肺部风热"；其二，桔梗载药上行，开肺气，降浊气，引苦泻峻下之剂；其三，桔梗、甘草合用，乃取其苦辛清肺，甘温泻火，且又能排脓血，补内漏。生甘草既可调和药性，又可护胃安中，利咽止咳。诸药相合，使在表的温热邪气通过透达清解下行的方法从外而解。《医原·百病提纲论》称："盖邪从外来，必从外去……邪在汗解为外解，邪从二便解亦为外解。"银翘散立法、选药、煎煮、服用，皆使治在上焦，"纯然清肃上焦，不犯中下"。如用药多为花、叶、茎等质轻味薄之品，方用为散剂、药用量较轻、煎煮时间短、服用少而频，共使银翘散"无开门揖盗之弊，有轻以去实之能"。针对内热甚，则加石膏、炒黄芩以清肺热，头痛，加菊花、桑叶、蔓荆子等疏风热，清头目；多咳痰，加杏仁、桑白皮以化痰止咳；胸痛呼吸不利，可加瓜蒌皮、广郁金活血通络，化瘀止痛。根据伴内发热甚、咯痰、头痛、胸痛呼吸不利等症状加减药物，辨证施治可提升临床疗效。诸药配伍可起到疏散风热、宣肺止咳祛痰的效果。

现代医学研究表明，银翘散具有解热、抗病毒、抗菌、抗炎、抗过敏、镇痛、增强免疫等多种作用，且无明显的毒副作用。金银花和连翘两者协同作用，能增强抑菌效果，能够从免疫调节、免疫促进以及抑制炎症反应等方面防治感染；薄荷含 8 种儿茶萘酚酸，是有效的抗炎剂；牛蒡子含抗菌成分，尤对金黄色葡萄球菌有明显抑制作用；荆芥有解热、抗炎、镇痛作用；芦根促进腺体分泌；淡竹叶解热，增强免疫；甘草对人体的免疫功能有双向性调节作用，也具有抗炎抗过敏反应作用。内蒙古鄂尔多斯市中心医院高庆华用银翘散治疗肺痈初期 17 例，所有病例均在 3~5 剂之间明显见效，肺痈初期症状消失，诸症好转。疗程平均 3 天。广西玉林市中医院梁月俭对 31 例中部分肺脓肿初期患者采用银翘散联合西药，配合纤维支气管镜局部冲洗治疗，安全有效，明显改善临床症状，缩短疗程。

（二）成痈期（痰热瘀结证）

成痈期的临床特点为身热转甚，时时振寒，继则壮热不退，汗出烦躁，咳嗽气急，胸满作痛，转侧不利，咯吐黄稠脓痰，气味腥臭，口干咽燥，舌红苔黄腻，脉滑数等实热证。该类患者常为平素嗜酒太过，或恣食辛辣煎炸厚味，酿湿蒸痰化热，熏灼于肺或肺脏原有宿疾，痰热蕴结不化或其他脏腑疾患，痰浊瘀热，上犯于肺，形成肺痈。《张氏医通·肺痈》说："湿热痰涎垢腻，蒸淫肺窍，皆能致此。"病机在于热邪内盛，壅滞肺气，炼液成痰；热化火成毒，伤及血脉，热壅血瘀，蕴酿成痈而形成痰热瘀毒蕴肺。大致为组织坏死形成脓肿阶段。邪热入里，热毒内盛，故身热转盛，时时振寒，或壮热不寒，汗出烦躁。热毒壅肺，肺络不和，则咳嗽气急，胸满作痛，转则不利。痰热瘀血，郁结成痈，则见咳吐浊痰，自觉喉间有腥味。舌苔黄腻，脉滑数，为痰热内盛之症。

治疗上以清热解毒、化瘀消痈为原则。常用方药：苇茎汤合如金解毒散加减。组方为：苇茎 30g，冬瓜仁 20g，苡仁 20g，桃仁 12g，桔梗 12g，黄芩 12g，黄连 10g，栀子 10g，鱼腥草 30g，红藤 30g，蒲公英 20g，瓜蒌仁 18g，甘草 6g。根据病患临床症状增减药物，高热不退者，可适当选择加石膏 10g、紫花地丁 10g 等药清热解毒，凉血消痈；咳痰黄稠，酌配桑白皮 5g、瓜蒌 5g、竹茹 5g 等清化之品；咳而喘满，咯痰稠浊量多，不得卧者，合葶苈大枣泻肺汤泄肺逐痰；咯脓浊痰，腥臭味严重者，可合用犀黄丸；胸痛甚者，可加乳香 5g、没药 5g、郁金 5g，或赤芍 5g、丹参 5g 等活血散结，通络定痛；烦渴甚者，可加石膏 10g、知母 5g、天花粉 5g 清热保津；便秘者，可加大黄 5g、枳实 5g 荡涤积热。方中重用苇茎、冬瓜仁、生苡仁清热排脓；鱼腥草、黄芩、黄连、栀子、蒲公英清热解毒；桔梗、瓜蒌仁等加强清化热痰的疗效；桃仁、红藤清热凉血；甘草护胃和中。诸药联用可以发挥清热解毒、化瘀散结、泄肺逐痰的作用，对预后具有积极影响。现代药理研究发现，苇茎有镇咳、化痰功效，苇茎、冬瓜仁具有免疫促进作用。抗菌作用体外实验表明苇茎水煎剂对乙型溶血性链球菌有抑制作用，对其他病菌无效。苡仁有解热、镇痛、抗炎作用，同时对细胞免疫功能有影响，研究发现服用苡仁后 CD^{3+}、CD^{56+} 细胞和 CD^{16+}、CD^{57-} 细胞的百分比明显升高，提示苡仁可升高外周血细胞毒性淋巴细胞的数量、增强机体免疫功能。应用环磷酰胺复制出小鼠免疫低下模型，实验证明：coix-an 可明显提高腹腔巨噬细胞的吞噬百分率及吞噬指数，并可促进淋巴细胞的转化，有较好的免疫兴奋作用。桃仁可以改善肝、脑等重要脏器的血流动力学指标。桃仁的有效成分苦杏仁苷在酸或酶的作用下水解产生氢氰酸，氢氰酸对中枢神经系统呈先兴奋后抑制作用，对呼吸中枢具有镇静作用，故桃仁具有镇咳作用。同时桃仁具有广泛的抗菌、抗炎、抗过敏、镇痛、止咳作用。

黑龙江省鹤岗市中医院边玉玲将 120 例急性肺脓肿随机分为两组，各 60 例。常规组采用常规西医治疗方法，观察组在常规组治疗的基础上口服中药加味千金苇茎汤进行治疗。结果：观察组胸片情况、感染指标以及临床疗效与常规治疗组比较，存在明显差异；验证了千金苇茎汤治疗急性肺脓肿效果显著，对病原微生物具有良好的抑制效果，具有抗炎作用，显著提高治疗效果。湖北中医药大学周龙将 60 例急性肺脓肿入院患者按治疗法分为两组，分别为千金苇茎汤合西医综合治疗组 30 例和西医综合治疗对照组 30 例，实验研究发现千金苇茎汤能明显降低患者水平，具有良好的抗炎兼活血化瘀、疏通微循环作用，从而有效地保护患者血管内皮系统，达到较好的临床治疗效果。

（三）溃脓期（脓毒外泄证）

肺脓肿溃脓期，痰热与瘀血壅阻肺络，热盛肉腐，血败化脓，肺络损伤，脓疡溃破，排出大量腥臭脓血浊痰，相当于肺脓肿坏死，组织液化，脓腔破溃，脓液通过气道排出的过程。该期是病情顺和逆的转折点：溃后邪毒渐尽，病情趋向好转，进入恢复期；若脓溃后流入胸腔，发为脓胸，是为严重的恶候；若溃后脓毒不尽，邪恋正虚，则病情迁延，3个月不愈转成慢性，或发展为肺痿。临床上多见咳吐大量脓血痰，痰液黏稠，或如米粥，或痰血相兼，腥臭异常，有时咯血，胸中烦满而痛，甚则气喘不能平卧，面赤身热，汗出，烦渴喜饮。舌质红或绛，苔黄腻，脉象滑数或数实。血败肉腐，痈脓溃破外泄，故痰量突然增多，咳吐大量脓血，或如米粥，腥臭异常。热毒瘀结，肺络损伤，则可咯血。脓毒蕴肺，肺气不利，故胸中烦满而痛，转侧不利，气喘不能平卧。热毒内蒸，则身热面赤，汗出，烦渴喜饮。脓毒内盛，热瘀营血，故见舌苔黄腻，舌质红或绛，脉滑数或数实。

治疗方面，以化痰排脓、清热解毒为治疗原则。肺脓肿溃脓期证型常运用加味桔梗汤治疗，疗效佳。《金匮要略·肺痿肺痈咳嗽上气病脉证治》："咳而胸满振寒，脉数，咽干，不渴，时出浊唾腥臭，久久吐脓如米粥者，为肺痈，桔梗汤主之。"方药组成为：桔梗15g，苡仁20g，川贝母12g，金银花18g，白及12g，鱼腥草30g，野荞麦根30g，败酱草20g，黄芩12g，甘草6g。若咯血者，可加牡丹皮12g，三七末3g，紫珠草30g，藕节20g，凉血止血。脓痰量少难出者，加皂角刺10g、山甲珠10g、鲜竹沥10g以化痰排脓（咳血量多者禁用）。伤津者，加沙参15g、麦冬10g、天花粉15g养阴生津。气虚者，加生黄芪18g益气扶正，托里透脓。若兼腑气不通而见便秘者，加生大黄15g、枳实10g通腑泄热。

方用加味桔梗汤以升提，鱼腥草、败酱草、野荞麦根清热解毒，祛瘀散结消肿，为治疗肺痈要药；金银花、贝母、黄芩辅以增强清热解毒功效；白及归肺经，凉血止血；苡仁排脓，解毒散结；桔梗辛散苦泄，开宣肺气，镇咳祛痰，排脓消痈，主治肺痈，咳吐脓血；甘草甘平，调和诸药、润肺祛痰止咳，补脾益气。全方宣肺解毒，使其火清热行，气宣腐去。现代药理研究表明以上诸药抗菌消炎，清热排毒，多有抗金黄色葡萄球菌、链球菌、厌氧菌等作用，临床治疗咽喉病、急性脓肿等有显著疗效。桔梗具有解热镇痛、抗炎、抗溃疡、免疫调节、抗肿瘤等作用；甘草有抗炎、镇咳祛痰、抗病毒等作用。二者配伍，有补有散，有清有润，标本兼顾，故而桔梗汤宣肺、解毒排脓、祛痰止咳的疗效增强。从中医角度看，桔梗浮而治上，引诸药上行，可宣通肺气，主治肺部疾患，引经药，入少阳少阴枢药也，属阳。甘草解毒、止咳、和中，通经脉，为益品，属阳。桔梗、甘草均为阳性药，肺为水之上源，为寒水之经，适合用阳性药来治疗，体现了桔梗汤治疗肺部疾病显著优势。相关研究表明桔梗汤对清热解毒药抑制 TLR4mRNA 表达及髓过氧化物酶活性、降低血清中炎症因子的含量及抗炎解毒具有促进作用，且桔梗汤与清热解毒中药联合使用能明显增强对内毒素感染导致的急性肺炎的疗效，所以临床上常将其与清热解毒类药物配伍来治疗咽喉部炎症及肺部疾病如肺脓肿、大叶性肺炎、慢性支气管炎等。

湖南省湘乡市中医院周端求应用桔梗汤加减（银花、黄芩、蒲公英、党参、桔梗、茜草、甘草）治疗76例肺脓肿溃脓期患者，临床症状消失，感染指标恢复正常，痊愈率达96%。江苏省南京市六合区中医院吕铭运用中药介入治疗肺痈溃脓期23例，均通过三棱套管针将导管导入脓腔予加味桔梗汤充分冲洗脓腔，大大缩短病程，减轻患者的痛苦。出院后随访，患者均痊愈，未见复发。

（四）恢复期（阴伤气耗证）

恢复期多属脓疡溃后，邪毒渐尽，病情亦日趋好转，但因肺体损伤，可见邪去正虚，阴伤气耗之象。随着正气逐渐恢复，病灶趋向愈合。此期为肺脓肿坏死组织逐渐排尽，脓腔消失，组织恢复的阶段。如溃后脓毒不净，邪恋正虚，阴伤气损，可迁延反复，日久不愈，病情时轻时重，转为慢性。此相当于肺脓肿支气管引流不畅，坏死组织残留在脓腔内，炎症持续存在形成的慢性肺脓肿。此外，若溃后大量咯血，可出现血块阻塞气道或气随血脱，汗出肢冷，脉微细数的危象。若痈脓向胸腔溃破，形成脓气胸恶候，预后较差。该证型常表现为身热渐退、咳嗽减轻、咯吐脓血痰日渐减少、臭味亦减，痰液转为清稀，食纳好转，精神渐振；或见胸胁隐痛，难以久卧，短气，自汗盗汗，低热，心烦，口燥咽干，面色无华，形体消瘦，精神萎靡，或见咳嗽，咯血脓血痰日久不净，或痰液一度清稀而复转臭浊，病情时轻时重，迁延不愈。舌质红或淡红，苔薄黄；脉细或细数无力。脓溃之后，邪毒渐去，病情向愈，故热退咳减，脓血渐少，臭味亦淡，痰转清稀，神振纳佳。脉络受阻，溃处未敛，故胸胁隐痛，难以久卧。肺气耗伤，则气短，自汗，神疲。阴虚内热，则见低烧、潮热、盗汗、心烦、口干、形体消瘦。舌质红或淡红，脉细或细数无力，为气阴耗伤之象。

本证治法为益气养阴，润肺化痰，扶正托邪，可予沙参麦冬汤加减治之。其组方为：北沙参18g，麦冬15g，玉竹15g，天花粉12g，桑叶12g，桔梗12g，苡仁18g，冬瓜仁20g，百合18g，川贝母10g，甘草6g。若低热者，加青蒿15g，白薇、地骨皮各12g。咯痰腥臭脓浊者，加鱼腥草30g，败酱草20g。

沙参麦冬汤是益气养阴的代表方剂。方中北沙参、麦冬、玉竹、天花粉为甘寒之品，可清养肺胃之阴，生津润燥；桑叶苦微寒，轻清宣透肺邪；甘草调和诸药。现代药理学表明北沙参中的活性成分具有免疫调节、肺保护、抗肿瘤的作用；麦冬中总皂苷类具有增强肺输出量、抗炎，改善肺损伤的作用；天花粉具有抗病毒、抗炎、抗肿瘤、抑菌等多种药理作用；玉竹具有抗氧化、调节免疫、抗肿瘤作用。因此，沙参麦冬汤能增强常规治疗对肺炎的作用，降低机体炎症反应、增强机体免疫功能。由于现代临床实践中及时治疗，疾病早期即可治疗痊愈，故疾病很少进展到阴伤气耗证，相关研究甚少。

八、外治法

临床中抗生素过度使用及抗生素不断升级，容易导致耐药性增加、菌群失调等副作用，如耐药菌的繁殖、机体免疫能力降低等。中医外治法在辅助治疗肺脓肿方面，疗效可、毒副作用小、价格低廉，一定程度上可弥补西医的不足，具有独特的优势。"外治之理即内治之理，与内治并行，补内治之不及。"目前临床上常见的外治法有贴敷疗法、针刺疗法、灌肠疗法、经皮疗法、穴位注射、药浴等。

1. 贴敷疗法

贴敷疗法是在中医基础理论指导下，将中药制成膏、散等剂型，直接贴敷于皮肤、腧穴或病变部位，具有疗效明显、便于操作、毒副作用少的特点，起到疏通经络、调和气血、扶正祛邪、活血化瘀的作用。其包括整体观念、穴位作用和经络学说。药物更容易渗透到局部皮肤，进入经脉、血络运行至全身，从而发挥其药理作用；药物对腧穴的刺激，调动经络系统的功能，起到调节脏腑阴阳气血、补益正气等作用。具体贴敷方法：先以醋涂病灶相应之体表部位，然后将大蒜、芒硝各125g捣成糊状，均匀涂敷，待病人不能忍受时即取下，再用醋调大黄米125g均匀涂原部位6~8小时，每日一次，至脓痰基本排尽。张连娟运用敷胸散（主要成分是大黄、芒硝）敷于肺炎肺部啰音较多处，三天为一个疗程，相继敷用两个疗程后，肺部啰音逐渐减少至消失，胸片提示炎症吸收，临床症状逐渐消失，缩短了疗程。

2. 针刺疗法

针刺疗法是运用适当的针具按一定穴位刺入患者体内，运用提插和捻转等针刺手法来治疗疾病，具有活络通经、宣通气血、调整阴阳、扶正祛邪的作用。初期选穴大椎、肺俞、合谷、丰隆，中期选穴肺俞、中府、尺泽、支沟、大陵，恢复期选穴中府、曲池、足三里、太溪。针刺疗法初期及中期以毫针泻法为主，恢复期则升泻兼施。

九、调护

调护方面，保持室内空气清新、温度适宜，经常开窗通气，加强空气消毒。加强口腔卫生的宣传教育，重视口腔、上呼吸道慢性感染灶的根治，防止分泌物误吸入肺。口腔和胸部手术时，注意清除血块和分泌物，加强对昏迷病人或全麻病人的口腔护理。积极治疗皮肤感染如疖、痈等化脓性疾病，以防止血源性肺脓肿。鼓励患者咳嗽，及时吸出呼吸道异物，保持呼吸道通畅。合并感染时，及时使用有效的抗生素，以截断疾病的发展。根据病情恢复情况和体力，选择适当项目进行锻炼，如气功、呼吸操、散步、太极拳等。预防感冒，有咳嗽等呼吸道不适症状时，及时就医，争取早期诊断及治疗。严禁烟酒，忌油腻厚味及辛辣伤阴之品。加强营养，如蛋白质、维生素等摄入。饮食宜清淡可口、易于消化，多食蔬菜、水果、瘦肉、蛋奶等。坚持遵医嘱服药，以调节脏腑阴阳平衡。

在临床实践中，肺脓肿往往来势汹汹，尤其在溃脓期会咳吐大量脓血痰，患者常产生恐惧心理。所以在治疗期间需要对患者进行心理情志护理干预，关心患者，正确解释病情的演变过程，消除患者紧张负面情绪，使其积极配合治疗。

十、临床经验

目前多数医家倾向于将肺痈分成初期、成痈期、溃脓期、恢复期，并根据每期的特点进行辨证论治。早期以清热解毒、消痈排脓为主；晚期以养阴清肺为主。因肺痈多属实热证，治以祛邪为总则，而清热解毒、化瘀排脓则是治疗肺痈的基本原则。肺脓肿属于中医肺痈的范畴，历代医家在治疗肺痈的过程中不断创新治疗方法，积累了丰富的经验，给我们留下了许多确有疗效的经典方剂，千金苇茎汤、五味消毒饮等均是历代医家智慧与经验的总结，我们应加以继承、发扬。

十一、病案举例

患者，男，35 岁，工人，因"间断性左侧胸痛 3 月余，伴发热、气促、乏力 10 余天"至我院就诊。约于 3 月前患者不明原因出现左侧胸痛，呈阵发性胀痛、隐痛不适，无胸闷，无咳嗽、咯痰、气促，无畏寒、发热，精神较差，食欲可，无明显潮热、盗汗。患者未重视，当地诊所多次以"感冒"治疗，但症状一直未见明显缓解，并于本次入院前 13 天开始出现间断性发热（具体体温不详），伴乏力，稍活动后气促，仍有左侧胸痛，在外院就诊并住院，经胸部 X 线、CT 检查后考虑诊断为肺脓肿，予以抗感染、化痰及对症治疗后，患者体温有所下降，但上述胸痛、发热、气促等症状一直未见明显缓解，并开始出现频繁咳嗽，初起为白色黏痰，后为黄色浓痰，医师认为无手术指征。考虑经济原因，患者遂要求出院。

入院症见：发热多汗，但热而不寒，咳嗽气促，胸闷时痛，咽干烦躁，痰多稠黄，舌红苔黄，脉浮数。入院查体：体温 38.8℃；左侧中下肺部叩诊呈浊音，右肺呼吸音清晰，左肺呼吸音减弱，左肺可闻及显著湿啰音。辅助检查：胸部 X 片示左侧胸腔积液；左侧肺门处炎症性病变，结合临床必要时做进一步检查。B 超示左侧胸腔积液（极度粘连）；左膈下液性为主的混合感染累及脾脏，结合临床考虑脓肿形成前期。血常规：白细胞 21.1×10^9/L，中性粒细胞 78.6%，淋巴细胞 0.4%，红细胞 4.10×10^{12}/L，血红蛋白 121g/L，血细胞比容 37.2%，血小板 400×10^9/L。胸部 CT 片考虑为肺及胸壁的脓肿形成。

吴海雁诊查患者后，根据其病史及临床表现，西医诊断为肺脓肿，中医诊断为肺痈，证属瘀毒内结，治以清肺解毒，化瘀消痈。方用五味消毒饮合苇茎汤加减。组方：金银花 15g，野菊花 15g，蒲公英 20g，紫花地 20g，紫背天葵 10g，苡仁 40g，芦根 20g，赤芍 30g，桃仁 15g，冬瓜仁 30g，瓜蒌 30g，大黄 10g，枳实 12g。上述药物连服 3 日后，体温仍然稽留在 38.5℃～39.8℃之间，咳嗽增剧，痰如脓，且有腥臭味，根据脉证，认为是热毒邪盛，痈脓内溃外泄。遂除加强清热解毒外，酌加桔梗、葶苈子等排脓之品，上述药物再服 4 天后体温渐下降至 37.5℃左右，5 天后热退，咳嗽、咯脓痰减少，痰液转为清稀并伴气短、自汗、盗汗，口燥咽干，面色不华，精神萎靡，舌质红苔薄，脉细数。考虑脓已外泄，邪毒已去，但肺络损伤，溃处未愈，故治以养阴益气清肺，方用沙参清肺汤加减。组方：沙参 15g、合欢皮 20g、白及 15g、黄芪 50g、太子参 20g、麦冬 20g、百合 15g、桔梗 12g、冬瓜仁 30g、苡仁 40g、甘草 6g。上述清补并用之剂又服 10 天后，胸片示：左下肺积液已吸收，唯空洞尚未完全闭合，患者情况良好。予办理出院，2 个月后复查胸片：左肺空洞已消失，仅遗留纤维素状阴影。

（王温欣、罗胜）

参考文献

［1］马俊峰，谢鑫，张博达，等. 肺脓肿的中医药治疗进展概况［J］. 世界最新医学信息文摘，2019，19（80）：159-160.

［2］王宗耀，余海滨，马锦地，等. 基于现代名老中医经验的肺脓肿常见证候方药规律研究［J］. 中医研究，2017，30（2）：58-62.

［3］梁佳佳，许先荣. 中西医结合治疗急性肺脓肿 37 例［C］//浙江省医学会呼吸系病学分会. 2018 年（第四十届）浙江省医学会呼吸系病学术年会论文汇编.［出版地不详］：［出版者不详］，2018：81-83.

［4］梁佳佳，许先荣. 加味千金苇茎汤结合支气管肺泡灌洗术治疗痰热壅肺型急性肺脓肿 37 例［J］. 浙江中医杂志，2018，53（9）：687.

［5］国钰妍，侣庆帅，亢秀红，等. 李国勤治疗肺脓肿经验［J］. 中医杂志，2014，55（9）：795-797.

［6］殷人易，徐红日，李猛，等. 从"肺痈"谈老年人肺炎的中医认识［J］. 中国中医急症，2011，20（12）：1922-1923，1934.

［7］杜琨. 张淑文教授学术思想与临床经验总结及复方清热颗粒对脓毒症实热证炎症指标影响的临床研究［D］. 北京：北京中医药大学，2016.

［8］张保国，刘庆芳. 苇茎汤现代药效学研究与临床运用［J］. 中成药，2010，32（12）：2147-2150.

肺结核

一、定义

肺结核是一种由结核分枝杆菌引起的常见呼吸道传染病。常在人体抵抗力低下时，因感染结核菌而发病。临床上以咳嗽、咯血、潮热、盗汗、胸痛、消瘦、食欲不振等为肺结核的主要表现，且多伴有肺部体征的改变，X线摄片可见肺结核病灶，痰涂片及培养结核菌多呈阳性。结核病的病原菌为结核分枝杆菌复合群，包括结核分枝杆菌、牛分枝杆菌、非洲分枝杆菌和田鼠分枝杆菌。人类肺结核的致病菌90%以上为结核分枝杆菌。

结核病病人，即为痰直接涂片阳性者，是结核病在人群中传播的主要传染源。通过咳嗽、打喷嚏、大笑、大声谈话等形式，结核病病人把含有结核分枝杆菌的微滴排到空气中而传播。肺结核最主要的传播途径是飞沫传播，经消化道和皮肤等其他途径传播现已罕见。传染性的大小除了取决于病人排出结核分枝杆菌量的多少外，还与空间含结核分枝杆菌微滴的密度与通风情况、接触的密切程度和时间长短及个人自身的免疫力情况有关。通风换气、减少空间微滴的密度是减少肺结核病传播的有效措施。当然，减少空间微滴数量最根本的方法是治愈结核病病人。除遗传因素外，生活贫困、居住拥挤、营养不良等社会因素亦会影响机体对结核分枝杆菌的自然抵抗力。婴幼儿细胞免疫系统不完善，老年人、HIV感染者、免疫抑制剂使用者、慢性疾病病人等免疫力低下，都是结核病的易感人群。

二、病因

1. 原发感染

常人首次吸入含有结核分枝杆菌的气溶胶后，气溶胶中结核分枝杆菌的毒力和肺泡内巨噬细胞固有的吞噬杀菌能力决定了是否发生感染。结核分枝杆菌的类脂质等成分能抵抗溶酶体酶类的破坏作用。如果结核分枝杆菌能够存活下来，并在肺泡巨噬细胞内外生长繁殖，这部分肺组织即出现炎症病变，称为原发病灶。原发病灶中的结核分枝杆菌沿着肺内引流淋巴管到达肺门淋巴结，引起淋巴结肿大。原发病灶和肿大的气管支气管淋巴结合称为原发综合征。原发病灶继续扩大，可直接或经血流播散到邻近组织器官，发生结核病。

原发感染的过程多属于良性发展。结核分枝杆菌首次侵入人体开始繁殖时，人体通过细胞介导的免疫系统对结核分枝杆菌产生特异性免疫，使原发病灶、肺门淋巴结和播散到全身各器官的结核分枝杆菌停止繁殖，原发病灶炎症迅速吸收或留下少量钙化灶，肿大的肺门淋巴结逐渐缩小、纤维化或钙化，播散到全身各器官的结核分枝杆菌大部分被消灭。但仍然有少量结核分枝杆菌没有被消灭，长期处于休眠期，成为继发性结核病的来源之一。

2. 结核病免疫和迟发型超敏反应

细胞免疫是结核病主要的免疫保护机制，体液免疫对控制结核分枝杆菌感染的影响不大。人体受结核分枝杆菌感染后，首先是巨噬细胞作出反应，肺泡中的巨噬细胞大量分泌白细胞介素和肿瘤坏死因子等细胞因子，使淋巴细胞和单核细胞聚集到结核分枝杆菌入侵部位，逐渐形成结核肉芽肿，从而局限结核分枝杆菌的扩散范围并杀灭结核分枝杆菌。T 淋巴细胞具有独特作用，其与巨噬细胞相互作用和协调，对完善免疫保护作用非常重要。T 淋巴细胞有识别特异性抗原的受体 CD4 + T 细胞促进免疫反应，在淋巴因子作用下分化为第一类和第二类辅助性 T 细胞（Th1 和 Th2）。细胞免疫保护作用以 Th1 为主，Th1 促进巨噬细胞的功能和免疫保护力。白介素 – 12 可诱导 Th1 的免疫作用，刺激 T 细胞分化为 Th1 增加 γ – 干扰素的分泌，激活巨噬细胞抑制或杀灭结核分枝杆菌的能力。

3. 继发性结核

继发性结核病与原发性结核病有明显的差异，继发性结核病有明显的临床症状，容易出现空洞和排菌，有传染性。所以，继发性结核病具有重要的临床和流行病学意义，是防治工作的重点。继发性肺结核的发病有两种类型：一种类型发病慢，临床症状少而轻，多发生在肺尖或锁骨下，痰涂片检查阴性，一般预后良好；另一种类型发病较快，几周前肺部检查还是正常，发现时已出现广泛的病变、空洞和播散，痰涂片检查阳性。这类疾病多发生在青春期女性，营养不良、抵抗力弱的群体以及免疫功能受损的病人。

继发性结核病的发病，目前认为有两种方式：原发性结核感染时期遗留下来的潜在病灶中的结核分枝杆菌重新活动而发生的结核病，此为内源性复发；据统计约 10% 的结核分枝杆菌感染者在一生的某个时期发生继发性结核病。另一种方式是由于受到结核分枝杆菌的再感染而发病，称为外源性重染。两种不同发病方式主要取决于当地的结核病流行病学特点与严重程度。

4. 病理学

炎性渗出、增生和干酪样坏死是结核病的基本病理变化。结核病的病理过程特点是破坏与修复常同时进行，故上述三种病理变化多同时存在，也可以某一种变化为主，而且可相互转化。结核性炎症初期阶段或病变恶化复发时，病理变化以渗出为主，可表现为局部中性粒细胞浸润，继之由巨噬细胞和淋巴细胞取代。增生为主的病变表现为典型的结核结节，直径约为 0.1mm，数个融合后肉眼能见到，由淋巴细胞、上皮样细胞、朗汉斯细胞以及成纤维细胞组成。结核结节的中间出现干酪样坏死。大量上皮样细胞互相聚集融合形成的多核巨细胞称为朗汉斯巨细胞。增生为主的病变发生在机体抵抗力较强、病变恢复阶段。干酪样坏死为主的病变多发生在结核分枝杆菌毒力强、感染菌量多、机体超敏反应增强、抵抗力低下的情况。干酪坏死病变镜检为红染、无结构的颗粒状物，含脂质多，肉眼观察呈淡黄色，状似奶酪，故称干酪样坏死。

病理变化转归抗结核化学治疗问世前，结核病的病理转归特点为吸收愈合十分缓慢、多反复恶化和播散。采用化学治疗后，早期渗出性病变可完全吸收消失或仅留下少许纤维条索。一些增生病变或较小的干酪样病变在化学治疗下也可吸收缩小，逐渐纤维化或纤维组织增生将病变包围，形成散在的小硬结灶。未经化学治疗的干酪样坏死病变常发生液化或形成空洞，含有大量结核分枝杆菌的液化物可经支气管播散到对侧肺或同侧肺其他部位引起新病灶。经化疗后，干酪样病变中的大量结核分枝杆菌被杀死，病变逐渐吸收缩小或形成钙化。

三、诊断

（一）临床表现

1. 症状

（1）呼吸系统症状：咳嗽、咳痰持续两周以上或痰中带血是肺结核的常见可疑症状。咳嗽较轻，干咳或少量黏液痰。有空洞形成时，痰量增多，若合并其他细菌感染，痰可呈脓性。若合并支气管结核，表现为刺激性咳嗽。约 1/3 的病人有咯血，多数病人为少量咯血，少数为大咯血。结核病灶累及胸膜时可表现胸痛，为胸膜性胸痛，随呼吸运动和咳嗽加重。呼吸困难多见于干酪样肺炎和大量胸腔积液病人。

（2）全身症状：发热为最常见症状，多为长期午后潮热，即下午或傍晚开始升高，翌晨降至正常。部分病人有倦怠乏力、盗汗、食欲减退和体重减轻等症状。育龄期女性病人可有月经不调。

2. 体征

肺结核的临床体征取决于病变性质和范围。病变范围较小时，可以没有任何体征；渗出性病变范围较大或有干酪样坏死时，则可以有肺实变体征，如触觉语颤增强、叩诊闻及浊音、听诊闻及支气管呼吸音和细湿啰音。较大的空洞性病变听诊也可以闻及支气管呼吸音。当有较大范围的纤维条索形成时，气管向患侧移位，患侧胸廓塌陷、叩诊浊音、听诊呼吸音减弱并可闻及湿啰音。结核性胸膜炎时有胸腔积液体征：气管向健侧移位，患侧胸廓望诊饱满、触觉语颤减弱、叩诊实音、听诊呼吸音消失。支气管结核可有局限性哮鸣音。

少数病人可以有类似风湿热样表现，称为结核性风湿症。多见于青少年女性。常累及四肢大关节，在受累关节附近可见结节性红斑或环形红斑，间歇出现。

（二）诊断方法

1. 病史和症状体征

（1）症状、体征情况：对病人进行病史采集，了解相关症状，并进行体格检查以了解体征。

（2）诊断治疗过程：确定病人是新发现还是已发现病例。记录首次诊断情况特别是痰排菌情况、用药品种、用药量和时间、坚持规律用药情况等，这对将来确定治疗方案有重要价值。如果是复发病人，治疗史对判断耐药情况有参考意义。

（3）肺结核接触史：主要是家庭内接触史，此外，对于同事、邻居、同宿舍者等有无肺结核病人也应了解。记录接触病人的病情、排菌情况、治疗方案和用药规律情况、接触时间、接触密切程度等。

2. 影像学诊断

胸部 X 线检查是诊断肺结核的常规首选方法。早期轻微的结核病变可通过胸部 X 线检查发现，确定病变范围、部位、形态、密度、与周围组织的关系、病变阴影的伴随影像；判断病变性质、有无活动性、有无空洞、空洞大小和洞壁特点等。肺结核影像特点是病变多发生在上叶的尖后段、下叶的背段和后基底段，呈多态性，即浸润、增殖、干酪、纤维钙化病变可同时存在，密度不均匀，边缘较清楚和病变较慢，易形成空洞和播散病灶。诊断最常用的摄影方法是正、侧位胸片，常能将心影、肺门、血管、纵隔等遮掩的病变以及中叶和舌叶的病变显示清晰。

CT 能提高分辨率，对病变细微特征进行评价，减少重叠影像，易发现隐匿的胸部和气管、支气管内病变，早期发现肺内粟粒阴影和减少微小病变的漏诊；能清晰显示各型肺结核病变特点和性质，与支气管的关系，有无空洞以及进展恶化和吸收好转的变化；能准确显示纵隔淋巴结有无肿大。CT 常用于对肺结核的诊断以及与其他胸部疾病的鉴别诊断，也可用于引导穿刺、引流和介入性治疗等。

3. 痰结核分枝杆菌检查

确诊肺结核的主要方法，也是制订化疗方案和考核治疗效果的主要依据。每一个有肺结核可疑症状或肺部有异常阴影的病人都必须查痰。

（1）因肺结核病人的排菌具有间断性和不均匀性的特点，所以要多次查痰。通常初诊病人至少要送 3 份痰标本，包括清晨痰、夜间痰和即时痰。痰难咳出患者可采用拍背促排痰、痰诱导技术获取痰标本。

（2）痰涂片检查是简单、快速、易行和可靠的方法，但欠敏感。每毫升痰中含 5 000 ~ 10 000 个细菌时可呈阳性结果。但痰涂片检查阳性只能说明痰中含有抗酸杆菌，不能区分是结核分枝杆菌还是非结核性分枝杆菌，不过，因非结核性分枝杆菌致病的机会非常少，故痰中检出抗酸杆菌对诊断肺结核还是有极重要的意义。

（3）培养法：由于结核分枝杆菌培养为痰结核分枝杆菌检查提供准确、可靠的结果，灵敏度高于涂片法，常作为结核病诊断的"金标准"。同时也为药物敏感性测定和菌种鉴定提供菌株。沿用的改良罗氏法（Lowenstein - Jensen）结核分枝杆菌培养费时较长，一般为 2~8 周。近期采用液体培养基和测定细菌代谢产物的BACTEC - TB960 法，10 日可获得结果并提高 10% 分离率。

（4）药物敏感性测定：主要是初治失败、复发以及其他复治病人应进行药物敏感性测定，为临床耐药病例的诊断、制订合理的化疗方案以及流行病学监测提供依据。WHO把比例法作为药物敏感性测定的"金标准"。

（5）其他检测技术：如 PCR，核酸探针检测特异性 DNA 片段、色谱技术检测结核硬脂酸和分枝菌酸等菌体特异成分以及采用免疫学方法检测特异性抗原和抗体、基因芯片法等，使结核病快速诊断取得一些进展，但这些方法仍在研究阶段，尚需改进和完善。

4. 纤维支气管镜检查

常应用于支气管结核和淋巴结支气管瘘的诊断，支气管结核表现为黏膜充血、溃疡、糜烂、组织增生、形成瘢痕和支气管狭窄，可以在病灶部位钳取活体组织进行病理学检查和结核分枝杆菌培养。对于肺内结核病灶，可以采集分泌物或冲洗液标本做病原体检查，也可以经支气管肺活检获取标本检查。

5. 结核菌素试验

相比检测结核病，该试验更广泛应用于检出结核分枝杆菌的感染。结核菌素试验对儿童、少年和青年的结核病诊断有参考意义。由于许多国家和地区广泛推行卡介苗接种，结核菌素试验阳性不能区分是结核分枝杆菌的自然感染还是卡介苗接种的免疫反应。因此，在卡介苗普遍接种的地区，该试验受到很大限制。目前 WHO 推荐使用的结核菌素为纯蛋白衍化物（purified protein derivative，PPD）和 PPD – RT23。

结核分枝杆菌感染后需 4~8 周才能建立充分的变态反应，在此之前，结核菌素试验可呈阴性；营养不良、HIV 感染、麻疹、水痘、癌症、严重的细菌感染等疾病的结核菌素试验结果则多为阴性或弱阳性。

6. γ – 干扰素释放试验（interferon – gamma release assays，IGRAs）

通过特异性抗原 ES – AT – 6 和 GFP – 10 与全血细胞共同孵育，然后检测 γ – 干扰素水平或采用酶联免疫斑点试验（ELISPOT）测量计数分泌 γ – 干扰素的特异性 T 淋巴细胞，可以区分结核分枝杆菌自然感染与卡介苗接种和大部分非结核分枝杆菌感染，因此诊断结核感染的特异性明显高于 PPD 试验，但由于成本较高等原因，目前多用于研究评价工作，尚未广泛推行。

（三）诊断程序

1. 可疑症状病人的筛选

约86% 活动性肺结核病人和95% 痰涂片阳性肺结核病人有可疑症状。主要可疑症状为：首先咳嗽、咳痰持续 2 周以上和咯血，其次是午后低热、乏力、盗汗、月经不调或闭经，有肺结核接触史或肺外结核。上述情况应考虑到肺结核的可能性，要进行痰抗酸杆菌和胸部 X 线检查。

2. 是否为肺结核

凡胸部 X 线检查肺部发现有异常阴影者，必须通过系统检查确定病变性质是结核性或其他性质。如一时难以确定，可经 2 周左右观察后复查，大部分炎症病变会有所变化，肺结核则变化不大。

3. 有无活动性

如果诊断为肺结核，应进一步明确有无活动性，因为结核活动性病变必须给予治疗。活动性病变在胸片上通常表现为边缘模糊不清的斑片状阴影，可有中心溶解或空洞，或出现播散病灶。胸片表现为钙化、硬结或纤维化，痰检查不排菌，无任何症状为无活动性肺结核。

4. 是否排菌

确定活动性后还要明确是否排菌，是确定传染源的唯一方法。

5. 是否耐药

通过药物敏感性试验确定是否耐药。

6. 明确初、复治

病史询问明确初、复治病人，两者治疗方案迥然不同。

四、鉴别

1. 肺炎

主要与继发性肺结核鉴别。各种肺炎因病原体不同而临床特点各异，但大都起病急，伴有发热，咳嗽、咳痰明显，血白细胞和中性粒细胞增高。胸片表现密度较淡且较均匀的片状或斑片状阴影，抗菌治疗后体温迅速下降，1~2周阴影有明显吸收。

2. 慢性阻塞性肺疾病

多表现为慢性咳嗽、咳痰，少有咯血。冬季多发，急性加重期可有发热。肺功能检查为阻塞性通气功能障碍。胸部影像学检查有助于鉴别诊断。

3. 支气管扩张

慢性反复咳嗽、咳痰，多有大量脓痰，常反复咯血。轻者 X 线胸片无异常或仅见肺纹理增粗，典型者可见卷发样改变，CT 特别是高分辨率 CT 能发现支气管腔扩大，可确诊。

4. 肺癌

肺癌患者多有长期吸烟史，表现为刺激性咳嗽，痰中带血，胸痛和消瘦等症状。胸部 X 线或 CT 表现肺癌肿块常呈分叶状，有毛刺、切迹。癌组织坏死液化后，可以形成偏心厚壁空洞。多次痰脱落细胞和结核分枝杆菌检查及病灶活体组织检查是鉴别的重要方法。

5. 肺脓肿

多有高热，咳大量脓臭痰。胸片表现为带有液平面的空洞伴周围浓密的炎性阴影。血白细胞和中性粒细胞增高。

6. 纵隔和肺门疾病

小儿胸腺在婴幼儿时期多见，胸内甲状腺多发生于右上纵隔，淋巴系统肿瘤多位于中纵隔，多见于青年人，症状多，结核菌素试验可呈阴性或弱阳性。皮样囊肿和畸胎瘤多呈边缘清晰的囊状阴影，多发生于前纵隔。

7. 其他疾病

肺结核常有不同类型的发热，需与伤寒、败血症、白血病等发热性疾病鉴别。伤寒有高热、白细胞计数减少及肝脾大等临床表现，易与急性血行播散型肺结核混淆。但伤寒常呈稽留热，有相对缓脉，皮肤玫瑰疹，血、尿、便的培养检查和肥达试验可以确诊。败血症起病急，寒战及弛张热型，白细胞及中性粒细胞增多，常有近期感染史，血培养可发现致病菌。急性血行播散型肺结核有发热、肝脾大，偶见类白血病反应或单核细胞异常增多，需与白血病鉴别。后者多有明显出血倾向，骨髓涂片及动态 X 线胸片随访有助于诊断。

五、西医治疗

（一）原则

西医治疗原则是早期、规律、全程、适量、联合。

（二）主要作用

（1）杀菌作用。迅速地杀死病灶中大量繁殖的结核分枝杆菌，使病人由传染性转为非传染性，减轻组织破坏，缩短治疗时间，可早日恢复工作，临床上表现为痰菌迅速阴转。

（2）防止耐药菌产生。防止获得性耐药变异菌的出现是保证治疗成功的重要措施，耐药变异菌的发生不仅会造成治疗失败和复发，而且会造成耐药菌的传播。

（3）灭菌彻底。杀灭结核病变中半静止或代谢缓慢的结核分枝杆菌是化学治疗的最终目的，使病人完成规定疗程治疗后复发率很低。

（三）常用抗结核病药物

1. 异烟肼

异烟肼（INH）是单一抗结核药物中杀菌力最强者，尤其是在早期杀菌时。它对巨噬细胞内外的结核分枝杆菌均具有杀菌作用。最低抑菌浓度为 0.025 ~ 0.05ug/mL。口服后迅速吸收，血中药物浓度可达最低抑菌浓度的 20 ~ 100 倍。脑脊液中药物浓度也很高。用药后经乙酰化而灭活，乙酰化的速度决定于遗传因素。成人剂量每日 300mg，顿服；儿童为每日 5 ~ 10mg/kg，最大剂量每日不超过 300mg。结核性脑膜炎和血行播散型肺结核的用药剂量可加大，儿童 20～30mg/kg，成人 10～20mg/kg。偶可发生药物性肝炎，肝功能异常者慎用，需注意观察。

2. 利福平

利福平（RFP）对巨噬细胞内外的结核分枝杆菌均有快速杀菌作用，特别是对 C 菌群有独特的杀菌作用。最低抑菌浓度为 0.06～0.25ug/mL。INH 与 RFP 联用可显著缩短疗程。口服 1～2 小时后达血药峰浓度，半衰期为 3～8 小时，有效血药浓度可持续 6～12 小时，药量加大则持续时间更长。口服后药物集中在肝脏，主要经胆汁排泄，胆汁药物浓度可达 200ug/mL。未经变化的药物可再经肠吸收，形成肠肝循环，能保持较长时间的高峰血药浓度，故推荐早晨空腹或早饭前半小时服用。由于利福平及其代谢物为橘红色，服药物后大小便、眼泪等可见橘红色，需注意与异常情况相区分。成人剂量为每日 8～10mg/kg，体重在 50kg 及以下者为 450mg，50kg 以上者为 600mg，顿服。儿童每日 10～20mg/kg。间歇用药为 600～900mg，每周 2 次或 3 次。用药后如出现一过性转氨酶上升可继续用药，加护肝治疗观察，如出现黄疸应立即停药。流感样症状，皮肤综合征、血小板减少则多在间歇疗法出现。妊娠 3 个月以内者忌用，超过 3 个月者要慎用。其他常用利福霉素类药物有利福喷丁（rifapentine，RFT），该药血清峰浓度和半衰期分别为 10～30ug/mL 和 12～15 小时，RFT 的最低抑菌浓度为 0.015～0.06ug/mL，比 RFP 低很多。上述特点说明，RFT 适于间歇使用，使用剂量为 450～600mg，每周 2 次。RFT 与 RFP 之间完全交叉耐药。

3. 吡嗪酰胺

吡嗪酰胺（PZA）具有独特的杀菌作用，主要是杀灭巨噬细胞内酸性环境中的 B 菌群。在 6 个月标准短程化疗中，PZA 与 INH 和 RFP 联合用药，是三种不可缺的重要药物。对于新发现初治涂阳病人，PZA 仅在前两个月内使用，因为使用 2 个月的效果与使用 4 个月和 6 个月的效果相似。成人用药为 1.5g/d，每周 3 次，儿童每日为 30～40mg/kg，常见不良反应为高尿酸血症、肝损害、食欲缺乏、关节痛和恶心。

4. 乙胺丁醇

乙胺丁醇对结核分枝杆菌的最低抑菌浓度为 0.95～7.5ug/mL，口服易吸收，成人剂量为 0.75～1.0g/d，每周 3 次。不良反应主要是视神经炎，所以应在治疗前测定视力与视野，治疗中需密切观察此方面的变化，提醒病人发现视力异常应及时就医。由于儿童表达能力较差且无症状判断能力，故不用。

5. 链霉素

链霉素对巨噬细胞外碱性环境中的结核分枝杆菌有杀菌作用。肌内注射，每日量为 0.75g，每周 5 次；间歇用药每次为 0.75～1.0g，每周 2～3 次。不良反应主要为耳毒性、前庭功能损害和肾毒性等，要严格掌握使用剂量，儿童、老人、孕妇、听力障碍者和肾功能不良者等要慎用或不用。

六、中医源流

从其发病及临床特征分析，本病属于中医学中"肺痨"范畴。中医学对本病的论述甚详，有"肺痨""劳瘵""急痨""劳嗽"等不同称谓。

（一）历代对肺痨的认知

1. 秦汉时期

这个时期的医籍中无肺痨病名，大多归于"虚损""虚劳"一类病证中，并描述了与肺痨主要症状相似的临床表现，如《素问·玉机真脏论》载："大骨枯槁，大肉陷下。胸中气满，喘息不便，内痛引肩项，身热……眶陷，真脏见目不见人，立死，其见人者，其所不胜之时则死。"《灵枢·邪气脏腑病形》又云："肺脉……微急为肺寒热怠惰，咳唾血，引腰背胸，若鼻息肉不通。缓其为多汗……微大为肺痹引胸背，起恶日光。小其为泄，微小为消。滑其为息贲上气……微涩为鼠瘘，在颈支腋之间，下不胜其上，其应善酸矣。"此期对肺痨症状的描述主要为消瘦、咳血、身热等，与现代研究基本一致。

（1）病因病机。

此时期将肺痨归为"虚劳"范畴。如《素问》所说的"精气夺则虚"可视为虚证的提纲。《金匮要略》首先提出了虚劳的病名，病机主要为阴血亏虚，气血不足，虚劳脱气，虚劳无子，虚劳盗汗，虚劳脉大，虚劳革脉和虚劳与季节八方面，大多涉及阴阳或气血两虚，这是由于阴阳互根，虚劳病久，阴虚之极必损阳，阳虚之极必伤阴。此处所述虚劳是指劳伤所致的慢性衰弱性疾病的总称，与后世所说的肺痨又有所不同。

（2）治法。

《黄帝内经》确立了虚、损、劳的治则治法。如《素问》提出"虚则补之"。《素问·至真要大论》载"劳者温之……损者补之"。《素问·阴阳应象大论》云"因其衰而彰之。形不足者，温之以气；精不足者，补之以味"。《灵枢·本神》载"五者以伤、针不可以治之也"等治疗原则。"虚劳"包括肺痨在内，分为阴虚、阳虚、阴阳两虚、瘀血、凝滞等多种，本病属于肾阳虚治疗，应以甘温补阳为主，符合"劳者温之"之则。

《黄帝内经八十一难经》承《黄帝内经》之旨，既以皮毛、血脉、肌肉、筋和骨等分层次，又以五脏分先后说明病因和病理两方面，云"损其肺者，益其气；损其心者，调其荣卫；损其脾者，调其饮食，适其寒温；损其肝者，缓其中；损其肾者，益其精"，说明了五脏虚损的治疗大法，其对虚劳的治法论述较《黄帝内经》更为具体。《黄帝内经》《黄帝内经八十一难经》只提出虚劳、虚损的总体治疗原则，无具体的针对肺痨治法的认识及记载。此外《金匮要略·血痹虚劳病脉证并治》写道："若肠鸣，马刀挟瘿者，皆为劳得之"，所谓"马刀挟瘿"即现代医学所说淋巴结炎或淋巴结结核之类的病症，淋巴结结核是肺结核常见的并发症，可见早在1 500年前我国医家已认识到肺结核与周围淋巴结结核的关系。

综上，秦汉时期我国古代医家对肺痨的论述，以虚劳、虚损为主，病机认识亦局限于五脏阴阳虚损，治疗原则着重于补虚。此期虽然没有劳极成瘵一类的疾病，但为后世在肺痨的诊治理、法、方、药方面奠定了一定基础。

2. 隋唐宋金元时期

（1）症状。

关于其症状的描述，《诸病源候论·虚劳病诸候上》中载"夫虚劳者，五劳、六极、七伤是也"。《诸病源候论·虚劳羸瘦候》谓"虚劳之人，精髓萎竭，血气虚弱，不能充盛肌肤，此故羸瘦也"。《诸病源候论·虚劳病诸候上》"虚劳而咳嗽者，脏腑气衰，邪伤于肺故也。久不已，令人胸背微痛，或惊悸烦满，或喘息唾血，此皆脏腑之咳也"。以上的论述如消瘦、咳嗽、咯血等与肺痨临床表现一致。对肺痨症状论述较为详细的当属唐王焘《外台秘要》，谓："一曰骨蒸……旦起体凉，日晚即热，烦躁，寝不能安，食无味……因兹渐渐瘦损，初著盗汗，盗汗以后即寒热往来，寒热往来以后即渐加咳，咳后面色白，两颊见赤，如胭脂色，团团如钱许大，左卧即右出，唇口非常鲜赤。"此期对肺痨症状的描述较为深入，除身体消瘦外，还认识到咳喘、咯血、潮热、盗汗等，明确了发热为潮热，提出了面颊如胭脂色，并对盗汗做了描述。

（2）病因病机。

隋巢元方《诸病源候论》将67类病证分别以候立纲，对其病因、病机、病变与证候等作全面阐述。其中尤以"虚劳"一病的论述更为突出。如《虚劳病诸候上·虚劳咳嗽候》"虚劳而咳嗽者，脏腑气衰，邪伤于肺故也。久不已，令人胸背微痛，或惊悸烦满，或喘息上气，或咳逆唾血，此皆脏腑之咳也。然肺主于气，气之所行，通荣脏腑，故咳嗽俱入肺也"，指出虚劳咳嗽病位在肺，属于脏腑之咳。《虚劳病诸候下·虚劳骨蒸候》"骨蒸，其根在肾"，指出骨蒸的根源在肾。宋许叔微《普济本事方·诸虫飞尸鬼疰》指出"肺虫居肺叶之内，蚀人肺系，故成瘵疾，咯血声嘶，药所不到，治之为难"；唐孙思邈《备急千金要方》云"劳热生虫在肺"；唐王焘《外台秘要》指出"肺痨热，损肺生虫……生肺虫，在肺为病"。以上记载明确提出了"肺虫"致病说，明确肺痨病位主要在肺。虽然医家由于历史条件限制，没有认识到结核菌，但"肺虫"致病说的提出已初步考虑到生物性病原的致病因素，这是这一时期关于肺痨认识的重大突破。

（3）治法。

李东垣创立脾胃论，认为百病多与内伤脾胃有关，治当以补脾胃为主，虚劳亦在此列，"培土生金"是为后世创立治疗虚劳的法则之一。《脾胃论》中有载："遇早晚寒热，日高之后，阳气将旺，复如热火。"李东垣发现上午发热的热型，这是严重结核病最特别的一种弛张热型。《丹溪心法》论"痨瘵主乎阴虚，痰与血病"，治法偏重滋阴。元葛可久《十药神书》是我国现存第一部治疗肺痨的专著，对肺病的病因病机有较为全面的论述，全书仅10首方剂，但体现了肺痨的阶梯治疗方法，"如呕血咳嗽者，先服十灰散揭住；如不住者，须以花蕊石散止之……止血之后，患人必疏解其体，用独参汤补之……次服保真汤止嗽宁肺"，指出肺痨的治疗首先止血，然后止咳止嗽，最后补虚，循序渐进，有理有据，同时采用药食同源的治疗方法，另辟蹊径。

3. 明清时期

（1）病因病机。

明徐春甫《古今医统大全》谓"凡人平素保养元气，爱惜精血，痨不可得而传。惟夫纵欲多淫，若不自觉，精血内耗，邪气外乘内受……气虚血痿，最不可入痨瘵之门，吊丧问疾，衣服器用中，皆能乘虚而染触"，指出肺痨的发生虽可由于外界病原微生物感染所致，但患者正气虚衰起着决定性作用。明喻嘉言《医门法律》云"瘀积不行；血瘀则营虚，营虚则发热，热久则蒸其所瘀之血，化而为虫，遂成传尸瘵证"，指出肺痨的主要病因为痨虫及正虚，但瘀血日久也可引起痨瘵，为肺痨的治疗提供了一个新思路。清陈修园谓"痨症……大抵外感、内伤、七情过用皆能致之"，明确指出肺痨的病因不出内、外二因。

（2）治法。

明龚居中《红炉点雪》是讨论虚损痨瘵证治的专书之一，全书纲领主以水竭火炼金伤立论，提出益水清金降火的治疗原则。书中提到"夫结核者，相火之所为……初或寒热似疟，形容渐悴，久则肌肉渐消，咳嗽失血，潮汗遗滑等证。治之之法，亦必益水清金，滋阴抑阳，兼以开结理气之品，务使水升火降，津液流通，核消块散，庶无后虑矣"。同时指出结核主方药物为玄参、桔梗、连翘、射干、黄芩、海藻、海带等消散去火之品。明虞抟《医学正传·劳极》论肺痨"治之之法，一则杀其虫，以绝其根本；一则补其虚，以复其真元"，提出了补虚与杀虫的两大治疗法则。明李梴撰《医学入门·痨瘵》云"初与开关起胃房。久则平补火自息，扶正祛邪虫亦亡"，提出分阶段论治肺痨；初期养胃，中期降火滋阴，后期扶正，并强调扶正的重要性。明李中梓《医宗必读·虚痨》谓"法当补虚以补其元，杀虫以绝其根"，强调扶正与杀虫同样重要。又提出祛邪之法、扶正之法、扶正祛邪并施、对症治疗、论体治疗、分阶段治疗等方法。

秦汉时期认为肺痨属于虚劳、虚损的范畴，提示本病的发展可导致患者身体日益消瘦，体虚不复，形成劳损；治法以补虚为主。隋唐时期，将本病与虚劳有所区分，确定了病位在肺，认识到本病具有传染性，为"痨虫"所致，代表方剂有石灰散、月华丸等。明清以后对肺痨病因病机的认识及理、法、方、药日趋系统完善，认为本病的病因为外感和内伤所致，外因系指痨虫传染，内因系指正气虚弱，两者往往互为因果；治法以补虚和杀虫为主，代表方剂常在辨证基础上配合抗痨杀虫药物如百部、白及、功劳叶、葎草等。

（二）病因病机

中医学里认为，肺痨是由正气虚弱，感染痨虫，侵袭肺脏所致，具有传染性的慢性虚弱疾患。由于劳损发生在肺部，故而称为"肺痨"。其特征主要为咳嗽、咯血、潮热、盗汗及身体日渐消瘦。西医的肺结核、肺外结核可按本病辨证论治。

本病病因可分为外因、内因，外因为感染痨虫伤人，内因为正气虚弱，两者互为因果，外因是致病的重要条件，而内因是发病的关键。痨虫传染是形成本病的唯一因素，因直接接触痨病患者，痨虫侵入人体而发病。正气虚弱，因禀赋不足，或后天嗜欲无节，或病后失养，抗病力减弱，痨虫易于感染。病变主要在肺，可累及脾肾，甚则传遍五脏，病理性质主属阴虚，以阴虚肺燥为主要表现，并可导致气阴两虚，甚则阴损及阳，以致阴阳两虚的严重证候。

肺痨的病位主要在肺，基本病机为阴虚，发展与脾肾两脏的关系最为密切，同时也可涉及心肝。初起病变在肺，以阴虚为主（由于痨虫从鼻吸入，直接侵蚀肺脏，损伤肺阴），继可导致阴虚火旺，肺肾两虚，相火内炽；或阴伤及气，肺脾同病，甚则阴损及阳，故后期多发展为肺脾肾三脏同病，此外，也可涉及心肝，致肝火偏旺，上逆侮肺，甚则肺虚不能佐心治节血脉之运行而心肝肺脾肾同病。病程长短不一，轻者及时治疗，很快痊愈，重者失治误治，病程长，可能变生他证。

（三）诊断

（1）四大主症。

①咳嗽：虚火灼金，肺阴耗损，清肃失权，则见咳嗽，其特点为干咳，咳痰为初咳无痰，继有少量的黄白色黏痰，或痰中带血。

②咳血：阴虚火旺，迫伤肺络所致，特点是初始时咳嗽痰中带血，多为血渗痰中，成丝或点状；继之有小血块，色红，甚之大量咳血。

③潮热：其病理为水亏火旺，水不制火所致，特点为午后或夜间发热，一般在早晨热退身凉，或稍有小劳，即见低热。

④盗汗：眠时全身汗出，醒后即止。阴引阳入则眠，现阴虚不能引阳入内，则浮阳外越，浮阳失于卫外，致腠理不固，因而汗出，醒后阳气外达，腠理致密，故而汗止。

（2）常有与肺痨患者的长期接触史。

（3）结合现代医学，运用痰涂片或痰培养进行诊断。X线摄片有助于了解病情的发展程度。血沉、结核菌素试验有助于诊断。

七、辨证论治

（一）肺阴亏损型

主要是干咳，咳声短促，咳少量痰，黏痰，或痰中带血丝或血点，色鲜红，胸部隐隐闷痛，手足心热主要是在午后出现，皮肤干、口干，或有少许盗汗，舌尖红，苔薄白，脉细或兼数。治以滋阴润肺，方用月华丸。本方由沙参、麦冬、天冬、生地黄、熟地黄、阿胶、山药、茯苓、桑叶、菊花、百部、川贝母、三七、獭肝组成。若咳嗽频而痰少质黏，可酌加甜杏仁、贝母、海蛤壳、竹茹；痰中带血较多，宜加白及、仙鹤草、白茅根、藕节等；若低热不退，可配银柴胡、地骨皮、功劳叶、胡黄连等；若久咳不已，声音嘶哑，加诃子皮、木蝴蝶、凤凰衣等。

（二）虚火灼肺型

咳嗽比较气急，痰偏少且质地较为黏稠，偶有咯血，鲜红色血，午后潮热，骨蒸潮热，五心烦热，颧红，盗汗量多，心烦口渴，失眠，脾气急躁易怒，甚则胸胁掣痛，男子可见遗精，女子月经不调，形体消瘦，舌红而干，苔薄黄或剥，脉细数。治以滋阴降火，方用百合固金汤合秦艽鳖甲散。百合固金汤由生地黄、熟地黄、百合、麦冬、贝母、当归、白芍、玄参、桔梗、甘草组成；秦艽鳖甲散由秦艽、青蒿、柴胡、地骨皮、鳖甲、知母、乌梅、当归组成。前方功能滋养肺肾；后方滋阴清热除蒸。若火旺较甚，热象明显，当增入胡黄连、黄芩；若咳痰黄稠量多，酌加桑白皮、竹茹、海蛤壳、鱼腥草等；咯血较著，加丹皮、藕节、紫珠草、醋制大黄等，或配合十灰散；盗汗较著，酌加五味子、瘪桃干、糯稻根、浮小麦、煅龙骨、煅牡蛎等；胸胁掣痛，加川楝子、广郁金等；烦躁不寐，加酸枣仁、夜交藤、龙齿；若遗精频繁，加黄柏、山茱萸、金樱子。服本方碍于脾胃湿困者可酌加佛手、香橼。周劲勇 2020 年曾在研究百合固金汤合肺痨汤治疗阴虚火旺肺结核的论文中发现，两组患者经过治疗后，观察组的治疗有效率低于对照组（P＜0.05），三项中医证候积分均低于对照组（P＜0.05），肺功能优于对照组（P＜0.05）。

（三）气阴耗伤型

咳嗽是无力的，气短声低，痰色白，质地清稀，偶夹有血或咯血，但血色是淡的，咯淡红血，伴有午后潮热，气虚不固，畏风怕冷，加之阴虚，故自汗和盗汗并见，气虚则见纳少神疲，脾气虚则运化失司，见便溏。望诊面色白，颧红；舌质光淡、边有齿印，苔薄，脉细弱而数。治疗上予益气养阴，代表方用保真汤。本方由人参、黄芪、白术、白茯苓、赤茯苓、麦冬、天冬、生地黄、五味子、当归、白芍、熟地黄、陈皮、知母、黄柏、地骨皮、柴胡、厚朴、莲须、生姜、甘草、大枣组成，并可加百部、冬虫夏草、白及。若咳嗽痰白，可加姜半夏、橘红等；咳嗽痰稀量多，可加白前、紫菀、款冬、苏子；咯血色红量多，加白及、仙鹤草、地榆等；若骨蒸盗汗，酌加鳖甲、牡蛎、五味子、地骨皮、银柴胡等；如纳少腹胀，大便溏薄，加扁豆、苡仁、莲肉、山药、谷芽等。

（四）阴阳虚损型

常见咳嗽喘息少气，咳痰色白，或夹有血丝，血色暗淡，潮热，自汗，盗汗，声音嘶哑甚至失音，头面浮肿，心悸，唇色紫黯，四肢逆冷，形体寒冷，或者五更泄泻，口舌生疮，大肉尽脱，男子滑精，阳痿，女子经少、经闭，舌淡紫，少津，脉微细而数，或虚大无力。治以滋阴补阳，方用补天大造丸。本方由人参、黄芪、白术、山药、茯苓、枸杞子、熟地黄、白芍、龟甲胶、鹿角胶、紫河车、当归、酸枣仁、远志组成，另可加百合、麦冬、阿胶、山茱萸。若肾虚气逆喘息，配冬虫夏草、蛤蚧、紫石英、诃子；心悸者加柏子仁、龙齿、丹参；见五更泄泻，配煨肉蔻、补骨脂；阳虚血瘀，唇紫水停肢肿者，加红花、泽兰、益母草、北五加皮。施金春在2022年《扶正抗痨汤联合化疗治疗复治肺结核的临床观察》中载：扶正抗痨汤：甘草6g，五味子9g，熟地黄、白及、陈皮、生地黄、百部、麦冬各12g，黄芪、白术、沙参各15g，茯苓18g，水煎服至400mL，200mL/次，2次/天，连续服药5天，停药2天，以此重复。治疗时间为8个月。

（五）对症治疗

1. 咳血

肺痨咳血，轻者痰中带血，重者大量咳血，甚则血出如涌。主要是痨虫蚀肺，肺伤络破所致。除用上述方法进行整体治疗外，亦可用下方单止其血：白及30g、三七参5g、生地10g、茜草10g、黄芩10g、仙鹤草30g、大小蓟各30g。方中白及、仙鹤草止血，生地、茜草、黄芩、大小蓟以凉血止血，三七参止血化瘀。若咳血如涌，血色鲜红者，为火热内盛，迫血外溢所致。用犀角地黄汤加味：犀角6g、生地10g、丹皮10g、白芍10g、炒大黄6g、黄连6g、仙鹤草30g、三七参5g。方中犀角、生地、丹皮凉血止血，黄连、大黄清热止血，仙鹤草、三七参止血化瘀，白芍柔肝止血。若出血如涌，肢冷汗出者，为阴损及阳，气不摄血所致可用独参汤——人参15g，以补气摄血。

2. 骨蒸潮热

午后或夜间身热为甚，手足如灼，因阴虚而热自内生，触之灼手，故叫骨蒸。白昼阳气盛，夜间阴气盛，午前属阳，午后属阴，病人阴液亏虚，无力以抗邪，至午后或夜间得阴来复助，从而邪正交争加剧，故午后身热为甚。因其热有定时，故叫潮热。手足背属阳，手足掌为阴，阴虚而内热炽盛，故自觉手足掌心灼热。总为阴虚内热所致，宜滋阴清热除蒸为治。用清骨散加减：银柴胡10g、胡黄连10g、秦艽10g、生鳖甲15g、地骨皮10g、青蒿10g、知母10g、生地10g、白薇10g。方中鳖甲、知母、生地滋阴清热，鳖甲又可引诸药入里，银柴胡、地骨皮、秦艽、青蒿、白薇、胡黄连清虚热除骨蒸，共奏清骨退热、滋阴潜阳之功。

3. 盗汗

睡即汗出，醒即汗收，故叫盗汗。因阳入于阴则睡，阳出于阴则醒，今阴液亏虚，不能潜阳，阳气外越，挟津外泄，故睡即汗出，醒即汗收。治宜滋阴清热固表。方用当归六黄汤加减：黄芪30g、当归10g、生地10g、黄连6g、黄芩6g、黄柏6g、太子参10g、山茱萸10g、五味子10g、浮小麦15g。方中太子参、黄芪、浮小麦益气固表止汗，生地、山茱萸、五味子、当归滋阴养血，黄连、黄芩、黄柏泻火坚阴。

4. 咳嗽

病虫蚀肺，肺阴受伤，清肃失职，肺气上逆所致。一般以干咳少痰为主。治以养阴润肺止咳，方用沙参麦冬汤加减：沙参 10g、麦冬 10g、玉竹 13g、贝母 10g、杏仁 10g、百部 10g、百合 10g、功劳叶 10g。方中沙参、麦冬、玉竹、百合养阴润肺，贝母、杏仁化痰止咳，百部、功劳叶清热杀痨虫。

八、外治法

1. 中药外用

（1）消瘰膏。五灵脂、白芥子各 60 克，甘草 6 克，共研细末，用醋调成糊状，在热水中蒸 5 分钟，趁热敷于背部，每晚睡前敷用，12 小时后取下，连用三夜。第二、三次敷用前需再加醋调匀蒸热，每次沿脊柱敷布，敷布面积约 10 厘米宽、25～30 厘米长。但三次涂敷的顺序不同，第一夜从第 1 胸椎向下敷布，第二夜从尾骨向上敷布，第三夜从脊柱中央向上下敷布。

（2）药方：大蒜 10g，硫黄 6g，肉桂、冰片各 3g。制用法：肉桂，研为细末，过筛；再和硫黄、冰片混合，研均匀；然后和大蒜共捣一起，油纱布（油的种类不限）2～4 层包裹，敷双足涌泉穴，局部发赤，有烧灼感时去掉（至少要敷 2 小时）。

2. 隔蒜灸

赵氏等治疗难治性肺结核 80 例，患者病情都比较严重，均为长期用抗痨药物治疗而痰菌持续或断续反复阳性，并对大部分抗痨药物耐药者。取穴分为两组：①百劳（双）、肺俞（双）、膏肓（双）。②中府（双）、膻中、关元、足三里（双）。采用隔蒜灸每穴灸 7 壮，每壮含甲级纯艾绒 250mg，每周灸治 3 次，每次轮回灸治 1 组穴位，3 个月为 1 疗程。患者全部住院治疗。艾灸期间除给予口服异烟肼（INH）300mg/d 外，停用其他抗痨药，一般症状对症处理。80 例难治性肺结核患者经艾灸治疗后，显效 19 例，好转 33 例，有效率为 65%。同时肌体细胞免疫功能低下状态得到纠正，表现为 OKT4（TH）细胞数量增高，OKT4/OKT8 异常比值纠正，IL2 及 NK 细胞活性增强。提示艾灸可能是通过增强 T 辅助细胞功能，促使 IL2 合成、释放增加，促进 NK 细胞活性以及调整 TH/Ts 比值而起到治疗作用的。

九、调护

1. 科学调理饮食

"精不足者补之以味"，肺结核患者应该适当地增加营养，如鸡、鸭、牛肉、瘦猪肉等血肉有情之品，促使体力恢复，但亦要忌食辛辣热燥及有刺激性的食品。结核病是一种慢性消耗性疾病，蛋白质分解代谢显著增强，造成蛋白质过多分解，出现蛋白质、能量不足，因此，结核病患者科学增加营养和调理饮食，对增加机体免疫力，提高治疗效果，促进疾病早日痊愈至关重要。在饮食上注意：①供给充足能量。因为结核病患者长期发热、盗汗等增加能量消耗，能量供给超过正常人。②供给足量优质蛋白质。病灶的修复需要大量的蛋白质。提供足够蛋白质，有助于体内免疫球蛋白的形成和纠正贫血症。宜选择肉类、奶类、蛋类、禽类等优质蛋白质为主的食物。牛奶和奶制品是结核病患者最好的食物。③供给丰富维生素。维生素 C 可以帮助机体恢复健康，维生素 B 能减少抗结核药物的不良反应，维生素 A 可增强上皮细胞的抵抗力，维生素 D 可帮助钙的吸收。应多选用新鲜的蔬菜、水果、鱼虾、动物内脏和蛋类。④供给适量的矿物质和水分。肺结核患者有可能出现贫血，因此要注意补给含铁丰富的食物，肉类、蛋黄、动物肝脏、绿叶蔬菜等都是铁的良好来源。长期发热、盗汗的患者，应及时补充钾、钠和水分。

总之，结核病患者要学会安排合理、平衡的膳食，提供既富含营养又易消化的饮食，提倡食物多样、荤素搭配、营养全面。避免辛辣等刺激性食物，禁止饮酒。发热患者宜进细软、易消化的半流质食物。

2. 充分休息

肺结核患者应注意休息，保证充分的休息时间。不宜进行耐力性运动，如长距离的步行、游泳、骑车等，也不要做深呼吸运动，特别是在病情尚不稳定时期，以免体力过度消耗，并加重咳嗽和胸痛。肺结核患者处于进展期应卧床休息，尤其是发热、咯血和肺代偿功能不全者，甚至在疾病痊愈后也不能马上恢复高强度的运动和工作，以免复发。

3. 消除患者不良心理因素

病人应该乐观，清心寡欲，莫受不良的精神刺激。在不发高热或不大咯血的情况下，可以适当地参加体育锻炼，如室外散步、太极拳、柔软体操，或参加其他有益的文娱活动，以调节心身。在恢复期间，由医护人员指导下鼓励病人参加轻微劳动。

结核病是一种病因明确、可防可治的疾病，绝大多数患者只要坚持合理的治疗，一般都能治愈。人们都应当了解结核病的预防、治疗和康复知识，提高对结核病的认识，尊重患者，不要厌烦歧视，消除社会偏见。对患者日常生活中遇到的困难，要积极帮助解决。肺结核病程长，治愈慢，患者长期服药，可能出现悲观与抑郁心理，或脾气暴躁，情绪不稳定，我们要以同情心和爱心多与患者交流，唤起患者战胜疾病的勇气和信心，消除不良心理因素。

4. 食疗养生方

在抗结核化疗及中药治疗基础上，应用中医食疗方法调治更有助于疾病的康复。中医学认为，肺结核的病理特点以阴虚为根本。痨虫蚀肺，耗损肺阴，致阴虚火旺，或气阴两虚，甚则阴损及阳。病初在肺，继而累及脾肾。因此，滋阴润肺、补益脾肾、阴阳俱补是食疗的原则。针对肺结核患者的症状、舌脉特点，分为肺阴亏损、虚火灼肺、气阴耗伤、阴阳虚损证，推荐食疗处方。

（1）百合麦冬山药粥：

百合 50g，麦冬 30g，山药 100g，粳米 100g，冰糖适量。先将麦冬煎汁备用；将山药洗净去皮（刨去外表皮）切成小块；将百合掰瓣洗净，加清水浸泡片刻；将粳米淘洗干净，加水适量煮粥，待粥半熟时，加入麦冬汁、百合、山药和冰糖，煮至粥稠即成。本食疗方养阴清肺。适用于肺结核肺阴亏损，以干咳为主、痰少不易咯出者。

（2）地骨皮老鸭汤：

老鸭 1 只，地骨皮 30g，生姜 3 片，食盐少许。将老鸭去毛杂，洗净，切块；余药布包，同入锅中，加清水适量同煮，食盐少许后入，煮至老鸭熟后去药包即可服食。本食疗方滋阴清肺。适用于肺结核肺阴亏损，干咳，咳声短促，痰中有时带血，手足心热者。

（3）百合荸荠雪梨羹：

鲜百合 30g，鲜荸荠 30g，雪梨 1 个，冰糖适量。先将荸荠洗净，去皮捣烂；雪梨洗净，切碎，去核；再将 3 味混合共水煎，加入冰糖，煮至熟烂汤稠后加入藕粉。本食疗方养阴清热、润肺止咳。适用于肺结核虚火灼肺证。

（4）沙参贝母粥：

南沙参 30g，川贝母粉 6g，粳米 50g，冰糖适量。先将沙参煎熬取汁，去渣，放入粳米煮成稀粥，加川贝母粉、冰糖调匀即可食用。本食疗方养阴润肺、清肺化痰。适用于肺结核虚火灼肺证，咳嗽，咯白黏痰或黄痰者。

（5）黄精炖瘦猪肉：

黄精 50g，瘦猪肉 200g，食盐少许。黄精切成小丁，瘦猪肉切成小块，放碗内隔水炖熟，食盐少许后入。本食疗方补中益气，养阴润肺。适用于肺结核气阴耗伤证。

（6）百合童子鸡：

百合 30g，炙百部、麦冬各 20g，童子鸡 1 只，少许葱、姜、盐。童子鸡去毛杂，将诸药布包，纳诸药于鸡腹中，放入葱、姜各少许及清水适量，文火炖熟，食盐少许后入，去药渣，食鸡饮汤。本食疗方养阴润肺、扶正补虚。适用于肺结核气阴耗伤证。

（7）参麦饮：

人参、麦冬、百部、红枣各 15g，冰糖适量。人参切片后与麦冬、百部、红枣一并煎煮，去渣取汁，放入冰糖调匀即成。本食疗方益气养阴、润肺止咳。适用于肺结核气阴耗伤、阴阳虚损证。

（8）人参枸杞炖乳鸽：

人参 15g，枸杞子 15g，生姜 6g，乳鸽 1 只，食盐少许。乳鸽洗净后斩块，和清水一起放入锅里烧开后煮 2 分钟，捞出冲洗干净；将焯过的乳鸽、人参、枸杞、生姜一起放入砂锅，加入足量清水烧开，再转微火慢炖约 2 小时，食盐少许后入。本食疗方益气养阴、滋补肺肾、扶正补虚。适用于肺结核气阴耗伤、阴阳虚损证。

5．环境方面

宜居住幽静整洁，阳光充足，空气新鲜的地方。如《医学入门·劳瘵》说："不幸患此疾者，或入山林，或居静室，清心静坐……叩齿，专意保养，节食戒欲，庶乎病可断根。若不遵此禁忌，服药不效。"

6. 积极锻炼身体

增强体质，定期进行健康检查，争取早发现，早治疗。

7. 向病人宣传教育

不要随地吐痰。病情严重者进行隔离，以免扩散传染。患者衣物及其他用品要经常洗晒，有条件的定期消毒。

8. 接种疫苗

新生儿要及时接种抗结核菌苗。

十、临床经验

肺痨是具有传染性的慢性消耗性疾病。临床以咳嗽、咳血、潮热、盗汗和形体消瘦等为主要症状。本病由正气虚弱、痨虫乘虚入侵所致。吴海雁认为：在治疗上，杀其虫绝其根本，补其虚以复其真元，是治疗肺痨的两大原则。根据病理"主乎阴虚"的特点，应以滋阴为主法，火旺者兼以清火，气虚者予以补气，结合主证，适当随证加减。本病到后期危重阶段，病情则较为复杂，多表现为阴损及阳，阴阳俱虚，气阴并亏之证，治疗大多较难，预后较差，所以本病的早期诊断、早期治疗是至关重要的。

十一、病案举例

患者，女，22岁，2019年11月27日初诊。

主诉：咳嗽、发热、胸闷22天。入院症见：咳嗽，咯少许白痰，右下胸痛，大笑时尤甚，发热，午后明显，体温最高达38.7℃。查体：右下胸廓饱满，语颤减弱，叩诊呈实音，呼吸音减弱。辅助检查：血沉50mm/h，结核菌素试验阳性；胸片示：右侧胸腔积液。行胸穿术，抽出草黄色胸腔积液570mL。西医诊断：结核性胸膜炎；右侧胸腔积液。中医诊断：肺痨；悬饮。予抗结核药治疗。服用抗结核药第10天，患者出现呕吐频繁，吐出胃内容物，不能进食，食入即吐，伴头晕乏力、潮热37.4℃，舌暗红、苔白黄腻，脉弦滑。考虑为抗结核药引起的胃肠道反应，予以静脉滴注葡萄糖液、氨基酸，肌肉注射甲氧氯普胺等对症处理，患者仍干呕不止。邀请吴海雁主任后示：肺结核起因是正气虚弱而感染痨虫，正虚和感染痨虫相互为因，感染痨虫是发病不可缺少的外因，正气虚弱是发病的基础，是痨虫入侵和引起发病的主要内因。痨虫多从口鼻吸入，发病于肺，若未得到及时较好的控制，病邪逐步进展，正气愈发衰弱，可累及脾肾，甚则辗转而传变五脏，治疗时应注意补虚培元，兼顾肺脾，减轻药毒。此患者为抗结核治疗之毒损伤脾胃，证属肺脾气虚，治以补肺健脾，养胃止呕。组方如下：党参25g，白术15g，茯苓

15g，生甘草 10g，法半夏 15g，陈皮 10g，枇杷叶 15g，苏叶 30g，藿香 15g，竹茹 10g，白蔻仁 10g，山楂 15g，炒麦芽 15g，银柴胡 15g，地骨皮 30g，牡丹皮 10g。3 剂，每日 1 剂，水煎分 2 次服。服药 3 剂后，呕吐停止，继续上方调整服药，出院随访回报顺利完成全程治疗。

（周亭君、罗胜）

参考文献

［1］葛均波，徐永健，王辰. 内科学［M］. 9 版. 北京：人民卫生出版社，2018.

［2］ROSEN，DENNIS. Murray & Nadel's textbook of respiratory medicine：the journal of the American medical association［J］. JAMA，2012（1）：p. 92.

［3］肺结核诊断和治疗指南［J］. 中华结核和呼吸杂志，2001（2）：5 - 9.

［4］中华医学会. 肺结核基层诊疗指南（2018 年）［J］. 中华全科医师杂志，2019，18（8）：709 - 717.

［5］中华医学会结核病学分会. 肺结核诊断和治疗指南［J］. 中国实用乡村医生杂志，2013，20（2）：7 - 11.

［6］曹凯，戚力梅，黄东皓.《结核病临床诊疗指南》解读［J］. 中国实用乡村医生杂志，2007，14（1）：3.

［7］张伯礼，吴勉华. 中医内科学［M］. 4 版. 北京：中国中医药出版社，2017.

［8］张丽，瞿融. 简议中医古代文献对肺痨的认识［J］. 河北中医，2016，38（1）：111 - 112，119.

［9］周劲勇. 百合固金汤合肺痨汤治疗阴虚火旺证耐药性肺结核疗效观察［J］. 四川中医，2020，38（8）：73 - 76.

［10］施金春. 扶正抗痨汤联合化疗治疗复治肺结核的临床观察［J］. 现代医学与健康研究电子杂志，2022，6（7）：99 - 102.

［11］周学霞. 对肺结核病人进行健康教育的体会［J］. 中国民族民间医药，2010，19（23）：266.

［12］王豪. 肺结核验方十则［J］. 医药与保健，2007（6）：24 - 25.

［13］刘晓冬. 小儿肺痨中药外治法［J］. 农村新技术，1995（3）：61.

［14］张瑞娟，张丽欣，杨继军，等. 隔蒜灸的临床研究进展［J］. 河北中医药学报，2007，87（4）：40 - 43.

［15］赵粹英. 隔蒜灸治疗难治性肺结核的临床观察［J］. 中国针灸，1996（3）：1 - 3.

间质性肺疾病

一、定义

间质性肺疾病（interstitial lung disease，ILD），亦称为弥漫性实质性肺疾病，其主要损害肺间质和肺泡腔，进而导致肺泡—毛细血管功能单位丧失的弥漫性肺疾病，包括200多个病种。临床主要表现为渐进性劳力性气促、限制性通气功能障碍伴弥漫性功能降低、低氧血症以及影像学上的双肺弥漫性病变，其病程多缓慢进展，逐渐丧失肺泡—毛细血管功能单位，最终发展为弥漫性肺纤维化和蜂窝肺，导致呼吸衰竭而死。目前，间质性肺疾病的发病率在全球呈上升趋势，且所有慢性肺疾病的晚期都存在不同程度的纤维化改变。尤其是特发性肺纤维化，发病率估计每年增长11%，中位生存期3~5年，被称为"慢性肺癌"，严重威胁着人类生命健康，引起医学界的广泛关注。

二、病因

间质性肺疾病包括200多种急性和慢性肺部疾病，既有临床常见病，也有临床少见病，其中大多数疾病的病因还不明确。根据病因、临床和病理特点，2002年美国胸科学会（ATS）和欧洲呼吸学会（ERS）将ILD按以下分类：①已知原因的ILD；②特发性间质性肺炎（idiopathic interstitial pneumonias，IIPs）；③肉芽肿性ILD；④其他罕见ILD。其中特发性间质性肺炎是一组病因不明的间质性肺炎，2013年ATS/ERS将其分为三大类：①主要的特发性间质性肺炎；②少见的特发性间质性肺炎；③未能分类的特发性间质性肺炎。

三、诊断

（一）临床表现

1. 症状

呼吸困难是最常见的症状，疾病早期仅在活动时出现，随着疾病进展呈进行性加重；其次是咳嗽，多为持续性干咳，少有咯血、胸痛和喘鸣。此外需要警惕存在结缔组织疾病的可能性，因此留意患者的全身症状就显得极为重要，如观察有无发热、盗汗、乏力、消瘦、皮疹、肌肉关节疼痛、肿胀、口干、眼干等。不同ILD临床表现不完全一样，多数隐匿起病。

2. 相关病史

心脏病病史、结缔组织疾病病史、肿瘤史、脏器移植史等是应重点询问的重要既往史。一些药物可以诱发肺部的纤维化病变，如胺碘酮、甲氨蝶呤等，故询问药物使用史也尤为重要。另外，还应询问吸烟史（包括每天吸烟支数、烟龄及戒烟时间）、职业或家居环境暴露史、宠物嗜好或接触史。

3. 体征

（1）爆裂音或瓦尔科啰音（Velcro 啰音）：两肺底闻及的吸气末细小的干性爆裂音或 Velcro 啰音，是 ILD，尤其是特发性肺纤维化（idiopathic pulmonary fibrosis，IPF）的常见体征。

（2）杵状指：是 ILD 病人一个比较常见的晚期征象，通常提示严重的肺结构破坏和肺功能受损，多见于特发性肺纤维化。

（3）肺动脉高压和肺心病：ILD 进展到晚期，可以出现肺动脉高压和肺心病，进而表现发绀，呼吸急促，肺动脉瓣第二心音亢进，下肢水肿等征象。

（4）系统疾病体征：皮疹、关节肿胀、变形等可能提示结缔组织疾病。

（二）影像学评价

绝大多数 ILD 病人的 X 线胸片显示弥漫性浸润性阴影，但胸片正常也不能排除 ILD。胸部高分辨率 CT（HRCT）能更细致地显示肺实质异常的程度和性质，能发现 X 线胸片不能显示的病变，是诊断 ILD 的重要工具。ILD 的高分辨率 CT 图像表现包括弥漫性结节影、磨玻璃样变、肺泡实变、小叶间隔增厚、胸膜下线、网格影伴囊腔形成或蜂窝状改变，常伴牵拉性支气管扩张或肺结构改变。

（三）肺功能

ILD 病人以限制性通气功能障碍和气体交换障碍为特征。限制性通气功能障碍表现为肺容量包括肺总量（TLC）、肺活量（VC）和残气量（RV）均减少，肺顺应性降低；第一秒用力呼气容积/用力肺活量（FEV1/FVC）正常或增加。气体交换障碍表现为一氧化碳弥散量（DLCO）减少，（静息时或运动时）肺泡—动脉氧分压差 $PA-aDO_2$ 增加和低氧血症。

（四）实验室检查

常规进行全血细胞学分析、尿液分析和生物化学及肝肾功能、红细胞沉降率检查，结缔组织疾病相关的自身抗体，如抗核抗体、类风湿因子等及抗中性粒细胞胞质抗体检查。如怀疑机会性感染可酌情进行巨细胞病毒或肺孢子菌检查，若怀疑肿瘤则可进一步进行肿瘤细胞检查，这些检查对 ILD 的病因或伴随疾病具有提示作用。

（五）支气管镜检查

纤维支气管镜检查并进行支气管肺泡灌洗（bronchoalveolar lavage，BAL）或（和）经支气管肺活检（transbronchial lung biopsy，TBLB）对于了解弥漫性肺部渗出性病变的性质，鉴别 ILD 具有一定的帮助。正常支气管肺泡灌洗液（bronchoa-lveolar lavage fluid，BALF）细胞学分类为巨噬细胞 >85%，淋巴细胞 ≤10% ~15%，中性粒细胞 ≤3%，嗜酸性粒细胞 ≤1%。如果 BALF 细胞学分析显示淋巴细胞、嗜酸性粒细胞或中性粒细胞增加，各自具有特定的临床意义，能够帮助临床医生缩小鉴别诊断的范围。TBLB 取材太小，不足以诊断 ILD 的特殊类型。新近发展起来的经支气管冷冻肺活检可以取得较大块的肺组织，能更加清晰地观察肺脏的结构变化，对 ILD 进行诊断分型，显示出较好的临床应用前景。

（六）外科肺活检

外科肺活检包括开胸肺活检和电视辅助胸腔镜肺活检。对于基于临床、胸部 HRCT 特征，甚至 BAL 和 TBLB 等不能明确诊断的 ILD，通常需要进行外科肺活检以明确病理改变和确诊。

四、常见间质性肺疾病

（一）特发性肺纤维化

1. 定义

特发性肺纤维化（idiopathic pulmonary fibrosis，IPF）是一种病因未明的、慢性进行性的肺间质纤维化疾病，其组织学和（或）胸部高分辨率 CT 呈现出寻常型间质性肺炎（UIP）的特征。好发于老年人，发病风险随着年龄增加而上升。疾病的发展表现为进行性加重的呼吸困难、肺功能恶化、胸部高分辨率 CT 表现为进展性纤维化，最终结局为呼吸衰竭或死亡。

2. 病因

普通型间质性肺炎是 IPF 的特征性病理改变类型。其组织学特征是病变呈斑片状分布，主要累及胸膜下外周肺腺泡或小叶。低倍镜下病变呈时相不一，表现纤维化、蜂窝状改变、间质性炎症和正常肺组织并存，致密的纤维瘢痕区伴散在的成纤维细胞灶。

迄今有关 IPF 的病因还不清楚。危险因素诸如吸烟，暴露于金属粉尘、木尘等环境下，吸烟指数超过 20 包/年，这些情况下患 IPF 的危险性明显增加。还有研究提示了 IPF 与病毒感染（如 EB 病毒）的关系，但是病毒感染对 IPF 的确切作用不明确。IPF 常合并胃食管反流，提示胃食管反流致微小吸入可能与 IPF 发病有关，但是二者之间的因果关系还不十分清楚。家族性 IPF 病例的报道提示 IPF 存在一定的遗传易感性，但是还没有特定的遗传异常被证实。

目前认为 IPF 起源于肺泡上皮反复发生微小损伤后的异常修复。在已知或未知的遗传/环境因素的多重持续损伤下，受损的肺上皮细胞启动"重编程"，导致细胞自噬降低，凋亡增加，上皮再生修复不足，残存细胞发生间充质样转化，呈现促纤维化表型，大量分泌促纤维化因子，形成促纤维化微环境，使成纤维细胞（fibroblast）活化转变为肌成纤维细胞（myofibroblast），产生过量的细胞外基质沉积，导致纤维瘢痕与蜂窝囊形成、肺结构破坏和功能丧失。

3. 临床表现

多于 50 岁以后发病，呈隐匿起病，主要表现为活动性呼吸困难，渐进性加重，常伴干咳。全身症状不明显，可以有不适、乏力和体重减轻等症状，但很少发热，75% 有吸烟史。

约半数病人可见杵状指，90% 的病人可在双肺基底部闻及吸气末细小的 Velcro 啰音，在疾病晚期可出现明显发绀、肺动脉高压和右心功能不全征象。

4. 辅助检查

（1）胸部 X 线通常显示双肺外带、胸膜下和基底部分布明显的网状或网结节模糊影，伴有蜂窝样变和下叶肺容积减低。

（2）胸部 HRCT 可以显示 UIP 的特征性改变，诊断 UIP 的准确性大于 90%，因此 HRCT 已成为诊断 IPF 的重要方法，可以替代外科肺活检。HRCT 的典型 UIP 表现为：①病变呈网格改变，蜂窝改变伴或不伴牵拉支气管扩张；②病变以胸膜下基底部分布为主。

（3）肺功能主要表现为限制性通气功能障碍、弥散量降低伴低氧血症或 I 型呼吸衰竭。早期静息肺功能可以正常或接近正常，但运动肺功能表现 PA – aDO$_2$ 增加和氧分压降低。

（4）血液化验，涎液化糖链抗原（KL – 6）增高，红细胞沉降率、抗核抗体和类风湿因子可以轻度增高，但没有特异性。结缔组织疾病相关自身抗体检查有助于 IPF 的鉴别。

（5）BALF/TBLB BALF 细胞分析多表现为中性粒细胞和（或）嗜酸性粒细胞增加。BAL 或 TBLB 对于 IPF 无诊断意义。

（6）外科肺活检对于 HRCT 呈不典型 UIP 改变，诊断不清楚，没有手术禁忌证的病人应该考虑外科肺活检。IPF 的组织病理类型是 UIP，UIP 的病理诊断标准为：①明显纤维化/结构变形伴或不伴蜂窝肺，胸膜下、间质分布；②斑片肺实质纤维化；③成纤维细胞灶。

5. 诊断标准

IPF 诊断遵循如下标准：①ILD，但排除了其他原因（如环境、药物和结缔组织疾病等）；②HRCT 表现为 UIP 型；③联合 HRCT 和外科肺活检病理表现诊断 UIP。

IPF 病人出现新的弥漫性肺泡损伤导致急性或显著的呼吸困难恶化即为 AE – IPF。诊断标准：①过去或现在诊断 IPF；②1 个月内发生显著的呼吸困难加重；③CT 表现为 UIP 背景下出现新的双侧磨玻璃影伴或不伴实变影；④不能完全由心衰或液体过载解释。

6. 鉴别

IPF 的诊断需要排除其他原因的 ILD。UIP 是诊断 IPF 的金标准，但 UIP 也可见于慢性过敏性肺炎、石棉沉着病、结缔组织病等。过敏性肺炎多有环境抗原暴露史（如饲养鸽子、鹦鹉等），BAL 细胞分析显示淋巴细胞比例增加。石棉沉着病、硅沉着病或其他职业尘肺多有石棉、二氧化硅或其他粉尘接触史。结缔组织病多有皮疹、关节炎、全身多系统累及和自身抗体阳性。

7. 西医治疗

在间质性肺疾病的临床治疗中，治疗的主要目的是延缓患者病情的发展、提高患者的生存率、改善患者的临床症状。目前还没有规范统一的间质性肺疾病治疗方案，根据患者的病因及病理特点，应采取综合性和个体化的治疗。病因明确的应去除病因并对症治疗。大多数 ILD 的病理基础特点是弥漫性肺泡炎、肺纤维化以及肺实质炎，因此抗炎和抗纤维化是首要的，临床上比较常见的治疗方法包括糖皮质激素和免疫抑制剂治疗、肺移植、抗纤维化等。

（1）糖皮质激素。

临床上治疗肺纤维化最常见的药物就是糖皮质激素，通常应用泼尼松治疗。糖皮质激素在该病药物治疗中的主要作用机制是通过改善患者肺部组织炎性细胞及介质，稳定患者机体中的溶酶体膜，提高肺泡液的吸收。就目前研究现状，药物治疗上运用最多的就是糖皮质激素，不过糖皮质激素并不是对每种 ILD 都适用，应当充分了解患者的病情，并根据糖皮质激素的反应性和获益程度进行选择。糖皮质激素的给药剂量也应当根据疾病的轻重情况来决定，个体化用药。另外，也应当注意糖皮质激素的减量方式，尽量做到逐步缓慢停药，同时监测其不良反应的发生并做好适当处理。相关研究发现，环磷酰胺联合高剂量激素能缓解 ILD 患者机体炎症反应，改善肺功能。在短期应用环磷酰胺联合高剂量激素治疗 ILD 较为安全，未增加不良反应发生率。

（2）抗纤维化治疗和免疫抑制剂治疗。

抗纤维化药物能够促进纤维粘连蛋白与胶原的合成，阻止患者机体内的中性粒细胞趋化，促使机体中各种酶恢复正常水平，可以有效对抗肺纤维化并改善炎症。

①使用抗氧化剂进行抗纤维化治疗：

肺纤维化发生的原因之一是肺组织中氧化—抗氧化失衡。谷胱甘肽可以抑制肺成纤维细胞的增殖及其对促细胞分裂剂的刺激，是一种可在细胞内清除氧自由基的有效抗氧化剂。肺上皮细胞衬液浓度是血浆衬液浓度的 100 倍，然而其在肺间质纤维化患者中的含量却明显较低。N－乙酰半胱氨酸属于还原剂的一种。脱乙酰基氧化后，N－乙酰半胱氨酸首先在体内形成了半胱氨酸，然后将其转化为谷胱甘肽，利用谷胱甘肽稳定机制对肺损伤形成一定的保护。武光瑞等研究发现，在 ILD 患者中应用乙酰半胱氨酸泡腾片效果显著，乙酰半胱氨酸泡腾片具有黏痰溶解功能，可以改善临床症状、减少病灶面积并改善肺功能。临床上常用的抗氧化剂很多，包括 N－乙酰半胱氨酸、锌、超氧化物歧化酶等，其中 N – 乙酰半胱氨酸主要应用于肺纤维化的辅助治疗，而单独使用此类药物通常很难改善病人的临床症状，因此在临床中多推荐联合使用。

②使用吡啡尼酮进行抗纤维化治疗：

近年来，随着对吡啡尼酮的化合物有越来越多的研究，吡啡尼酮已经被证实是一种新型的口服抗纤维化药物，其作用机理包括抑制肿瘤细胞因子合成和炎性细胞渗出，抑制 TNF – β 和其他促纤维化因子的合成。使用吡啡尼酮治疗 IPF 患者临床实践研究表明，对病情刚刚出现进展的患者采用吡啡尼酮进行治疗能够有效延缓患者病情的发展，但对于患者造成的不良反应也较多。在 IPF 患者中，吡非尼酮可降低肺功能衰退，其副作用主要表现为胃肠道事件和皮疹。开放标签 LOTUSS 研究表明，吡非尼酮在 SSc – ILD 受试者中也具有可接受的安全性和耐受性，但由于缺乏比较组，无法得出其对肺功能影响的结论。

③使用抗蛋白酶制剂进行抗纤维化治疗：

肺组织的损伤与肺纤维化的形成过程有一定联系。在肺的纤维化阶段，金属蛋白酶组织抑制因子会显著增加以抑制细胞外基质的降解从而促进其形成肺纤维化。抗蛋白酶抑制剂可以阻断这些酶的活性，从而发挥抗纤维化作用。酪氨酸激酶抑制剂是目前治疗 ILD 药物中取得较快进展的抗纤维化药物。2016 年，美国胸科学会（ATS）报告了 12 篇和间质性肺炎有关的相应研究摘要，证实尼达尼布的疗效、安全性及耐受性是可靠的。因此尼达尼布是继吡啡尼酮又一选择药物。指南将尼达尼布、吡啡尼酮列为在一定条件下推荐应用的药物之一。研究表明，应用尼达尼布能够使 IPF 病人的肺功能下降变缓，而且降低其急性加重风险，副作用主要是胃肠道反应。尼达尼布是一种细胞内酪氨酸激酶抑制剂，能够阻断成纤维细胞的增殖、迁移和分化，细胞外基质的沉积，促纤维化介质的释放等肺纤维化发病的基本过程。尼达尼布已在动物模型中证明了抗纤维化和抗炎作用。

④联合免疫抑制剂治疗：

免疫抑制剂能够有效起到抑制炎症反应的效果，特别是在结缔组织病合并肺纤维化的治疗中，联合治疗可大大提高临床治疗效果。抗纤维化药物和免疫抑制药物的联合治疗是一个可能的选择，因为这两种治疗都针对非特发性纤维化的不同生物学途径。最近的研究表明吡非尼酮联合免疫抑制剂对无法分级的 ILD 患者是安全的。

（3）抗细胞因子与免疫调节治疗。

①抗 TNF – β 抗体治疗：

TNF – β 是炎症和免疫反应中一种重要的介质。TNF – β 参与多种生物过程调节，包括细胞增殖、分化、凋亡、脂质代谢、凝固和神经传递。IPF 患者接受抗 TNF – β 抗体治疗，并以安慰剂作对照组，最终结果显示抗 TNF – β 抗体可能会延迟肺纤维化的发展。

②INF – γ 治疗：

INF – γ 是由 Th1 型细胞因子所形成的 CD8 + T 淋巴细胞和一些 D4 + T 淋巴细胞分泌

而来。成纤维细胞增殖与 Th1 因子密切相关，细胞外基质沉积物与纤维化细胞因子失衡是肺纤维化的一种基本发病机理。因此，可通过增加 Th1 细胞因子和拮抗细胞因子的方法来逆转这种失衡状态，从而对 IPF 的发生发展起到阻止作用。在相关实验研究中表明，IFN－γ 能够有效调节患者机体中巨噬细胞与纤维细胞的功能，有效防止成纤维细胞增殖从而预防肺间质纤维化，然而 IFN－γ 在临床治疗中的不良反应较多，因此尚未在临床上广泛使用。

③TGF－β 治疗：

细胞外基质的基因表达可以通过 TGF－β 来调节，TGF－β 刺激细胞外基质的合成和沉积，减少基质降解酶，从而阻止肺纤维化的形成。

（4）抗凝治疗。

间质性肺疾病患者的血液通常处于高凝状态，凝血酶与凝血因子会使得成纤维细胞出现增生，从而加速了肺纤维化的发展进程并最终导致恶性循环的结果。因此，在临床治疗中，通常需要采用抗凝药物进行辅助治疗。在治疗指南中，不建议单独使用抗凝药物进行辅助治疗，根据临床实践研究表明，联合抗凝药物与糖皮质激素共同治疗能够显著提高疗效，同时能够减少纤溶状态产生的不良反应。

（5）分子靶向治疗。

分子靶向治疗是通过在基因与分子水平发挥作用的一种治疗方法。张蓓等的研究显示，采用利妥昔单抗对间质性肺疾病患者进行治疗后，患者间质肺炎的症状得到了有效改善，原发病的后续治疗工作也非常顺利。平宝红等研究显示 ILD 患者采用药物利妥昔单抗治疗后，间质肺炎的病灶已基本消失，原发疾病的后续治疗进展顺利。

（6）肺移植治疗。

肺移植治疗技术的逐渐成熟使间质性肺疾病病人生存率显著提高，改善了患者的生活质量。肺移植能够改善药物治疗失败的间质性肺疾病患者的预后，若患者诊断为 IPF，应该尽快考虑肺移植。年龄和糖尿病为肺移植术后影响其预后的主要危险因素。肺移植为患者带来了巨大的好处，它旨在提高生存和生活质量。不进行移植的预后在 5 年存活率应低于 50%。23% 的肺移植是在 IPF 患者中进行的。练巧燕等报道发现进行肺移植的 ILD 晚期患者的生存时间明显被延长，患者的运动耐力显著提高，生活质量明显改善。ILD 患者在进行肺移植前要进行仔细的监测，要根据患者的病情来确定是否进行肺移植，IPF 晚期患者更应该注意以上要点。然而，大多数肺病晚期的患者因为文化认知的不同、经济上的不允许以及供体肺的缺乏等因素无法接受肺移植手术，最终死亡。因而，建立一个记录系统进行肺资源的分配，分析捕获肺移植的时机，对于 IPF 终末期的患者十分重要。

（7）其他治疗。

李宏伟研究报道，抗感染治疗能够有效地改善患者肺功能，在 ILD 治疗中效果良好，值得在临床治疗中推行。预防性抗生素也被视为可降低感染和相关住院的风险。除了药物治疗之外，肺康复或运动训练可以提高 ILD 患者的运动能力和生活质量，尤其是在患者的生理功能受损较少时开始。肺康复可以帮助到气喘患者，这一点有大量良好的证据可以表明。除此之外，ILD 和缺氧患者使用补充氧气有助于缓解呼吸困难和提高生活质量。徐远达等研究表明俯卧位通气支持治疗（PPV）也可用于 ILD 急性加重期，以改善氧合和血流动力学参数。PPV 有助于肺通气和肺内分流沿腹—背梯度的均匀分布，以及跨肺压的均匀化。亦有健康教育、行为及心理干预等治疗方法来延长患者生存时间，从而提高临床疗效。

综上所述，ILD 属于临床中比较常见的一类疾病，但是目前尚不清楚该病的发病机理，缺乏一套精准有效的临床治疗方案。ILD 患者选择适当治疗的第一步是确保他们得到正确的诊断。通过多学科团队讨论整合临床、放射和实验室数据是 ILD 鉴别诊断的金标准，临床医生必须依靠有限的可用数据、专家意见和他们的临床经验去进行临床治疗以提高治疗效果，改善患者的预后及生活质量。

（二）结节病

1. 定义

肺结节是一种系统性的、不明原因的，以非干酪样坏死性肉芽肿性病变为病理特征的疾病。其表现为在肺内部出现直径小于等于 3cm，可单发或多发，呈类圆形或不规则形、边界清晰或模糊的病灶。约 2/3 的患者可以自行缓解，死亡率约 1% ~ 4%。在影像学中，孤立性肺结节可分类成实性结节与亚实性结节，后者可进一步分为部分实性结节和磨玻璃结节两种。

由于部分病例无症状和可以自然痊愈，所以没有确切的流行病学数据。结节病多发于中青年，女性发病率稍高于男性，寒冷地区多于热带地区，黑种人多于白种人，呈现出明显的地区和种族差异。

2. 病因

结节病病因未明，除了遗传因素和环境因素，目前医学研究认为感染、免疫等多种因素都可能参与结节病的发生。分枝杆菌是结节病公认的常见病原，有研究对比 196 例结节病患者和 275 例非结节病患者的组织标本发现，在结节病肉芽肿中频繁检测出痤疮丙酸杆菌，表明痤疮丙酸杆菌感染也可能是结节病的病因之一。多种失调的免疫细胞、因子可能参与结节病的发生，如在结节病患者的外周血和支气管肺泡灌洗液中发现显著增多的 Th17 细胞、BAL 中发现 CD4 + T 细胞自发性释放 IL － 2、病变肉芽组织中发现大 B 细胞浸润等。肺巨噬细胞对结节病肉芽肿的形成十分重要，它们作为抗原递呈细胞导致了持续性的慢性炎症，与这些关键性巨噬细胞相关的蛋白发挥了 Fc － γ 介导的吞噬作用、网格蛋白介导的内吞途径等功能。结节病患者循环血中 iNKT 细胞水平下调，表明 iNKT 可能在结节病的发生中经历功能上的耗竭。此外，也有研究用电子显微镜观察结节病患者呼吸道毛细血管内皮细胞，发现不饱和脂肪酸脂滴被大量溶酶体包围，黏附于这些脂滴的线粒体双膜结构消失。同时，饱和脂肪酸伴随较少的溶酶体也被发现，这些溶酶体内有未消化的含脂类物质的残余体。该研究表明，结节病患者呼吸道毛细血管内皮细胞中大量的线粒体被动员，并且表现出包括肿胀在内的显著的形态学改变，这个改变可能参与结节病的发生。

结节病的特征性病理改变是非干酪样上皮样细胞性肉芽肿，主要由高分化的单核—吞噬细胞（上皮样细胞和巨细胞）与淋巴细胞组成。肉芽肿的中心主要是 CD4 + 淋巴细胞，而外周主要是 CD8 + 淋巴细胞。结节病性肉芽肿或消散，或发展成纤维化。在肺脏75% 的肉芽肿沿淋巴管分布，接近或位于支气管血管鞘、胸膜下或小叶间隔，开胸肺活检或尸检发现半数以上累及血管。

3. 临床表现

发热、咳嗽、呼吸困难是结节病的非特异性临床表现。50% ~70% 的结节病患者出现疲劳症状，肉芽肿的形成和细胞因子的释放是导致疲劳的可能原因，结节病的伴随症状也易造成疲劳，如沮丧、焦虑、甲状腺功能减退、睡眠习惯改变、心理困扰和健康状况下降等。疲劳可以出现在结节病临床缓解时，并常常成为严重和长期的问题，这可能是皮质类固醇治疗后的并发症。神经兴奋剂如哌醋甲酯等可以用来治疗结节病相关性疲劳。结节病疲劳患者易出现显著降低的活动能力和肌肉无力，Marcellis 等测试 124 例结节病患者的 6 分钟步行实验（6MWT）、握力（HGF）、肘屈肌肌力（EFMS）、股四头肌峰值扭矩（QPT）和腿筋峰值扭矩（HPT），并记录最大吸气压力（PImax），发现上述指标比健康人分别减少了 45% 、15% 、12% 、27% 和 18% ，PImax 下降了 43% 。结节病患者可并发嗜睡，Patterson 等回顾性研究 62 例结节病患者和 1 005 例怀疑阻塞性睡眠呼吸暂停（OSA）的非结节病患者，发现结节病患者更常出现白天过度嗜睡（EDS），而较少出现 OSA，但肺功能不正常的结节病患者 OSA 更加严重。结节病患者主诉持续性呼吸困难应该筛查肺动脉高压（PH）存在的可能，其中某些 PH 患者可以用抗炎药物和肺血管扩张剂降低肺动脉压力，缓解呼吸困难，改善呼吸功能，提高生存质量。肺纤维化的结节病患者 PH 发病率高达 29.7% ，若症状持续加重危及生命，应考虑肺移植。结节病患者可能伴随隐匿性肺栓塞（PE）。美国国家卫生统计中心数据表明，1988 年至 2007 年间，23 679 例死亡者患有结节病，其中 602 （2.54%）例出现 PE，显著高于普通人群1.13% ，并且这种差异与性别、种族、年龄无关。结节病和肺曲霉菌（PA）存在一定相关性。研究表明，11.3% 的肺纤维化结节病患者合并 PA，而 3% ~12% 的慢性 PA 患者合并结节病，但具体机制仍不明确。此外，结节病患者常具有相当大的心理困扰，抑郁症和焦虑症比正常人更常见，也可能会表现出对自身疾病认知的混乱和神经质的个性。

4. 辅助检查

肺门或支气管旁淋巴结肿大是结节病的典型表现，依据胸部 X 线或 CT 等影像学发现，通常将结节病分为 4 期：Ⅰ 期为肺门淋巴结肿大，肺部无异常；Ⅱ 期为肺部弥漫性病变，同时有肺门淋巴结肿大；Ⅲ 期为肺部弥漫性病变，不伴有肺门淋巴结肿大；Ⅳ 期为肺纤维化。胸部 CT 除了明确结节病的分期，还能为活检确诊提供指示作用。

（1）影像学检查。

①胸部 X 线检查：90% 以上的病人表现为 X 线胸片异常，胸片是提示诊断的敏感工具，双侧肺门淋巴结肿大（BHL）（伴或不伴右侧气管旁淋巴结肿大）是最常见的征象。

②胸部 CT/HRCT：HRCT 的典型表现为沿着支气管血管束分布的微小结节，可融合成球；其他异常有磨玻璃样变、索条带影、蜂窝肺、牵拉性支气管扩张及血管或支气管的扭曲或变形；病变多侵犯上叶，肺底部相对正常；可见气管前、气管旁、主动脉旁和隆突下区的淋巴结肿大。

③67Ga 核素显像：肉芽肿活性巨噬细胞摄取 67Ga 明显增加，肉芽肿性病变可被 67Ga 显示，除显示 Panda 和 Lamba 图像具有诊断意义外，通常无诊断特异性，但可以帮助判断结节病的活动性。

（2）肺功能试验。

80% 以上的 Ⅰ 期结节病病人的肺功能正常。Ⅱ 期或 Ⅲ 期结节病的肺功能异常者占 40%～70%，特征性变化是限制性通气功能障碍和弥散量降低及氧合障碍。1/3 以上的病人同时有气流受限。

（3）纵隔镜。

纵隔镜是结节病的传统确诊方法，近年来经支气管肺活检、支气管内镜超声引导下经支气管针吸活检和食管内镜超声引导下针吸活检的使用已经超过纵隔镜。最近，越来越多的研究开始关注这些新方法的效率和安全性。

5. 诊断

结节病的诊断应符合三个条件：①临床和胸部影像表现与结节病相符合；②活检证实有非干酪样坏死性类上皮肉芽肿；③其他原因。

建立诊断以后，还需要判断疾病累及的脏器范围、分期（如上述）和活动性。活动性判断缺乏严格的标准。起病急、临床症状明显、病情进展较快、重要脏器受累、血清 ACE 增高等，提示属于活动期。

6. 鉴别

（1）肺门淋巴结结核：肺门淋巴结结核病人较年轻，结核菌素试验多阳性。肺门淋巴结肿大一般为单侧性，有时伴有钙化，可见肺部原发病灶。CT 可见淋巴结中心区有坏死。

（2）淋巴瘤：淋巴瘤多伴有发热、消瘦、贫血、胸腔积液等。常累及上纵隔、隆突下等处的纵隔淋巴结，大多为单侧或双侧不对称肿大，淋巴结可呈现融合。结合其他检查及活组织检查可作鉴别。

（3）肺门转移性肿瘤肺癌和肺外肿瘤转移至肺门淋巴结，均有相应的症状和体征。对可疑原发病灶进行进一步的检查可助鉴别。

（4）其他肉芽肿病过敏性肺炎、镀肺、硅沉着病以及感染性、化学性因素所致的肉芽肿，结合临床资料及相关检查的综合分析有助于与结节病进行鉴别。

7. 西医治疗

约一半的结节病患者无需特殊治疗，可于 2 年内自行缓解，其余患者多数可于 5 年内缓解。Judson 等分析南卡罗来纳医科大学 12 年间 1 774 例结节病患者发现，需要抗结节病治疗的仅占 61%。虽然外科胸腔镜或开胸手术能偶然确诊结节病并同时切除病变组织，但该病确诊后仍以内科药物治疗为主。类固醇类药物是治疗结节病的首选，然而，其长期应用易并发激素相关不良反应。甲氨蝶呤在结节病中的治疗作用已被全世界十多个国家肯定，其与硫唑嘌呤均为有效的二线治疗药物。一项针对 200 例患者的回顾性队列研究对比二者的作用及不良反应，发现二者均能有效减少强的松的服用量，增加 FEV1、VC 和 DLCO 等肺功能指标，但硫唑嘌呤组患者感染率更高，因此推荐二线治疗首选甲氨蝶呤。英夫利西单抗作为三线治疗药物，能有效治疗重度结节病，但长期有效性仍不确定，停药后容易复发，其中位复发时间为 11.1 个月，25% 的患者 4 个月内复发。在治疗开始时，PET 发现淋巴结的 SUV max≥6.0 或血清 sIL－2R≥4 000pg/mL 能预测结节病的复发，因此，当这些患者停用英夫利西单抗后应密切随访。在疾病持续进展或其他免疫调节治疗失败的情况下，来氟米特能显著减少皮质类固醇的用量，有效治疗结节病，增加患者 FVC，可作为结节病进展中的独立疗法或添加疗法。但使用来氟米特的患者中 34% 发生不良反应，如腹泻、腹胀、恶心、转氨酶升高等，其中 17% 的患者停药。有研究发现，TNF－α 抑制剂对于难治性或严重感染的结节病患者有一定疗效，但仍需进一步研究以确定其作用机制。

结节病的总体预后良好，预后与结节病的临床类型有关。急性起病者，经治疗或自行缓解，预后较好；而慢性进行性、多脏器功能损害、肺广泛纤维化等预后较差，总病死率 1%～5%。死亡原因常为呼吸功能不全或心脏、中枢神经系统受累。

五、中医源流

间质性肺疾病以咳嗽、胸闷、活动后呼吸困难为主要临床表现，部分患者病情可逐渐加重至呼吸衰竭。根据其临床症状特点，当属于中医学的咳嗽、喘证、肺痿、肺胀、肺痹。本篇仅从肺痿进行论述。

肺痿多由其他肺系疾病（如久咳、久喘等）迁延不愈或失治误治后，耗伤肺气、灼伤肺津，致使肺虚，津气亏损失于濡养，导致肺叶痿弱不用而得，为肺脏的慢性虚损性疾患。《古汉语常用字典》："痿，一种病，即身体某部分萎缩或失去机能。""肺痿"病名始见于东汉张仲景《金匮要略·肺痿肺痈咳嗽上气病脉证治》："痿者萎也，如草木之萎而不荣，为津烁而肺焦也"，是指肺脏渐渐虚损，最终痿弱不用的一类疾病。该篇对肺痿的病因、病机、临床表现、辨证论治等均有较为系统的论述，奠定了后世医家肺痿辨证论治的基础。张仲景认为，肺痿因"重亡津液"得之，病机总属"肺燥津伤""肺气虚冷"两端，肺燥津伤者，寸口脉数，其人咳，口中反有浊唾涎沫，可予麦门冬汤滋阴润燥；肺气虚冷者，"吐涎沫而不咳者，其人不渴，必遗尿，小便数"，"必眩，多涎唾"，可予甘草干姜汤温肺复气。晋葛洪《肘后备急方》治肺痿有四方，总以益气温阳、滋阴润燥为法。隋巢元方《诸病源候论·伤寒肺痿候》："大发汗后，因复下……邪中于……欲咳而不能咳，浊唾涎沫，此为肺痿之病也。"其首提"肺气壅塞"说，明确了"邪实"在肺痿发病中的作用，且对该病的转归亦做了探讨，其言"咳唾咽燥欲饮者必愈；欲咳而不能咳、唾干沫，而小便不利者难治"。唐孙思邈《千金要方·肺痿门》明确提出该病分为热在上焦和肺中虚冷，认为"肺痿虽有寒热之分，从无实热之例"。在治疗上概要为虚寒可用生姜甘草汤、甘草汤；虚热可用炙甘草汤、麦门冬汤、白虎加人参汤，对《金匮要略》的治法有所补充。唐王焘在《外台秘要·卷九》中指出："肺气嗽者……经年累月，此嗽不早疗，遂成肺痿。"及至明清，众医家在肺痿本虚论的基础上，对其治疗方法做了补充。明陈实功《外科正宗·肺痈论》："久嗽劳伤，转为肺痿。"清张璐《张氏医通·肺痿》将其治疗要点概括为"缓而图之，生胃津，润肺燥，下逆气，开积痰，止浊唾，补真气……散火热"七个方面，旨在"以通肺之小管""以复肺之清肃"。清沈金鳌《杂病源流犀烛·肺病源流》说："其症之发，必寒热往来，自汗，气急，烦闷多唾，或带红线脓血，宜急治之，切忌升散辛燥温热。大约此症总以养肺、养气、养血、清金、降火为主。"进一步指出肺痿的用药宜忌。清叶天士《叶选医衡》亦有"患此必十死八九，最为难治"的论述，均说明了本病为疑难病，危候，预后差，死亡率高。另外，历代医家均认识到肺痿是多种肺系疾病的慢性转归，肺痈、肺痨、久嗽、哮喘等伤肺，均有转化为肺痿的可能。

虽然间质性肺疾病在中医理论上有多个病名，但是中医的优势和特点在于辨证论治。肺为五脏之一，具有气、血、阴、阳、经络等各方面的生理功能与病理特点。本病多属本虚标实，本虚不唯在肺，尚关乎脾、肾，标实的病理因素则多为风、痰、瘀，其中又以久病致瘀为病变关键。病因多以暴感外邪和久病损肺为主，前者邪盛病急，后者相对病缓。肺为娇脏，肺叶娇嫩，不耐诸邪之侵；肺又上通鼻窍，外合皮毛，与外界息息相通，六淫毒邪经口鼻、皮毛等侵袭人体，温热之邪直接损伤肺之气阴，寒湿之邪亦可化热灼津；或有先天不足、久病失治，耗气伤津。同时，肺朝百脉，助心行血，气行则血行，肺之营阴不足，肺气运行不畅，导致血脉涩滞，瘀血阻络，难行宣肃之职；肺络瘀阻，治节无权，气血阴液更难以上行养肺，终致肺失濡养，焦萎不用而发病。

明陈实功《外科正宗·肺痈论》："久嗽劳伤，咳吐痰血，寒热往来，形体消削，咳吐瘀脓，声哑咽痛，其候传为肺痿。"又如《证治汇补·胸膈门》："久嗽肺虚……为肺痿之病。"遍检中医古籍，类似说法俯拾即是，充分说明古人已认识到肺痿是一种慢性疾病，多从咳嗽开始，逐渐加重所致；或是多种慢性肺系疾病的转归，咳嗽、喘证、肺痨、肺胀等皆可发展成肺痿。宋孔平钟《孔氏谈苑》记载，"贾谷山采石人，石末伤肺，肺焦多死"，证实肺痿与职业、环境、吸入粉尘相关。

间质性肺疾病与肺痿都是肺系疾病反复发作、迁延不愈的结果，在这一点上，中医与西医观点一致。历代医家多认为肺痿的病机主要是肺热叶焦和肺气虚冷；随着众多的中医学者对肺痿的深入研究，发现六淫、劳欲、情志、饮食、环境等因素对肺痿发生至关重要。各种因素可单独或同时侵犯肺脏，肺脏受到长期反复的损伤，最终导致肺痿。由此可见，肺痿的病因是多样的、复杂的，这与现代研究不谋而合。

现代中医学者对肺痿的研究也日益深入。有现代医家论述肺痿是热在上焦、津液竭、脉虚数的燥热之证，气阴耗伤、虚热乃肺痿的基本病机。且虚热肺痿，迁延日久，或过服寒凉之品，或素体阳虚，肺气萎弱不用，可转化为虚寒肺痿；不论寒热，均有肺虚之征象。亦将特发性肺纤维化归为中医"肺痿"范畴，考虑其发病与先天禀赋不足、脏腑薄弱、肺肾两虚有关。国医大师晁恩祥教授认为肺热叶焦是肺痿的基本病机。

六、辨证论治

本病病位在肺，与五脏相关，尤其与脾、肾关系密切；病性总属本虚标实，本虚主要包括气虚、阴虚、津伤，标实则以痰瘀阻络为主。基本病机有上焦虚热、肺中虚冷及邪壅阻肺，其中，肺津不足贯穿疾病发展的始终。肺痿总以本虚为主，但在其发展过程中，多虚实夹杂，其中痰瘀阻络为其邪实病机特点。

《素问·痿论篇》总结并提出"治痿独取阳明"的观点。阳明属胃，受纳水谷精微，化生气血，营养五脏六腑；强调脾胃在治疗痿证中的作用。脾属土，肺属金，脾为肺之母，肺为脾之子。脾与肺的"母子关系"决定了它们在生理功能上相互作用，而在病理上相互影响，故有"母病及子""子盗母气"之说。"金元四大家"之一李东垣认为"脾胃一虚，肺气先绝"。然而应当指出，痿证之成，不独脾胃病变，其他原因亦可致痿。因此临症治疗一定要辨证。脾胃为后天之本，"饮入于胃，游溢精气，上输于脾，脾气散精，上归于肺"，若脾胃运化失司，肺失所养，乃成肺痿。虚则补其母，故有培土生金之法。

肾为气之根，肺为气之主。肺主气，肾纳气，肺肾共主呼吸。肺主治节，通调水道，为水之上源，肾主水，肺肾共主水液。肺属金，肾属水，金水相生，肺肾阴阳互滋互用。若"肺气不能下通于肾，肾气不能仰吸肺气下行"则发病。肺病日久，肺气虚损，病及于肾；肾不纳气，气失摄纳，呼多吸少，肺肾两虚，或致肺痿。

清魏荔彤《金匮要略方论本义》所言更为形象："肺叶如草木之花叶，有热之痿，如日炙之则枯；有冷之痿，如霜杀之则干矣。"然阴阳互根，上焦虚热与肺气虚寒可相互影响。盖上焦虚热，肺津不足，肺失濡养，阴病及阳，可致肺中虚冷。而肺气虚寒，温化失权，亦可致肺津生化不足或气不布津，致肺津相对不足。清陈修园《金匮要略浅注》据经"肺喜温而恶寒""肺喜润而恶燥"之论，认为肺"温则润，寒则燥"，提示肺中虚冷确可致肺津不足。可见，在肺痿形成之初，上焦虚热与肺中虚冷病机可单见，但随着疾病进展，二者必兼夹，而肺津不足将会贯穿肺痿疾病发展的始终。

本病治疗当辨标本虚实。肺痿以本虚为主，本虚当分清虚热肺燥、肺中虚冷，抑或二者兼夹。虚热肺燥伴火逆上气之象，常兼咳逆喘息；肺中虚冷伴温摄不足之象，常兼头眩、小便数或遗尿。若标实亦较明显，当分清痰、瘀偏重，并重视络病因素，不可固执肺痿虚论，妄略邪实不顾。虚实亦可兼夹，以肺中虚冷与痰瘀阻络兼夹为多，盖津血得温易行，遇寒则凝。

本病治疗总以补肺生津为原则。虚热证，治当清热生津，以润其枯；虚寒证，治当温肺益气而摄涎沫。临床以虚热证为多见，但久延伤气，亦可转为虚寒证。治疗时应时刻注意保护津液，重视调理脾肾：脾胃为后天之本，肺金之母，培土有助于生金；肾为气之根，司摄纳，温肾可以助肺纳气，补上制下。

（一）虚热证

症见咳吐浊唾，咳痰，痰中带血，咳声低沉，甚则音停，气急气促，口干咽燥，有时伴有潮热盗汗，形体消瘦，皮毛干枯，舌红而干，脉虚数。治以滋阴清热，生津润肺。方用麦门冬汤合清燥救肺汤。麦门冬汤由麦门冬、人参、半夏、甘草、粳米、大枣组成；清燥救肺汤由桑叶、石膏、杏仁、甘草、麦冬、人参、阿胶、胡麻仁、炙枇杷叶组成。前方润肺生津，降逆下气；后方养阴润燥，清金降火。如肺胃火盛，虚烦呛咳，加芦根、竹叶；咳唾浊痰，口干欲饮，加天花粉、知母、川贝母等；津伤较著者，加北沙参、天门冬、玉竹等；潮热较著者，加胡黄连、银柴胡、地骨皮、白薇等。

（二）虚寒证

症见咳吐涎沫，口不渴，气短，不足以息，头晕，神疲，乏力，食少，形寒，小便数，或遗尿，舌质淡，脉虚弱。治以温肺益气，生津润肺。方用甘草干姜汤或生姜甘草汤。甘草干姜汤由甘草、干姜组成；生姜甘草汤由人参、生姜、甘草、大枣组成。前方甘辛合用，甘以滋液，辛以散寒；后方则以补脾助肺、益气生津为主。如脾气虚弱，纳少神疲，加白术、茯苓；肺虚失约，唾沫多而尿频者，加益智仁、白果等；肾虚而不能纳气者，加钟乳石、五味子，另吞服蛤蚧粉（每次2g，一日2次）。

临床诊治，当重视调补脾胃。阴虚者宜补胃津以润燥，使胃津能上输以养肺；气虚者宜补脾气以温养肺体，使脾能转输精气以上承。肾为气之根，司摄纳，补肾可以助肺纳气。不可妄投燥热，亦忌苦寒、滋腻。肺痿病属津枯，故应时刻注意保护其津，无论寒热，皆不宜妄用温燥之药，消灼肺津，即使虚寒肺痿，亦必须掌握辛甘合用的原则。要慎用祛痰峻剂，肺痿属虚，故一般忌用峻剂攻逐痰涎，犯虚虚实实之戒，宜缓图取效。

七、外治法

在中医古籍中，以针灸治疗肺痿的经验早有记载。如唐孙思邈《千金翼方》有载

"灸太冲五十壮，此穴并主肺痿。""艾灸肺俞穴可以治疗肺痿。"宋王执中《针灸资生经》载："肺俞治寒热喘满，虚烦口干，传尸骨蒸劳，肺痿咳嗽。"明陈会《神应经》及杨继洲《针灸大成》都有"传尸骨蒸肺痿：膏肓、肺俞、四花穴"的记载。明李挺《医学入门》言："肺俞，主内伤外感，咳嗽吐血，肺痈肺痿，小儿龟背。"明高武《针灸聚英》言："主背膊痛，虚劳肺痿，三尸走疰，项强急不得回顾，喘息咳逆，呕吐烦满。"清吴谦《刺灸心法要诀》言："肺俞内伤嗽吐红，兼灸肺痿与肺痈，小儿龟背亦堪灸，肺气舒通背自平。注：肺俞穴，主治内伤外感，咳嗽吐血，肺痿，肺痈，小儿龟背。针三分，留七呼，灸三壮。"并注曰："膏肓穴，主治诸虚百损，五劳七伤，身形羸瘦，梦遗失精，上气咳逆。"清代医家雷丰在其《灸法秘传》中《肺痿》篇论述："久咳肺虚，而成肺痿……当先灸其肺俞。兼灸膏肓可也。"从上述以肺俞、膏肓等穴针灸治肺痿的历代治疗经验中我们可随证施治。

八、调护

预防的重点在于积极治疗咳喘等肺部疾患，防止其向肺痿转变，同时根据个人情况，加强体育锻炼；慎起居，生活规律，视气候随时增减衣服。时邪流行时，尽量减少外出，避免接触病人。本病治疗时间长，要劝说患者安心养病，不可急躁。注意耐寒锻炼，适应气候变化，增强肺卫功能。戒烟，减少对呼吸道刺激，以利肺气恢复。饮食清淡，忌寒凉油腻。居处要清洁，避免烟尘刺激。

（一）饮食调护

对某些已知会引起过敏、诱发咳嗽、气喘的食物，应避免食用，所谓忌口就是忌发物。发物一般是指食后能引起旧病复发或新病加重的食物。发物包括的范围很广，因人而异。肺纤维化患者应根据自己的实际情况，合理地忌口，这样既可以避免由饮食不慎而导致咳、喘加重，又可以防止因过于讲究忌口而影响机体对多种营养物质的吸收。

药食同源同理，多选入肺、脾、肾三经的食物。这些食物可辅助治疗药物更好地到达肺经病变部位。五行学说中白色入肺经，黄色入脾经，黑色入肾经。因此，适当多吃些白色、黄色、黑色的谷、肉、果菜有一定的帮助，如白萝卜、白菜、椰菜花、洋葱、白木耳、梨、荔枝、核桃、苹果、蜂蜜、甘蔗、小米、黑米、黑豆、黑芝麻、黑枣、黑木耳、乌骨鸡、海带、紫菜、鸭肉等。

供给优质蛋白、多种维生素及较高比例的糖类，如蛋类、糙米、玉米面、荞麦面和蔬菜等。

少吃辛辣、煎炸等刺激性油腻食物，平时要吃得清淡，尤其对于肥胖患者，脂肪供给量宜低。吃肉以瘦肉为宜，以达到祛痰湿与适当控制体重的目的。辛辣、煎炸等食物，因容易生痰，导致热助邪胜，邪热郁内而不达，久之可酿成痰热上犯于肺，加重病情。

重度肺纤维化患者可予软食或半流质，这样可以减轻呼吸急迫所引起的咀嚼和吞咽困难，既有利于消化吸收，又可防止食物反流。

多饮水。重度肺纤维化患者因张口呼吸、出汗多、饮食少，常致失水，并使痰液黏稠不易咯出，因此及时补充水分、增加液体摄入量，对于纠正或防止失水具有非常重要的意义，要鼓励患者多饮水；如患者不能饮食时，可用静脉补液，这样有利于稀释痰液，促使黏稠痰液排出。如果伴有心力衰竭水肿，饮水要适量。

忌烟酒、过咸食物。肺纤维化患者多数伴有气道高反应状态，烟、酒和过咸食物的刺激，容易加重咳嗽、气喘等症状。

可选用如下食疗养生方：

（1）西芹百合牛柳：

鲜百合 100g，西芹 50g，牛里脊肉 300g，葱、姜、蒜、料酒、植物油、盐、味精、白糖、酱油、嫩肉粉、湿淀粉各适量。有滋阴润肺、辅助降压的作用。适用于肺间质纤维化症见阴虚燥热伴有高血压者。

（2）枇杷雪梨粥：

鲜枇杷叶 15g，雪梨 1 个，雪梨去核，加适量粳米和水煮粥。具有清肺润肺、化痰止咳的功效。适用于肺间质纤维化咳嗽痰少、咽干咽痒者。

（3）百合功劳粥：

鲜百合 60g，鲜十大功劳叶 15g。将百合逐瓣剥下，与鲜十大功劳叶一起加适量水，大火煮沸后改小火煮 30 分钟，取出，放入土米捣烂，放入冰糖略煮即可食用。可养阴润肺、清热解毒、止咳消肿。适用于肺纤维化见体虚燥咳、低热盗汗者。

（4）白玉粥：

鲜玉竹、鲜麦冬、鲜沙参各 15g，粳米 100g，冰糖适量。将鲜玉竹、鲜麦冬、鲜沙参洗净切碎，同粳米一起放入适量水煮粥，至米烂汤稠，加入冰糖略煮即可食用。可养阴润肺、生津止咳。适用于肺间质纤维化见肺胃阴伤燥热咳嗽、舌干少津者。咳嗽痰多色白，但胸闷腹胀、口腻食少之痰湿盛者，不宜服用。本品忌用铁器煎熬。

（5）蜜汁南瓜蒸百合：

老南瓜 500g，鲜百合 150g，红枣 50g，冰糖 75g，蜂蜜 50g。南瓜削皮切成大片，百合用手掰开洗净，将碗底放入适量百合，上面放南瓜，加少许冰糖、蜂蜜上笼蒸 1 小时，取出南瓜、百合，把原汁倒入锅中，熬至稠浓，南瓜、百合扣入盘中，浇原汁即可。有润肺止咳、清心安神、补中益气的功效。适用于肺间质纤维化气虚、血虚之证者。

（6）麦冬狮子头：

鲜麦冬 20g，杏仁、核桃仁各 20g，猪肉（肥三瘦七）750g，葱、姜、料酒、盐、味精、胡椒粉、油菜心等各适量。先将肉细切粗斩做成肉馅，加葱花、姜末、盐、味精、料酒、胡椒粉、蛋清、湿淀粉搅拌上浆；取砂锅 1 个，兑适量鲜汤烧开，将调好的肉馅做成大丸子（约 75g）放入汤中，放入麦冬、杏仁、核桃仁，用中小火炖 2 小时，加油菜心、盐、味精即可。能滋阴润肺、清热生津、益肾平喘。适用于肺间质纤维化肾虚、阴伤、喘促明显者。

（7）羊脂髓膏：

熟羊脂 250g，熟羊髓 250g，白沙蜜 250g，生姜汁 50g，生地黄汁 250g。上述五味，先煎羊脂，直至沸腾；下羊髓，再至沸腾；下白沙蜜、生地黄汁、生姜汁，该过程中不停地搅拌，微火熬数次沸腾成为膏状。每日空腹，温酒调 1 匙，温水冲服或加入稀粥中服用均可。

（二）呼吸锻炼

间质性肺疾病的患者，由于呼吸受限，呼吸频率增加，导致呼吸肌工作量增加，患者感到疲劳，降低通气效率。而通过呼吸锻炼，可以提高呼吸效率，缓解呼吸肌疲劳。因此，各种呼吸锻炼对间质性肺疾病患者相当重要，可根据自身具体情况选用，持之以恒是关键。

1. 深呼吸

先慢慢地由鼻孔吸气，使肺的下部充满空气。吸气过程中，由于胸廓向上抬，横膈向下，腹部会慢慢鼓起。然后再继续吸气，使肺的上部也充满空气，这时肋骨部分就会上抬，胸腔扩大，这个过程一般需要 5 秒。最后屏住呼吸 5 秒。经过一段时间练习，可以将屏气时间增加为 10 秒，甚至更多。肺部吸足空气后，再慢慢吐气，肋骨和胸腔渐渐回到原来位置。停顿 1~2 秒后，再从头开始，反复 10 分钟。练习时间长了，能成为一种自然的呼吸方式。为验证深呼吸锻炼的效果，可测算每 10 分钟深呼吸的次数，次数逐渐减少说明深呼吸的锻炼有效，呼吸功能改善。

2. 静呼吸

将右手大拇指按住右鼻孔，慢慢地由左鼻孔深呼吸，有意识地想象空气是朝前额流去的。当肺部空气饱和时，用右手的食指和中指把左鼻孔按住，屏气 10 秒再呼出。然后按住左鼻孔重新开始。每边各做 5 次。

3. 睡眠呼吸

睡前躺在床上，两手平放身体两侧，闭上眼睛开始做深呼吸。慢慢抬起双臂举过头部，紧贴两耳，手指触床头。这一过程约 10 秒，双臂同时还原，反复 10 次。此法可助安然入睡。

4. 运动呼吸

在行走或是慢跑中主动加大呼吸量，慢吸快呼，慢吸时随着吸气将胸廓慢慢扩大，呼出要快。每次锻炼不少于 20 次，每日可若干次。

5. 缩唇呼吸

指吸气时用鼻子，呼气时嘴呈缩唇状施加一些抵抗，慢慢呼气的方法。此方法气道内的内压高，能防止气道陷闭，使每次通气量上升，呼吸频率、每分通气量降低。具体方法：吸气时用鼻子；呼气时缩唇轻闭，慢慢地、轻轻地呼出气体。吸气和呼气的比例为1∶2，慢慢地使吸气和呼气比例到达1∶4。

6. 腹式呼吸

具体方法：首先想象丹田（肚脐下三横指的位置）里有一个假想的"小气囊"，接着，用鼻子吸气，把吸进去的空气一路从胸部、腹部送下来，一直送到"小气囊"里；此时，小腹会微微凸出，然后再深深吐气，把"小气囊"里的空气全部由鼻子呼出。练习时可在小腹上放一本书来感觉腹部的起伏。刚开始时，每日练习50次，慢慢地把腹式呼吸法变成每一天、每一刻的呼吸习惯。

九、临床经验

古今医家治疗肺痿的临证经验丰富，认为肺痿无论虚寒或虚热，其病久必有瘀血。久病致瘀的病机包括因虚成瘀、因寒成瘀、津涸成瘀等多个方面。东汉张仲景《金匮要略·血痹虚劳病脉证并治》云："五劳虚极羸瘦……内有干血"，即各种原因所致虚极，均可影响血行而致瘀血枯症，提示我们对此顽症的治疗应从补虚逐瘀着手。吴海雁认为肺痿病机主要以血瘀痰凝、肺脾肾三脏虚损为关键，所以久治不愈的顽固性肺痿当从痰—瘀—虚进行辨证论治。其根据肺痿的病因病机病理提出虚实兼顾、标本同治的治疗原则，如益气养阴，调补肺肾，纳气平喘，活血化瘀为治疗大法；常用太子参、麦门冬、五味子、黄精、百合等益气养阴，紫菀、杏仁、山茱萸、巴戟天、枸杞子等调补肺肾，五味子、山茱萸、地龙等纳气平喘，丹参、赤芍等活血化瘀。遵循急则治标、缓则治本的原则，疗效颇佳。

十、病案举例

患者，女，33岁，2020年4月20日来诊。症见：咳嗽，咳痰，量少，色黄质黏，胸闷，偶有憋气，伴口干，咽略干，大便偏干，既往月经极不规律，推迟，甚至半年一行，偶尔身起疹。舌黯红，苔少，脉沉细滑。于外院查胸部CT示：双肺胸膜下多发片状磨玻璃密度影及索条影，双肺间质性改变。中医诊断：肺痿（肺气不足，阴虚肺燥）。中医治疗以补肺和补血为主，益气活血养阴。组方如下：沙参30g、黄芪30g、玄参30g、黄精30g、赤芍30g、当归15g、茯苓15g、麦冬15g、天花粉12g、陈皮10g、乌梅10g、五味子10g、地龙10g、半夏10g、川贝母8g、炙甘草6g。大火熬制，2次/天，口服。连续治疗2周。

2020年5月5日二诊：患者病情平稳，晨起咳出少量黄痰，胸闷明显减轻，口微苦，大便正常，身未起疹。舌暗红，苔少，脉沉细。守上方加减直至2020年6月20日复诊，患者自诉服药期间病情平稳，胸闷、憋气较先前有明显改善，月经基本1~2月一行。此次复查肺功能：第一秒用力呼气容积占预计值78%，第一秒用力呼气容积/用力肺活量比值84%，肺一氧化碳弥散功能72%，用力肺活量3.33L。复查胸部CT与先前对比，双肺胸膜下多发片状磨玻璃密度影及索条影，较前部分吸收好转。

按：本例患者单纯口服中药改善病情。中医认为间质性肺疾病属于"肺痿"范围，是因肺气虚冷、肺燥津伤所致。中医治疗该疾病以补肺和补血为主，益气活血养阴法中，川贝母具有化痰止咳之效，茯苓具有健脾止咳之效，天花粉具有生津止渴、清热泻火之效。全方共奏化痰消瘀、通络止咳、活血养阴、益气补血之效。

（周亭君、罗胜）

参考文献

[1] 孙明月，王志英. 间质性肺疾病的中医临床研究进展 [J]. 湖南中医杂志，2018，34（2）：157－159.

[2] 葛均波，徐永健，王辰. 内科学 [M]. 9版. 北京：人民卫生出版社，2018.

[2] ROSEN, DENNIS. Murray & Nadel's textbook of respiratory medicine：the journal of the American medical association [J]. JAMA, 2012（1）：p.92.

[4] 江文洋，陈蕾，范国华，等. 肺结节病的研究进展 [J]. 实用医学杂志，2015，31（9）：1388－1390.

[5] 石玉珊，师燕飞. 间质性肺疾病的中西医治疗进展 [J]. 中外医疗，2020，39（22）：196－198.

[6] 王继荣，吴冰，赵兴旺，等. 间质性肺疾病的研究进展 [J]. 中国药物与临床，2015，15（7）：965－967.

[7] 张伯礼，吴勉华. 中医内科学 [M]. 4版. 北京：中国中医药出版社，2017.

[8] 李杭洁，白云苹，李建生. 中医古籍文献有关肺痿的证治概况 [J]. 中医学报，2018，33（4）：545－548.

[9] 陈生，唐明文，叶小丹，等. 间质性肺疾病（肺痿）的中医辨识 [J]. 中国老年保健医学，2018，16（6）：101，103.

[10] 孟立锋.《金匮要略》肺痿病证治源流研究 [D]. 武汉：湖北中医学院，2008.

[11] 王庆盛，许朝霞，高慧，等. 肺结节病的中医辨证研究进展 [J]. 世界科学技术—中医药现代化，2021，23（2）：506－509.

[12] 牛潞芳. 仲景治疗肺痿的辩证规律及相关实验研究 [D]. 北京：北京中医药大学，2007.

[13] 李戎，闫智勇，李文军，等. 针灸治疗肺纤维化疗效评价 [J]. 中国中医药现代远程教育，2004，2（4）：32－34.

肺栓塞

一、定义

肺栓塞是由栓子阻塞肺动脉或其分支，引起肺循环和右心功能障碍的一组疾病或临床综合征的总称。因肺血栓栓塞症（PTE）是其中最常见的类型，平时所说的肺栓塞多指肺血栓栓塞症。肺栓塞有急慢性之分，一般发病大于 3 个月、血栓已经机化者称为慢性肺栓塞；发病时间较短的称为急性，其中血管阻塞后发生肺组织坏死者称为肺梗死。临床表现缺乏特异性，呼吸困难、胸痛、咯血被称为肺栓塞三联征。但最常见的是呼吸困难，或为晕厥、烦躁、发热、惊恐、濒死感等，其典型症状咯血、胸痛反而较为少见。另外查体可有胸部干、湿啰音，胸膜摩擦音，胸腔积液征及休克、发绀等表现。有肿瘤、静脉曲张、静脉血栓病史者和术后患者发病率高。年龄大于 40 岁者发病风险也较高，并随年龄增大而增高。CT 肺动脉造影为目前确诊肺栓塞的首选检查方法，可直观显示血栓形态、部位、血管阻塞程度。但需要考察肾功能并对造影剂无过敏情况。肺栓塞死亡率、致残率都很高，一般一次肺动脉栓塞面积在 20% 以下，可无任何临床症状和表现；栓塞面积在 50% 以上，可以有不同程度的临床症状与表现；栓塞面积在 80% 以上，可能立即死亡。30 天全因病死率为 4.9% ~ 6.6%，10 年复发率 35.4%，所以需要及时发现、诊断及治疗。

二、病因

肺栓塞是以各种栓子阻塞肺动脉或其分支为发病原因的一组疾病或临床综合征的总称。包括肺血栓栓塞症、脂肪栓塞综合征、羊水栓塞、空气栓塞、肿瘤栓塞等，其中 PTE 为最常见类型，是主要病因。

引起 PTE 的血栓主要来自下肢的深静脉血栓形成（DVT）。PTE 和 DVT 合称为静脉血栓栓塞症，两者具有相同易患因素，是静脉血栓栓塞在不同部位、不同阶段的两种临床表现形式。血栓栓塞肺动脉后，血栓不溶、机化、肺血管重构致血管狭窄或闭塞，导致肺血管阻力（PVR）增加，肺动脉压力进行性增高，最终可引起右心室肥厚和右心衰竭，称为慢性血栓栓塞性肺动脉高压（CTEPH）。

诱发因素主要分为遗传性和获得性。遗传性因素有凝血、抗凝、纤溶过程相关的基因突变或抗凝血酶、蛋白 S、蛋白 C、纤溶酶缺乏等。获得性因素又分为三类：第一类如高龄、肥胖、口服避孕药、妊娠、产褥期、植入人工假体，以及部分疾病如肿瘤、抗磷脂抗体综合征、炎症性肠病、肝素诱导性血小板减少症、肾病综合征、真性红细胞增多症等引起的血液高凝状态；第二类为手术、创伤、骨折、中心静脉置管、植入起搏器、吸烟、高同型半胱氨酸血症、肿瘤静脉内化疗等引起的血管内皮损伤；第三类是瘫痪、长途乘车、航空旅行、内科疾病、住院、居家养老护理等情况引起的静脉血液瘀滞状态。

三、诊断

（一）辅助检查

1. 血气分析

肺栓塞时因 V/Q 比例失调及过度通气，常伴有低氧血症和低二氧化碳血症，但在较小的肺栓塞或慢性肺栓塞情况下，亦可表现为正常的动脉氧分压和动脉二氧化碳分压，此时并不能排除，需要进行进一步的肺栓塞检查。

2. 血浆 D – 二聚体测定

D – 二聚体为交联的纤维蛋白降解产物，仅在纤维蛋白原形成与分解处于稳定状态才出现。若以血浆 D – 二聚体浓度 >500μg/L 作为诊断血管栓塞的阳性界限值，对判断肺栓塞有很好的敏感性（98%），且 3 天和 7 天后仍保持较高的敏感性（96% 和 93%），但其特异性不高，多数研究认为血浆 D – 二聚体≤500μg/L，基本上可排除肺栓塞的诊断，但≥500μg/L，仅高度提示有血管栓塞的可能，不足以确诊肺栓塞。

3. 心电图

肺栓塞的心电图异常较为常见，但缺乏特异性。97% 的大块肺栓塞和 77% 的次大块肺栓塞可发现心电图异常，多在发病后数小时出现，数周内消失。因此需对肺栓塞者进行动态心电图观察。有研究显示 T 波倒置与肺栓塞严重程度密切相关，经治疗后该改变的逆转表明预后良好。

4. 胸部 X 线检查

胸片无创伤、方便、经济，可作为最初的诊断和筛选手段，但有相关研究发现，12% 的肺栓塞胸片可为正常，因此胸片正常并不能排除肺栓塞的诊断。而且由于该检查的特异性不高，故误诊率较高。

5. 胸部螺旋 CT 检查

急性肺动脉栓塞最可靠的征象是血管中心充盈缺损，周围有对比剂环绕，中心充盈缺损与血管壁呈锐角，急性肺栓塞偶可表现为血管突然完全截断，并伴血管扩张。慢性肺栓塞常常表现为充盈缺损，边缘光滑且与血管壁呈钝角。慢性小血管的肺栓塞可表现为管腔的闭塞。Rathbun 等发现螺旋 CT 诊断肺栓塞的敏感性为 53% ~100%，特异性为 81% ~100%，均高于放射性核素通气—灌注扫描（分别为 49% 和 74%）。但对于肺小动脉栓塞的诊断，肺动脉造影则是更佳的选择。

6. 磁共振（MRI）

MRI 对肺栓塞的诊断有多方面的价值，可鉴别肺动脉内缓慢的血流和不流动的栓子；可区别出血性和感染性肺浸润，前者常与肺栓塞有关；还可以一次性行全身检查，能同时检测肺动脉和下肢深静脉的栓塞。据报道，MRI 检测中央肺动脉栓塞的敏感性为

70%～90%，特异性为77%～100%。但对≤3m的小血管，磁共振假阳性率较高。

7. 放射性核素显像

灌注扫描对确定肺灌注异常有高度敏感性。灌注扫描正常可排除肺栓塞，但灌注异常却无特异性。局部缺损可见于肺实变或萎陷、肺血管阻塞和由于局部肺泡缺氧引起的血管收缩等。通气扫描的作用是提高灌注扫描对肺栓塞诊断的特异性。灌注缺损但通气正常是肺栓塞的特征表现，理想的通气扫描应与灌注扫描同时进行多体位显像，才能排除。但大多数肺栓塞患者可能没有高度可疑的扫描结果。

8. 肺动脉造影

肺动脉造影常被认为是诊断肺栓塞的"最佳标准"。多方位的造影扫描，并选择性注射造影剂及放大显像，能更好地得到较明显的血管腔内充盈缺损、血管中断和局部血容量减小这些在造影中足以做出肺栓塞诊断的结果。灌注扫描正常或灌注—通气扫描高度可疑患者，一般无需再行肺动脉造影；临床疑有肺栓塞，而灌注—通气扫描不能确定者，则需再做肺动脉造影。需要注意的是，肺动脉造影为侵入性检查，有一定的危险性，不是所有患者都适宜。

（二）诊断标准

（1）患者有相关既往史或疾病史：血栓栓塞性疾病，手术麻醉时间长，下肢或骨盆的外伤或手术，有手术引起的凝血因子8增加、蛋白C活性降低和血小板粘附性增加，骨折手术或心肌梗死后制动，妊娠或使用含雌激素的药物，充血性心力衰竭，恶性肿瘤，肥胖，高龄，原发和继发性抗磷脂综合征等。

（2）有典型的临床症状及体征。

（3）结合心电图、胸片、超声心动图、动脉血气分析、第二聚体检查可得出初步诊断。

（4）螺旋CT、核磁共振及肺动脉造影基本可明确诊断。

临床症状和体征方面如前文所述缺乏特异性，临床上诊断急性肺栓塞的三联征中，呼吸困难、胸痛、咯血同时存在者仅占20%，并且老年肺栓塞患者的临床症状比年轻患者的症状更加不典型，需要有完善的检验检查、丰富的经验才能正确诊断。

四、鉴别

因为肺栓塞的临床表现缺乏特异性，所以需要与多种疾病鉴别诊断。

1. 急性心肌梗死

急性肺栓塞可出现剧烈胸痛伴心电图酷似心肌梗死图形，需与急性心肌梗死相鉴别。

2. 冠状动脉供血不足

年龄较大的急性肺栓塞或复发性肺栓塞患者心电图可出现Ⅱ、Ⅲ、aVF导联ST段、

T波改变，甚至V1－4导联呈现"冠状T"，同时存在胸痛、气短，容易诊断为冠状动脉供血不足或心内膜下心肌梗死。通常肺栓塞的心电图除ST－T段改变外，心电轴右偏明显或出现"S1Q3T3征"及"肺型P"波，心电图改变常在1~2周内明显好转或消失，与冠心病者不同。肺栓塞患者为劳力性呼吸困难，而冠心病为劳力性心绞痛。放射性核素心肌显像二者截然不同，肺栓塞缺少典型的心肌灌注缺损或"再灌注"表现。

3. 肺炎

发热、胸痛、咳嗽、白细胞增多、X线胸片显示浸润阴影等易与肺栓塞相混淆，是肺栓塞最易误诊的疾病之一。如能注意较明显的呼吸困难、颈静脉充盈、下肢静脉炎、X线胸片示反复浸润阴影和区域性肺血管纹理减少以及血气异常等，应疑有肺栓塞，再进一步做CT和MRI等检查，多可鉴别。

4. 胸膜炎

约1/3肺栓塞患者可发生胸腔积液，易被误诊为病毒性或结核性胸膜炎，后者给予长期抗结核治疗。并发胸腔积液的肺栓塞患者缺少结核病全身中毒症状，胸液多为血性，量少，吸收较快（1~2周内自然吸收）。动脉血气和下肢静脉正常，X线胸片可同时发现吸收较快的肺浸润或梗死等阴影，与结核性胸膜炎不同。

5. 肺不张

术后肺不张可能与肺栓塞相混淆，动脉血气通常也不正常。周围静脉正常有助于区别，需要时可做CT、MRI或肺动脉造影以资鉴别。

6. 支气管哮喘

继发于肺栓塞的支气管痉挛有时需与喘息性哮鸣相区别。肺栓塞患者哮鸣虽可发生，但不多见，当其出现时只是一新的发作，缺少哮喘的既往历史；支气管哮喘患者动脉血气也可异常，但增强CT多正常，如临床怀疑肺栓塞时可进一步做肺动脉造影检查。

7. 原发性肺动脉高压

与肺栓塞相似症状有乏力、劳力性呼吸困难、胸痛、晕厥及咯血等，临床均可出现右心衰竭，血流动力学都有右室压增加，肺毛压则正常。其不同点是原发性肺动脉高压患者较年轻（20~40岁者多于50岁以上者），女性较多，呈进行性恶化，无间断稳定期，肺灌注扫描无肺段性缺损，肺动脉收缩压多大于60mmHg，肺动脉造影无"剪枝"样等改变，与肺栓塞不同。

8. 主动脉夹层

急性肺栓塞患者剧烈胸痛，上纵隔阴影增宽（上腔静脉扩张引起），胸腔积液，伴休克者需与主动脉夹层相鉴别，后者多有高血压病史，疼痛部位广泛，与呼吸无关，发绀不明显，超声心动图检查有助于鉴别。

9. 高通气综合征（焦虑症）

多呈发作性呼吸困难，胸憋闷，垂死感，动脉血气有低碳酸血症和呼吸性碱中毒，心电图可伴 T 波低平与倒置等，需与急性肺栓塞相区别。高通气综合征一般无器质性心肺疾病改变，常有精神、心理障碍，症状可自行缓解、消失。

五、西医治疗

虽然肺栓塞的血栓部分甚至全部可自行溶解、消失，但经治疗的急性肺栓塞患者比不治疗者病死率低 5~6 倍。因此一旦确定诊断，即应积极进行治疗，不幸的是有报道显示能得到正确治疗的患者仅占 30%。肺栓塞的治疗目的是使患者度过危急期，缓解栓塞引起的心肺功能紊乱和防止再发；尽可能地恢复和维持足够的循环血量和组织供氧。

对大块肺栓塞或急性肺心病患者的治疗包括及时吸氧、缓解肺血管痉挛、抗休克、抗心律失常、溶栓、抗凝及外科手术等。对慢性栓塞性肺动脉高压和慢性肺心病患者，治疗主要包括阻断栓子来源、防止再栓塞、行肺动脉血栓内膜切除术、降低肺动脉压和改善心功能等方面。

（一）急性肺栓塞的治疗

1. 急救措施

肺栓塞发病后头两天最危险，患者应收入 ICU 病房，连续监测血压、心率、呼吸、心电图、中心静脉压和血气等。

处理：使患者安静、保暖、吸氧，予镇静、止痛药物，应用抗生素以预防肺内感染和治疗静脉炎。缓解迷走神经张力过高引起的肺血管痉挛和冠状动脉痉挛，抗休克同时积极进行溶栓、抗凝治疗，争取病情迅速缓解。需要注意的是，急性肺栓塞 80% 死亡者死于发病后 2 小时以内，因此，治疗抢救须抓紧进行。改善呼吸情况，呼吸衰竭严重低氧血症患者可短时应用机械通气治疗。

2. 溶栓治疗

常用的溶栓药有链激酶（streptokinase，SK）、尿激酶（urokinase，UK）和阿替普酶（重组组织型纤溶酶原激活剂，rt-PA）。

溶栓的优点是：①比单用肝素血块溶解得快；②可迅速恢复肺血流和右心功能，减少并发大块肺栓塞的病死率；③减少血压和右心功能正常肺栓塞患者的病死率和复发率；④加快小的外周血栓的溶解，改善运动血流动力学反应。

急性肺栓塞溶栓治疗适应证：①大块肺栓塞（超过两个肺叶血管）；②肺栓塞伴有血流动力学改变者（无论栓塞血管部位以及面积大小）；③并发休克和体动脉低灌注[即低血压、乳酸酸中毒和（或）心排血量下降]者；④原有心肺疾病的次大块肺栓塞引起循环衰竭者；⑤有症状的肺栓塞。

肺栓塞溶栓治疗的禁忌证，分为不能行溶栓治疗的绝对禁忌证和需要专业人员判断轻重缓急的相对禁忌证。绝对禁忌证：①近期活动性胃肠道大出血；②两个月内的脑血管意外、颅内或脊柱创伤或外科手术；③活动性颅内病变（动脉瘤、血管畸形、肿瘤）。相对禁忌证：①未控制的高血压（收缩压≥180mmHg，舒张压≥110mmHg）；②出血性糖尿病，包括合并严重肾病和肝病者；③近期（10天内）外科大手术、不能被挤压止血血管的穿刺、器官活检或分娩；④近期大小创伤包括心肺复苏；⑤感染性心内膜炎；⑥妊娠；⑦出血性视网膜病；⑧心包炎；⑨动脉瘤；⑩左房血栓；⑪潜在的出血性疾病。

因肺组织有双重血运供给，并又可直接从肺泡摄氧，故肺组织缺氧坏死一般不发生，即使发生也相对较轻。所以与急性心肌梗死不同，急性肺栓塞溶栓的主要目的是溶解血栓，而不完全是保护肺组织，只要血栓尚未机化均有血栓溶解的机会。即发病后或复发后愈早溶栓效果愈好，而且肺栓塞的溶栓时间窗长至14天。另外与心肌梗死不同的是肺栓塞溶栓过程不用肝素，且溶栓药剂量固定，所以溶栓过程中不需要监测相关凝血指标，较为方便。

当代肺栓塞溶栓疗法已有很大进步，安全、有效，治疗方案趋向简便和规范化，不一定必须做肺动脉造影确诊，治疗时间窗延长至14天，剂量固定或按体重给药，外周静脉2小时滴注，不做血凝指标监测，可在普通病房实施。因此，溶栓疗法应积极推广、普及。

3. 抗凝治疗

肺栓塞抗凝治疗是有效的、重要的。根据1组516例肺栓塞患者的统计，抗凝治疗组的生存率为92%，复发率为16%，而非抗凝治疗组分别为42%和55%，差别非常显著。抗凝治疗1~4周，肺动脉血块完全溶解者为25%，4个月后为50%。常用的抗凝药物有肝素和华法林。

（1）肝素：

肝素抗凝的用药期限通常为7~10天，以急性过程平息，临床情况好转，血栓明显溶解为止。治疗过程中少数患者可发生血小板减少，因此，用普通肝素治疗需要监测。每3~4天需复查血小板计数1次，血小板计数在（70~100）×10⁹/L时肝素仍可应用，小于50×10⁹/L时应停止用药。测定血浆肝素水平在两种情况下特别有用。一是监测由于狼疮抗凝血或抗心脂质抗体基线APTT增加的患者；二是监测深静脉血栓形成和肺栓塞每天需要大剂量肝素的患者。

肝素最重要的副作用是出血，出血的危险性除基础血小板计数外，与年龄、基础疾病、肝功能不全及并用药物等也有关。多数中等量出血中止肝素治疗已足够，威胁生命的事件或颅内出血，应在停止肝素的同时用硫酸鱼精蛋白（鱼精蛋白）。但鱼精蛋白可能引起过敏反应，特别是既往暴露于硫酸鱼精蛋白（鱼精蛋白）的糖尿病患者，使用时需要权衡以及做好相关预备措施。与肝素有关的副作用还有血小板减少、骨质疏松及转氨酶升高等。

（2）华法林：

华法林是一种维生素K的拮抗剂。有研究发现活动性血栓形成状态，华法林应与肝素重叠应用；根据国际标准化比率（INR）凝血酶原时间调整华法林剂量，可减少发生出血并发症。口服抗凝药治疗的时间至少需要 6 个月，且停用抗凝剂应逐渐减量，以避免发生反跳，增加血凝。

应用华法林抗凝的禁忌有活动性胃肠道出血、创伤、术后、感染性心内膜炎、未控制的重症高血压、脑血管病、潜在出血性疾病等。华法林最主要的毒副作用是出血，发生率约为 6%，大出血为 2%，致死性出血为 0.8%。出血的危险因素有肝、肾疾病，酒精中毒，药物相互作用，创伤，恶性肿瘤，既往胃肠道出血，年龄。如果在正常治疗范围内用药发生出血，需要排除隐匿性恶性肿瘤等疾病的可能。

4. 手术治疗

（1）肺动脉血栓摘除术：用于伴有休克的巨大肺栓塞，收缩压低到 100mmHg，中心静脉压增高，肾功能衰竭，内科治疗失败或不宜内科治疗者。在体外循环下手术，手术死亡率较高。

（2）导管破碎肺栓塞：一般用特制的猪尾旋转导管破碎伴休克的大块急性肺栓塞，也可同时合用局部溶栓。破碎后休克指数下降，48 小时肺动脉平均压明显下降，有效率为 60%，死亡率为 20%。多用于溶栓和抗凝治疗禁忌的患者。

（3）安装下腔静脉滤器：下腔静脉滤器主要用于已证实栓子来源于下肢或盆腔者，用以防止肺栓塞的复发。其最主要适应证有：

①证实有肺栓塞并抗凝治疗禁忌：活动性出血；担心大出血者；抗凝引起的并发症；计划加强癌症化疗者。

②尽管已充分治疗而抗凝失败者（如肺栓塞复发）。

③高危患者的预防：广泛、进行性静脉血栓形成；行导管介入治疗或外科血栓切除术者；严重肺动脉高压或肺心病者。多数无漂动的 DVT 很少发生栓塞，可以单纯肝素抗凝治疗。因滤器只能预防肺栓塞复发，并不能治疗 DVT，因此安装滤器后仍需抗凝，防止进一步血栓形成。最近，有可以取出的滤器用于预防溶栓过程栓子脱落导致的肺栓塞再发，效果较好，并发症也较少。

（4）DVT 的治疗：约 70%~90% 急性肺栓塞的栓子来源于 DVT 的血栓脱落，特别是下肢深静脉尤为常见，因此，对急性肺栓塞患者的治疗绝不能忽视 DVT 的检查和处理，以防肺栓塞再发。DVT 的治疗原则是卧床、患肢抬高、抗凝（肝素和华法林）、消炎及使用抗血小板集聚药等。而延时链激酶滴注经常引起过敏反应，链激酶的浓度需 2~4 倍才能达到维持周身溶栓状态，尿激酶可能作用会好一些。因此，DVT 的溶栓治疗应视情况个体化实施。

（二）慢性栓塞性肺动脉高压的治疗

慢性栓塞性肺动脉高压的发病率尚不清楚，过去认为是一种少见病，随着技术和相关研究的发展，目前认为比预料的要多得多。慢性栓塞性肺动脉高压可来自急性肺栓塞的后果，更多源自反复的肺栓塞。起病多缓慢或隐匿，临床表现类似原发性肺动脉高压，放射性核素肺通气—灌注扫描、增强 CT、MRI、肺动脉造影及下肢静脉检查等有助于二者的鉴别。

慢性栓塞性肺动脉高压的治疗包括手术、抗凝（口服抗凝药）、血管扩张药、吸氧及强心、利尿等。

六、中医源流

中医古籍里虽然没有肺栓塞这一病名，但能够探寻到与肺栓塞临床表现相符的文字记载，可以给肺栓塞的病名及病因病机研究提供参考。根据中医异病同治原则，不同疾病，若其病机、证候相似，则可以考虑运用相同的理论进行治疗。肺栓塞的主要症状是喘息、气短、呼吸困难，并有活动后加重的情况，还可伴有胸痛和咯血，情绪异常、乏力、胸闷、胸痛、咳嗽以及胸部胀满。患者还会出现夜间胸痛症状加重，或者是喘而难以平卧等情况。所以可以将肺栓塞根据症状分为胸痹、咳嗽、喘证、肺胀、厥证、血证等疾病。

以呼吸困难症状为主多归为喘证。早在汉朝，张仲景就将"上气"这一喘息、抬肩、不能平卧的证候分为虚实两类来治疗。《景岳全书》言："实喘者有邪，邪气实也；虚喘者无邪，元气虚也。"叶天士说：在肺为实，在肾为虚。所以喘证主要关于肺、肾两脏，多为寒、痰、湿热、瘀血等实邪阻滞，或阴、阳等虚衰不养所致。

当症状主要为胸痛、心悸等，则可归入胸痹、胸痛、心痛、心悸等范畴。张仲景在《金匮要略》中将胸痹的病因病机归纳为"阳微阴弦"，即胸阳不振，阴寒凝结，认为胸痹是本虚标实之证。《太平圣惠方》中将心痛、胸痹二者并列，使用芳香、辛散、益气养血、滋阴、温阳等药物。《诸病源候论》认为肺气不足、水饮内停是胸痛、气短的重要病因。

以晕厥为主要表现者，可以参考厥证进行辨证论治。厥证的主要病机是气机突然逆乱，升降失调，导致气血阴阳不相顺接。部分肺栓塞患者发病即以晕厥为首发症状，提示其存在气机逆乱的病理基础。

以咯血为主要症状则可以参考血证。现代中医论著《中医呼吸病学》对肺栓塞的中医病因进行分析，认为主要是肺气弱则血行无力所致的心脉瘀阻，所以出现胸闷、气促、心悸、唇色发绀等症状。其中又以痰瘀阻滞脉道、气血逆乱为主要病因。

肺栓塞的中医证型当前尚未统一。因为在中医理论中，肺栓塞不仅与肺有直接关系，与心、肾、脾，甚至是肝都有相关性。韩文忠对肺血栓栓塞症证型做了相关研究，发现临床上急性肺血栓栓塞症的主要证型为气虚血瘀、气虚水停、痰浊阻肺、阳气暴脱，慢性肺血栓栓塞症多为气虚血瘀型，中医证型间接反映了肺血栓栓塞症的程度及病程的急慢程度。余锋用回顾性研究的方法将急性肺栓塞分为痰浊证、血瘀证和阳脱证三种证型。

李雪莲据中医证候特点将肺栓塞分为痰瘀阻肺、气滞血瘀、气虚血瘀三种证型。肖云艳认为本病病性属于本虚标实，将肺栓塞辨证为肺气郁结、痰凝瘀血、痹阻脉络三种证型。《中医呼吸病学》中将其分为气滞血瘀证，脾虚痰阻证，气阴两虚、虚热内炽证，阳气欲脱证等四种证型。李冬、杨惠琴等将其分为气虚血瘀证、痰瘀互阻证、痰浊闭阻证、阳气暴脱证四种证型；唐楚岳、黄涛亮等类似地将其分为气虚痰瘀阻络证、气虚痰热瘀阻证、气虚血瘀证、阳气虚脱证四型；王峰等将临床肺血栓栓塞症患者分为九种证型。

另有研究显示，中医证型中，血瘀证所占比例最大，痰浊证次之；51～70岁中老年组中阳脱证所占比例最高，30岁以下的青年组患者以血瘀证多见。部分研究认为痰瘀互结、痰浊阻肺型肺栓塞提示患者栓塞面积较小，病情相对较轻。综上总结，肺栓塞急性期多以痰瘀、阳脱为主，慢性期以气虚血瘀为主。其中血瘀也是最常见的中医证候要素，血瘀与其他多种证候要素相互影响、共同作用，从而引起肺栓塞的发生。在临床治疗和预防肺栓塞时，可以关注血瘀的病因病机，运用活血化瘀的治疗方法。目前中西医结合治疗肺栓塞的研究中，较多采用活血化瘀类中药、中药提取物或者方剂，发现此类药物在帮助患者病情恢复、减少住院时间等方面能发挥积极的辅助治疗作用，并且具有良好的安全性。

七、辨证论治

（一）阳微瘀痹

急性肺栓塞出现的面色苍白，四肢厥冷，冷汗淋漓，心悸，气短，胸痛，气促，烦躁不安，唇指青紫，甚至咳吐血痰或咳血，舌质淡暗或瘀紫，脉微细涩等症状，体现了中医学所说的阳气欲脱及瘀痹脉络。气血骤闭，脉络不通，气血不能入肺，即欲外脱，阳气不达，故面色苍白、四肢厥冷、冷汗淋漓、脉微欲绝；心肺同居上焦，心气不足，故心悸、气短；肺气不利，故气促；心肺被扰，则烦躁不安；胸阳痹阻，血行瘀滞，则胸痛、唇指发绀等。阳微瘀痹大多数属于肺栓塞的急性期。

临床治疗应以活血通脉、回阳救逆为法。中医认为阴、阳是万物存在的基础，《素问》中有"阴阳离决，精气乃绝"的描述。阳微欲脱则阴阳将要离决，人之将死，所以要急予补阳固脱，固护阳气为本。故使用炮附子、干姜等大热之品以回阳救逆；红参温阳益气固脱；再加少量丹参活血化瘀，并防止大辛大热之药产生格拒，起到引阳入阴的作用。常使用参附汤加减（红参12g、炮附子9g、干姜6g、丹参3g）或参附注射液等相类方剂治疗。

先以参附汤加味以治其标，后用黄芪桂枝五物汤合三妙散化裁，益气活血祛瘀除湿治其本。方中有健脾益肺、补气通阳之党参、黄芪，配以辛温通阳之桂枝、干姜，活血行气、祛风止痛之丹参、川芎、赤芍、桃仁、路路通，以及燥湿清热之三妙散。全方共奏补气活血、化瘀除湿之效，药证合拍，使气血运行，诸证自愈。

（二）阳虚痰凝

肺栓塞之喘促，不能平卧，咳嗽有痰，心悸气短，胸闷不适，面色晦暗无光泽，乏力，纳呆，甚则面浮足肿，腹胀或有腹水，腰膝酸软乏力，舌质淡，苔白腻，脉沉或伴弦细、滑数，属于中医学所说的阳虚痰凝水湿泛滥之象。此证较阳微瘀痹证来说稍缓一些，多出现于有长期基础病史的患者，为久病伤及脾肾阳气，脾肾阳虚，以致气机失运，痰湿内阻，脾为生痰之源，肺为储痰之器，痰湿聚肺，肺失肃降，故见咳喘不能平卧、痰多；肺虚不足以息，则心悸气短；脾气虚，则乏力、纳呆；肾阳不行水，水湿泛滥，则面浮足肿；舌淡，苔白腻，脉沉或伴弦细、滑数为里虚兼有痰湿之邪征象。又或者久病五脏皆虚，心脉失养，无力推动血行，血瘀阻络，水饮凌心，痹阻肺络，阻滞心脉，肺失宣降，可见于肺栓塞合并心、肾功能衰竭者。

临床治疗以温阳健脾、豁痰利湿为法，多用温阳补中之附子汤（附子15g、茯苓9g、党参9g、白术12g、白芍9g）。其中附子温补中阳，茯苓、党参、白术组成四君子的基础，健脾补气渗湿，白芍柔肝滋阴用以反佐，既防止附子大热燥伤肝气，又可避免茯苓、白术燥湿伤阴，全方共奏温阳健脾化湿之功，而不会损伤津液。痰凝明显的患者，可联合豁痰力强的枳实薤白桂枝汤（枳实6g、厚朴15g、薤白24g、桂枝3g、瓜蒌子15g）。如果本证咳嗽、喘促重而水肿轻的患者，也可以健脾豁痰的定喘汤加减（太子参、紫菀各15g，炒白术、苏子、杏仁、陈皮、胆南星、前胡、款冬花各12g，半夏、茯苓各10g，麻黄6g）进行治疗。

许多医家也运用附子汤、枳实薤白桂枝汤等相关方剂，疗效不错。陆学超认为肺栓塞主要证型为痰瘀互阻型，治疗上予附子汤合枳实薤白桂枝汤合方加减治疗。贾臻发现枳实薤白桂枝汤联合低分子量肝素治疗肺栓塞，疗效明显优于单纯低分子量肝素治疗的对照组，利于改善动脉血气，抗凝作用突出。李平运用华林抗凝剂联合中医经方汤药附子汤、枳实薤白桂枝汤治疗肺栓塞患者，取得了良好的临床疗效，比单纯抗凝治愈率更高，不良反应更少，且能加快改善症状。

（三）气虚血瘀

本证多表现为精神疲倦，动则气喘，少气懒言，胸部刺痛，痛有定处，心悸，气短，乏力，自汗，咯痰，喘而胸满闭塞。下肢肿胀，局部压痛，面青唇紫，口黏不渴，胸膈烦闷，呕恶，纳呆，大便不畅或便溏等。舌淡暗，苔白腻，脉弦或弦涩等。主要见于久病卧床的患者。久病耗伤气血，再兼久卧伤气，脏腑失调，气虚则无力推动血运，又活动减少，气滞血瘀更甚，痹阻心肺，气血不得运行，则出现胸痛、胸闷、心悸、气短、乏力等；舌质暗红，或有瘀斑瘀点，脉结代，均为气滞血瘀之象。此型多见于慢性病程的患者。

治疗以益气活血化瘀为基本法，多使用补阳还五汤（炙黄芪 40g，红花 10g，当归 15g，赤芍 12g，地龙 10g，川芎 12g，桃仁 12g，浙贝母 15g，桔梗 15g，杏仁 10g）加减治疗。方中重用生黄芪为君药，大补脾胃之元气，使气旺血行，瘀去络通；当归为臣药，取其长于活血，兼能养血，因而有化瘀而不伤血之妙；再加赤芍、川芎、桃仁、红花助当归活血祛瘀；地龙为虫药，血肉有情之品，通经活络力强而不伤正。全方用大量补气药与少量活血药相配，气旺则血行，活血而又不伤正，共成补气活血通络之剂。

补阳还五汤在治疗中风后遗症方面的疗效已得到许多医家的认可，同时安丽英等在肺栓塞西医基础治疗的基础上，加用补阳还五汤加减的中药处方，治疗下肢深静脉血栓形成并发肺栓塞患者，疗效优于一般的西医对症治疗。杜玲在抗凝治疗基础上加用补阳还五汤加减（炙黄芪 40g，红花 10g，当归 15g，赤芍 12g，地龙 10g，川芎 12g，桃仁 12g，浙贝母 15g，桔梗 15g，杏 10g）合全蝎蜈蚣散（全蝎、蜈蚣 1∶1，每次口服 1g，每天 3 次，用中药汤剂送服）治疗，治疗 2 周后发现中医辅助治疗在改善病人的临床症状上明显优于单纯抗凝治疗。

（四）气滞血瘀

症见心胸满闷，胸部胀痛或刺痛，疼痛多在胸胁两侧，入夜尤甚，情志不舒，抑郁或暴躁，或见于下肢骨折，肿胀疼痛，面色晦暗或青紫等。舌暗红或紫暗或有瘀斑，脉涩或弦涩等。本证既可见于慢性病程的患者，也可见于急性内、外伤所致的急性肺栓塞患者。长期情志不畅所致肝气不能正常生发，肝气不舒则影响全身气机，气不行则血不畅，瘀滞胸中。遂见胸胁疼痛满闷，入夜尤甚。或者本有基础疾病，再兼暴怒伤肝，又或遭遇外伤所致血行瘀滞，瘀血聚于胸中，而成此病。

常用的治疗方剂有血府逐瘀汤（当归、生地各 9g，桃仁 12g，红花 9g，枳壳、赤芍各 6g，柴胡 3g，甘草 3g，桔梗 4.5g，川芎 4.5g，牛膝 10g）。胸中为气之所宗，血之所聚，肝经循行之分野。血瘀胸中，气机阻滞，清阳郁遏不升，则胸痛如针刺，且有定处；肝失条达，故急躁易怒或抑郁；至于唇、舌、脉所见，皆为瘀血征象。治宜活血化瘀，兼以行气止痛。方中桃仁破血行滞而润燥，红花活血祛瘀以止痛，共为君药。赤芍、川芎助君药活血祛瘀；牛膝活血通经，祛瘀止痛，引血下行，共为臣药。生地、当归养血益阴，清热活血；桔梗、枳壳，一升一降，宽胸行气；柴胡疏肝解郁，升达清阳，与桔梗、枳壳同用，尤善理气行滞，使气行则血行，以上均为佐药。桔梗并能载药上行，兼有使药之用；甘草调和诸药，亦为使药。合而用之，使血活瘀化气行，为治胸中血瘀证之良方。此外，因为本证常为急重证，多使用相关中药注射液进行治疗，如复方丹参注射液等。

有较多的研究探讨以活血化瘀功效为主的中药针剂在防治肺栓塞中的作用。王生浩等以注射用盐酸川芎嗪或疏血通注射液治疗肺栓塞，结果表明此类中药制剂有助于 APE

住院患者的病情恢复，可显著减少住院时间。田志等认为在常规治疗的基础上加用疏血通注射液，能够更好地改善肺栓塞患者的肺换气功能及微循环，而且没有增加出血的风险。多项临床疗效观察显示，在常规治疗的基础上加用丹参类注射液（如丹红注射液、复方丹参注射液、丹参多酚酸盐），能明显提高肺栓塞的疗效。

（五）痰湿郁热

本证常以咳喘症状为主，见咳嗽咯黄痰，痰量多，发热不恶寒，可有胸痛，刺痛或闷痛，痰中带血，舌红或暗红苔黄厚腻，脉滑数等。痰热郁肺，气失清肃则咳嗽痰多，邪热犯肺，伤及血脉，致热壅血瘀；热灼肺络，血不循经，从口咽而出，则痰中带血，热重则甚至于咯血；痰热瘀血，互阻胸中，因而胸中疼痛；舌红或暗红，苔黄厚腻，脉滑数皆痰湿郁热之象。

方用千金苇茎汤〔苇茎（锉）30g，苡仁15g，桃仁50枚（去尖、皮、双仁者），瓜瓣15g〕与桃红四物汤（当归15g，熟地黄15g，川芎9g，白芍12g，桃仁15g，红花9g）加减治疗。其中苇茎甘寒轻浮，善清胸中肺热，故为君药。瓜瓣清热化痰，利湿化浊，能清上彻下，肃降肺气，与苇茎配合则清肺宣壅涤痰；苡仁甘淡微寒，上清肺热下利肠渗湿；再加桃仁、红花活血逐瘀；当归、熟地黄、川芎、白芍活血养血，防止行血而伤正。诸药合用，药性平和，共具清热化痰、逐瘀排脓之效。

不少医家发现千金苇茎汤除了治疗肺痈，还能治疗许多证属痰热郁肺的疾病，如肺栓塞。赵润杨等观察肺痹汤与千金苇茎汤序贯使用辅助治疗严重肺血栓栓塞患者的临床疗效，发现此法能够减轻患者症状，改善呼吸频率和血气指标，保护血管内皮功能，降低凝血因子活性，显著缩短住院时间。刘建博将肺栓塞分为三种型：其中痰瘀互结型用千金苇茎汤合桃红四物汤加减治疗。张霞等予千金苇茎汤、桃红四物汤、血府逐瘀汤等加减结合西医治疗肺栓塞，总疗程为1个月，随访半年发现中西医结合治疗是一种安全有效的方法，能改善患者短期预后和长期疗效。

八、外治法

肺栓塞主要的致病因素是痰凝和瘀血，外治法在活血化瘀止痛上体现疗效。苏珊运用冰硝散（芒硝2 000g，大黄200g，冰片20g）外敷局部配合常规治疗合并DVT的PTE患者，发现患肢肿胀疼痛较常规治疗组改善明显。陆南山运用中药熏洗配合常规治疗DVT患者，发现药物熏洗可减缓PTE的发生率。徐效昆使用电针联合西药预防术后深静脉血栓形成，治疗组相较于单纯西药组能够显著降低人工髋关节置换术后下肢深静脉血栓的发生风险，也具有更好的安全性。通过比较患者的一些血液指标发现，电针可以抑制血小板的聚集从而改善血液的高凝状态，并能够改善血液的纤溶状态，降低D-二聚体的含量。

九、调护

生活方面，应严格遵医嘱用药及进行其他治疗，并定期复诊。在家中学会监测呼吸、血氧饱和度、动脉血气、心率及肺部体征的变化。当静息情况下出现呼吸加速、浅表动脉血氧饱和度降低、心率加快等表现，及时去医院就诊。

运动方面，改变不良生活作息，在医师指导下循序渐进进行适当的运动，避免久坐不动，并长期坚持。如果患者存在下肢静脉血栓，则可能不宜对下肢进行按摩等，相关操作需要结合医师建议进行。

饮食方面，肺栓塞患者常伴有高脂血症，或心脑血管疾病等，应忌高脂肪、高热量食物，避免血栓复发；多食用含脂量低、降压降脂的蔬菜水果，且应戒烟戒酒，避免食用刺激性食物。

食疗方面，应根据体质证型不同采用不同的食疗方法。如阳虚痰凝者适合食用生姜、咖喱、桂圆、扁豆等补阳化痰的食物。气虚血瘀者可食当归、黄芪、五指毛桃、田七、黄鳝等益气活血的食物。气滞血瘀者适合食用白萝卜、陈皮、红豆等行气活血的食物。痰湿郁热者可食用苡仁、芡实、荷叶、土茯苓等有清热利湿作用的食物。

十、临床经验

肺栓塞从其临床表现来看主要是呼吸困难、胸痛、咳嗽、咯血、晕厥，也有临床无症状者。按中医学传统观点认为，其当属于中医肺系疾病"咳嗽、喘证、肺胀"等范畴，而"痰"和"瘀"是其主要的病理产物及致病因素。肺脏自病或他脏病发，心肺气血瘀阻、肝肾升降痰阻、脾肺阳虚痰凝、肺肾阴阳不足，均可导致肺气痹阻，其主宣降和主治节的功能也进一步削弱，影响到肺的通调布津和治节行血，从而出现津停成痰，血滞为瘀，造成了痰瘀相互为患。而痰和瘀交融、混合，使气道阻塞进一步加重，不但使痰增加，而且使瘀血也进一步加重。临床上常运用活血化瘀、补阳通窍、疏通气血、温阳利水等法，重在用补气消瘀法，应辨明主次，如益气行血之补阳还五汤，行气活血之血府逐瘀汤、膈下逐瘀汤，通络逐瘀之通窍活血汤等，临床中灵活运用以上诸方治疗，均收到较好的疗效。

十一、病案举例

患者，男，59岁，因"反复咳嗽、气促3余年，加重20天"就诊，9年前曾于外院行"左肺肺大疱切除术"。本次因感冒上症复发，曾于当地医院门诊予"氨茶碱"平喘等对症治疗（具体诊疗经过不详），症状未见缓解。

入院胸片：提示左胸术后改变，左肺膨胀良好，两肺未见实质性病变。肺动脉造影及重建：见左侧肺大疱切除术后改变，左侧胸膜增厚，左侧胸廓变窄。慢支炎、肺气肿。肺动脉高压；两肺散在肺大疱。CTPA未见明确肺动脉栓塞征象。肺通气/灌注显像提示：①左肺尖后段、背段、前段、上舌段、下舌段、前内基底段通气和灌注功能受损。②右肺后段、背段、前段、外段、内段通气和灌注功能受损。③肺灌注显像和通气显像呈大致匹配性改变；右中肺、右下肺段通气显影范围较肺灌注显影范围大。D-二聚体：1 115ng/mL。肺动脉造影、右心导管、肺动脉OCT图像发现，所检查右下、中、上及左下肺外周动脉各血管管腔内均可见新月型附壁斑块，管腔狭窄。

中医辨证论治兼证，患者伴有唇甲青紫，精神倦困，形寒肢冷，食欲不振，舌体胖大边有齿痕，舌质紫暗苔白腻，脉沉细。属喘证之阳气亏虚，痰瘀阻络。治宜补气活血，化痰通络。方用大补元煎合血府逐瘀汤合葶苈大枣泻肺汤加减：黄芪60g，山药15g，熟地黄15g，杜仲15g，当归15g，山萸15g，桔梗15g，柴胡10g，牛膝15g，赤芍10g，川芎10g，地龙10g，红花10g，桃仁10g，全瓜蒌15g，法半夏10g，枳壳10g，葶苈子10g，大枣10g，水蛭3g，甘草6g。每日1剂，水煎三服。服药10剂后症状好转。再配合西医华法林2.5mg每日口服一次，监测INR均维持在2~3之间，出院后再用原方加减调治15剂，患者临床症状基本恢复正常，半年后随访，未见复发。

（罗潇潇、罗胜）

参考文献

[1] 侯顺欣，姜海明. 肺栓塞的诊断与治疗研究进展 [J]. 中国医药指南，2023，21（1）：62-65.

[2] 柳志红. 2019欧洲心脏病学会《急性肺栓塞诊断和治疗指南》解读 [J]. 中国循环杂志，2019，34（12）：1155-1157.

[3] 吴济强，雷丰丰，王红娟，等. 单纯性肺栓塞的临床特点和发病危险因素 [J]. 山东医药，2022，62（33）：71-74.

[4] 白梦茹，尤青海. 生物标志物在肺栓塞中的研究进展 [J]. 临床肺科杂志，2021，26（11）：1748-1751.

[5] 丁洁，郭晓纲. 肺栓塞危险因素与预后评价的研究进展 [J]. 中华危重症医学杂志（电子版），2016，9（1）：58-66.

[6] 卢波强，朱秋秋，杨惠琴. 肺栓塞的中西医治疗进展 [J]. 新疆中医药，2023，41（1）：82-86.

[7] 李冬，杨惠琴. 肺栓塞中医证型的相关性探究 [J]. 新疆中医药，2017，35（4）：104-106.

[8] 余锋，陶如，刘南，等. 急性肺栓塞中医证候分布及用药规律探讨 [J]. 广州

中医药大学学报，2018，35（1）：50 – 55.

［9］王峰，王植荣，王庆海，等. 急性肺血栓栓塞症的中医证型和证素分布规律研究［J］. 中国医药指南，2019，17（1）：1，3.

［10］高彐媚，黄振炎. 活血化瘀法治疗肺血栓栓塞症临床疗效和安全性的 Meta 分析［J］. 广东药科大学学报，2021，37（6）：154 – 161.

［11］刘建博. 中西医结合治疗肺栓塞16例的疗效评价［J］. 广州中医药大学学报，2006（3）：205 – 208.

［12］李平. 抗凝剂联合中医经方治疗肺栓塞的疗效探讨［J］. 当代医学，2015，21（8）：152 – 153.

［13］安丽英，戚英波. 中西医结合治疗肺栓塞分析［J］. 医学综述，2012，18（4）：625 – 626.

［14］田志，梅霞，饶英. 疏血通注射液治疗急性肺栓塞临床观察［J］. 中国中医急症，2014，23（7）：1385 – 1386.

［15］王生浩，刘双，王增智，等. 活血化瘀中药辅助治疗急性肺血栓栓塞症的有效性和安全性评价［J］. 中国全科医学，2011，14（10）：1098 – 1100.

［16］赵润杨，张德生，孟泳，等. 肺痹汤与千金苇茎汤序贯使用辅助治疗重症肺血栓栓塞51例临床观察［J］. 中医杂志，2018，59（15）：1305 – 1309.

［17］陆南山，邓柏杨，周涛. 中药熏洗辅助治疗下肢深静脉血栓的疗效及对血液流变学和血流动力学的影响［J］. 现代中西医结合杂志，2018，27（22）：2431 – 2435.

［18］徐效昆. 电针预防髋关节置换术后 DVT 的研究及中药预防的系统评价［D］. 广州：广州中医药大学，2019.

原发性支气管
肺癌

一、定义

原发性支气管肺癌（primary bronchogenic carcinoma），简称肺癌（lung cancer），是原发于气管、支气管黏膜或腺体的肺部恶性肿瘤。肺癌按组织病理学特点不同，分为小细胞肺癌（small cell lung cancer，SCLC）和非小细胞肺癌（non - small cell lung cancer，NSCLC）两大类。非小细胞肺癌占到全部肺癌的 80% 左右，小细胞肺癌占 20% 左右。肺癌的常见临床表现为咳嗽、咯血或痰中带血、呼吸困难、发热、消瘦等，部分病人因肺外侵袭转移引起的症状就诊。肺癌是当今最常见的恶性肿瘤之一，位居恶性肿瘤死因第一位。近年来，世界各国发病率和死亡率都有明显增高趋势。WHO2003 年报告，肺癌发病率为 1 220 万/年，死亡率为 110 万/年。吸烟和空气污染是肺癌增加的主要原因。

二、病因

肺癌病因和发病机制目前尚未明确，多数学者认为与下列因素有关。

1. 吸烟

吸烟是目前公认的引起肺癌的重要危险因素。调查显示，85% 以上肺癌患者有吸烟史。吸烟者肺癌的死亡率比不吸烟者高 10 ~ 13 倍。开始吸烟的年龄越早、吸烟年限越长、吸烟量越大，肺癌死亡率越高。被动吸烟也是肺癌的致病因素之一。戒烟者患肺癌的危险性随着戒烟年份的延长而逐渐降低。实验证明，烟雾中含有苯并芘、亚硝胺、尼古丁、钋等多种致癌物质。一支烟的致癌危险性，相当于 0.01 ~ 0.04mGy 的放射线。

2. 空气污染

室内空气污染，如煤焦油、煤烟、烹调油烟、室内被动吸烟、室内氡气等，是女性患肺癌的危险因素。室外空气污染，如大气污染、汽车废气、工业废气等都含有致癌物质。

3. 职业致癌因子

目前已确认的肺癌职业因子有：砷、石棉、二氯甲醚、铬、镍、柴油废气等。有资料表明，人工纤维、玻璃纤维、二氯化硅、氯乙烯、石油等也具有致癌作用。接触石棉的吸烟者肺癌死亡率为非接触石棉的吸烟者的 8 倍。

4. 饮食与营养

食物中长期缺乏维生素 A、β 胡萝卜素和微量元素（锌、硒）等易发生肺癌。

5. 遗传因素

目前认为，有癌肿家族史者肺癌的发生率更高。研究发现，许多基因与肺癌的易感性有关。肺癌患者常有第 3 号染色体短臂缺失，正常细胞发生癌变前期常有一系列基因改变，包括原癌基因的激活、抑癌基因的失活、自反馈分泌环的活化和细胞凋亡的抑制，导致细胞生长失控，提示肺癌具有一定的潜在血缘遗传性。

6. 其他

某些肺部疾病（如肺结核、慢性支气管炎、结节病、慢性肺间质纤维化等）、病毒感染、真菌毒素以及内分泌失调、机体免疫功能低下等因素，与肺癌的发生有一定的相关性。

三、诊断

（一）临床表现

以近期发生的呛咳，顽固性干咳持续数周不愈，或反复咯血，或不明原因顽固性胸痛、气急、发热，或伴消瘦、疲乏等为诊断要点。肺癌早期可以无症状，周围型肿瘤患者局部症状较少。在诊断时无明显症状者不到10%，随着对高危人群筛查手段的提高，无症状者比例相应增加。一项对1 539例肺癌的研究分析显示，诊断时最常见的症状依次是消瘦（46%）、咳嗽（45%）、气短（37%）、乏力（34%）、咯血（27%）及胸痛等。

肺癌的临床表现包括肺部和肺外两方面的症状和体征。主要表现为以下几点：

（1）咳嗽：通常为肺癌的首发症状，大部分表现为阵发性刺激性呛咳，无痰或仅有少量白色泡沫样黏痰。查体可闻及单侧局限性喘鸣声，吸气相明显，咳嗽后不消失，是肺癌早期体征之一。

（2）咯血：以咯血为首发症状的患者占肺癌首次就诊人数的35.9%，其特征为间断性反复咳少量血痰，往往血多于痰，色泽鲜，痰血不相混，偶见大咯血。

（3）发热：持续性中低程度发热。抗生素治疗不佳，称为癌性发热。

（4）胸痛：在肺癌早期胸痛症状较轻微，但部位固定，持续性尖锐而剧烈的疼痛往往提示肿瘤侵犯胸膜、胸壁或纵隔。

（5）胸闷气急：肿瘤在叶或主支气管口时可因堵塞气管而出现胸闷气急，也可见于晚期肿瘤在肺内广泛扩散伴有胸腔积液、心包积液时。

（6）肺外表现：主要是由于肿块压迫，侵犯邻近的组织、器官，远处转移及副瘤综合征。①压迫喉返神经出现声音嘶哑。②压迫上腔静脉出现头晕、眼花、头颈部浮肿、胸颈部浅表静脉怒张等上腔静脉综合征。③肺上沟瘤常压迫交感神经引起霍纳综合征（Horner综合征）：患侧眼球凹陷，上眼睑下垂，瞳孔缩小，额部汗少等。④压迫臂丛神经引起同侧肩臂酸痛，不能抬举，可有肩部及手指的感觉异常、肌肉萎缩。⑤压迫食管引起吞咽困难，甚至发生支气管—食管瘘，导致肺部感染。⑥压迫膈神经时引起同侧膈肌麻痹和上升，X线透视可见病侧膈肌运动迟缓，缩鼻吸气有矛盾运动。⑦肿瘤接近胸膜时可引起反应性胸腔积液，侵及胸膜时常产生血性胸腔积液。⑧侵犯迷走神经可使心率加速，侵犯心肌的传导系统可引起心律不齐，侵犯心包可产生心包积液，出现缩窄性心包炎的症状。⑨通过血行转移到脑、骨、肝等部位时，均有相应的症状和体征出现。⑩肺癌产生的某些特殊激素、抗原、酶或代谢产物等可引起内分泌紊乱或异位内分泌综合征。常见表现有骨、关节肥大，杵状指，库欣综合征，类癌综合征等。

（二）辅助检查

患者在治疗前，需要行实验室常规检测，以了解患者的一般状况以及是否适于采取相应的治疗措施。①血常规检测；②肝肾功能等检测及其他必要的生化检查；③凝血功能检查；④血清学肿瘤标志物检测：癌胚抗原（CEA），神经元特异性烯醇化酶（NSE），细胞角蛋白片段19（CYFRA21–1）和胃泌素释放肽前体（ProGRP），以及鳞状上皮细胞癌抗原（SCC）等。

肺癌的影像学检查方法主要有：X线胸片、CT、MRI、超声、核素显像、正电子发射计算机断层显像（PET–CT）等。主要用于肺癌诊断、分期、再分期、疗效监测及预后评估等。在肺癌的诊治过程中，应根据不同的检查目的，合理有效地选择。

（1）胸部X线检查：胸片是肺癌治疗前后基本影像学检查方法，通常包括胸正、侧位片。

（2）胸部CT检查：胸部CT能够显示许多在X线片上难以发现的影像信息，可以有效地检出早期周围型肺癌，进一步验证病变所在的部位和累及范围，也可鉴别其良、恶性，是目前肺癌诊断、分期、疗效评价及治疗后随诊中最重要和最常用的影像手段。对于肺癌初诊患者胸部检查，CT扫描范围应包括双侧肾上腺。对于难以定性诊断的胸部病变，可采用CT引导下经皮肺穿刺活检来获取细胞学或组织学诊断。对于高危人群的肺癌筛查，推荐采用胸部LDCT扫描。

CT和薄层重建是肺结节最主要的检查和诊断方法。对于肺内≤2cm孤立性结界，应常规进行薄层重建和多平面重建；对于初诊不能明确诊断的结节，视结节大小、密度不同，给予CT随诊间隔；随诊中关注结节大小、密度变化，尤其是部分实性结节中的实性成分增多和非实性结节中出现的实性成分。

（3）MRI检查：胸部MRI检查可选择性地用于以下情况：判定胸壁或纵隔是否受侵；显示肺上沟瘤与臂丛神经及血管的关系；区分肺门肿块与肺不张、阻塞性肺炎的界限；对禁忌注射碘造影剂的患者，MRI检查是观察纵隔、肺门大血管受侵情况及淋巴结肿大的首选检查方法；对鉴别放疗后纤维化与肿瘤复发亦有一定价值。MRI特别适用于判定脑、脊髓有无转移，脑增强MRI应作为肺癌术前常规分期检查。

（4）超声检查：主要用于发现腹部实性重要器官以及腹腔、腹膜后淋巴结有无转移，也用于双侧锁骨上窝淋巴结的检查；对于临近胸壁的肺内病变或胸壁病变，可鉴别其囊、实性以及进行超声引导下穿刺活检；还常用于胸腔积液及心包积液抽取定位。

（5）骨扫描检查：用于判断肺癌骨转移的常规检查。当骨扫描检查提示骨可疑转移时，对可疑部位进行 MRI、CT 或 PET – CT 等检查验证。

（6）PET – CT 检查：是肺癌诊断、分期与再分期、疗效评价和预后评估的最佳方法。

（7）内窥镜检查：①支气管镜检查；②经支气管针吸活检术（TBNA）和超声支气管镜引导的经支气管针吸活检术（EBUS – TBNA）；③经支气管肺活检术（TBLB）；④纵隔镜检查；⑤胸腔镜检查。

（8）其他检查技术：①痰细胞学检查；②经胸腔穿刺肺活检（TTNA）；③胸腔穿刺术；④胸膜活检术；⑤浅表淋巴结及皮下转移结节活检术。

（三）诊断标准

年龄和抽烟史：年龄多在 40 岁以上，多有长期抽烟史。85% 以上的肺癌由主动抽烟和被动抽烟所致。

影像学诊断：以肺部出现圆形阴影、肺不张、血胸等为典型表现。胸部 X 线摄片、CT 摄影、支气管碘油造影等影像学手段，有助于肺癌早期诊断。

病理学诊断：通过病理学检查可以明确肺癌的分类，确定侵犯范围和手术切缘情况，并预测机体对表皮生长因子受体酪氨酸激酶抑制剂的敏感性及耐药分子水平的异常。获取病理学标本的手段有痰脱落细胞检查、支气管刷检、支气管灌洗、细针穿刺活检、粗针活检、支气管腔内活检、经支气管活检、纵隔淋巴结取样和手术。

此外，肺癌的早期诊断有赖于高危人群的防癌检查和及时就诊，以及医生的高度警惕，避免误诊漏诊。高危人群或有下列情况者应提高警惕，及时进行排癌检查：

（1）刺激性咳嗽持续 2～3 周，治疗无效者。

（2）原有慢性呼吸道疾病，咳嗽性质改变者。

（3）持续痰中带血而无其他原因可解释者。

（4）单侧局限性哮鸣音，不因咳嗽而改变者。

（5）反复同一部位的肺炎，特别是节段性肺炎者。

（6）原因不明的肺脓肿，无中毒症状，无大量脓痰、无异物吸入史，抗感染治疗效果不佳者。

（7）X 线上局限性肺气肿，段、叶性肺不张，孤立性圆形病灶和单侧肺门阴影增深、增大者。

（8）原有肺结核病灶已稳定，而其他部位出现新病灶；或在抗结核药物治疗下，阴影反而增大，或有空洞形成，痰结核菌检查阴性者。

（9）胸腔渗出液，无中毒症状，尤其血性渗出液、渗出液进行性增加和抗结核治疗无效者。

（10）原因不明的四肢关节疼痛及杵状指（趾）者。

一般根据病史、临床表现、体格检查和相关的辅助检查，80%～90%的肺癌患者可确诊。必要的辅助检查中，发现肺癌的最常用检查是影像学检查，而确诊的必要手段则是细胞学、病理学检查。

四、鉴别

肺癌常易被误诊或漏诊，进行痰脱落细胞学、支气管镜或其他组织病理学检查有助于鉴别诊断。

1. 肺结核

（1）结核球：需与周围型肺癌相鉴别。结核球多见于年轻患者，可有反复血痰史，病灶多位于上叶尖后段和下叶背段的结核好发部位，边界清楚，边缘光滑无毛刺，偶见分叶，可有包膜，密度高，可有钙化点，周围有纤维结节状病灶，多年不变。如有空洞形成，多为中心性薄壁空洞，空洞规则，直径很少超过3cm。

（2）肺门淋巴结结核：易与中央型肺癌相混淆。肺门淋巴结结核多见于儿童或青年，有结核中毒症状，结核菌素试验多呈强阳性，抗结核治疗有效。影像学检查有助于鉴别诊断。

（3）急性血行播散型肺结核：应与弥漫性细支气管肺泡癌相鉴别。血行播散型肺结核 X 线表现多为大小不等、分布不均的结节状播散病灶，结节密度较高，一般无发热，可从痰中查到癌细胞。

2. 肺炎

肺癌并发阻塞性肺炎表现常与肺炎相似。肺炎起病急，先有寒战、高热等毒血症症状，然后出现呼吸道症状，X 线表现为云絮影，不呈段、叶分布，无支气管阻塞，少见肺不张，经抗感染治疗，病灶吸收迅速而完全。而癌性阻塞性肺炎呈段或叶分布，常有肺不张，吸收缓慢，炎症吸收后可见块状影。同一部位反复发生肺炎时应考虑肺癌可能。慢性炎症形成的炎性假瘤常与肺癌混淆，可通过纤维支气管镜和痰脱落细胞学等检查加以鉴别。

3. 肺脓肿

应与癌性空洞继发感染相鉴别。原发性肺脓肿起病急，伴高热，咳大量脓痰，中毒症状明显，胸片上表现为薄壁空洞，内有液平，周围有炎症改变，外周血白细胞明显增多。癌性空洞常先有咳嗽、咯血等肿瘤症状，后出现咳脓痰、发热等继发感染症状。胸片可见癌肿块影有偏心空洞，壁厚，内壁凹凸不平。鉴别应结合支气管镜检查和痰脱落细胞学检查。

4. 肺部良性肿瘤

支气管腺瘤、错构瘤等在影像学上与恶性肿瘤相似，但肿块影边界整齐清楚，多无分叶，多无临床症状，病程长。

5. 纵隔淋巴瘤

影像学检查似中央型肺癌，常为双侧性，可伴发热，但支气管刺激症状不明显，痰脱落细胞学检查阴性，支气管镜检查和支气管造影有助于鉴别诊断。

五、四医治疗

根据肺癌的生物学特点及预后，其治疗原则有所不同。

早期肺癌选择以手术为主的多学科治疗，而晚期肺癌则是以化疗或分子靶向治疗为主的多学科综合治疗。

非小细胞肺癌目前国内外均采用 TNM 分期方法，Ⅰ期和Ⅱ期患者首选手术治疗，ⅢA 期患者多采取辅助化疗加手术治疗（或辅助化疗加放射治疗），ⅢB 期以及Ⅳ期患者多选择化疗为主的多学科综合治疗，远处转移的晚期患者以姑息治疗为主。EGFR、ALK 基因检测结果呈阳性的晚期肺癌患者，推荐首选分子靶向治疗。

（一）手术治疗

（1）手术治疗原则：解剖性肺切除术是早期肺癌的主要治疗手段，也是目前临床治愈肺癌的重要方法。肺癌切除术分为完全性切除、不完全性切除和不确定性切除。应力争完全性切除，以期达到完整切除肿瘤，减少肿瘤转移和复发，并且进行精准的病理 TNM 分期，力争分子病理分型，指导术后综合治疗。对于可手术切除的肺癌应当遵守外科原则。

（2）手术适应证：①Ⅰ、Ⅱ期和部分ⅢA 期（T1 – 2N2M0；T3N1 – 2M0；T4N0 – 1M0 可完全性切除）NSCLC 和Ⅰ期 SCLC（T1 – 2N0M0）；②部分Ⅳ期 NSCLC，有单发对侧转移，单发脑或肾上腺转移者；③临床怀疑肺癌的肺内结节，经各种方法仍无法定性诊断，可手术探查。

（3）手术禁忌证：①全身状况不佳，心、肺、肝、肾等重要脏器功能不能耐受手术者；②绝大部分诊断明确的Ⅳ期、大部分ⅢB 期和部分ⅢA 期 NSCLC。

（二）化学药物治疗（简称"化疗"）

1. 小细胞肺癌的化疗

小细胞肺癌对化疗敏感，很多化疗药物可提高小细胞肺癌的缓解率，如依托泊苷（VP – 16）、替尼泊苷（VM – 26）、卡铂（CBP）、顺铂（DDP）、长春地辛（VDS）、阿霉素（ADM）、环磷酰胺（CTX）及异环磷酰胺（IFO）等。一般诱导化疗以 2 ~ 3 个周期为宜，较大病灶经化疗后缩小，以利手术治疗及放疗。化疗获得缓解后，25% ~ 50% 出现局部复发，因此，化疗缓解后局部治疗仍很重要。常用方案是加顺铂或卡铂。

（1）EP 方案：依托泊苷 $100mg/m^2$，静脉滴注，第 1 ~ 3 天；顺铂 $75mg/m^2$，静脉滴

注，第1天。每3周为一周期，共4~6期。

（2）EC方案：依托泊苷100mg/m²，静脉滴注，第1~3天；卡铂5mg/（mL·min），静脉滴注，第1天。每3周为一周期，共4~6期。

2. 非小细胞肺癌的化疗

非小细胞肺癌综合化疗可使30%~40%患者部分缓解，5%完全缓解，一年生存率40%。对NSCLC Ⅰ、Ⅱ期病人手术后进行化疗，以防术后局部复发或远处转移。ⅢA期病人应于术前、术后进行全身化疗，ⅢB期及Ⅳ期病人已不宜手术或放疗，可通过化疗延长生存期。

（1）TP方案：紫杉醇135~175mg/m²，静脉滴注，第1天；顺铂60~80mg/m²，静脉滴注，第1天。每3周为一周期，共4~6期。

（2）NP方案：长春瑞滨25mg/m²，静脉滴注，第1、8天；顺铂75mg/m²，静脉滴注，第1天。每3周为一周期，共4~6期。

（3）GP方案：吉西他滨1 000~1 250mg/m²，静脉滴注，第1、8天；顺铂75mg/m²，静脉滴注，第1、2天，共4~6期。

对化疗无效或不能耐受化疗的患者，可进行优势人群筛选后采用吉非替尼、厄洛替尼等靶向药物治疗，靶向药物联合化疗可提高临床疗效。

3. 姑息治疗

目的是缓解症状、减轻痛苦、提高生活质量。所有肺癌患者都应全程接受姑息医学的症状筛查、评估和治疗。筛查的症状既包括疼痛、呼吸困难、乏力等常见躯体症状，也应包括睡眠障碍、焦虑抑郁等心理问题。

（三）放射治疗（简称"放疗"）

放疗是肺癌治疗的重要手段，利用放射线可缩小或消除病灶。肺癌放疗包括根治性放疗、姑息性放疗、辅助性放疗和预防性放疗等。

1. 放疗的原则

（1）根治性放疗：适用于Karnofsky功能状态评分标准评分，≥70分的患者，包括因医源性或（和）个人因素不能手术的早期NSCLC、不可切除的局部晚期NSCLC和局限期SCLC。

（2）姑息性放疗：适用于对晚期肺癌原发灶和转移灶的减症治疗。对于NSCLC单发脑转移灶手术切除患者可以进行术后全脑放疗，对于广泛期SCLC可以进行胸部放疗。

（3）辅助性放疗：适应于术前放疗、术后放疗切缘阳性（R1和R2）患者，外科探查不够的患者或手术切缘近者；对于术后pN2阳性的患者，鼓励参加术后放疗的临床研究。

（4）术后放疗设计：应当参考患者手术病理报告和手术记录。

（5）预防性放疗：适用于全身治疗有效的SCLC患者全脑放疗。

（6）同步放化疗适用范围：不能手术的ⅢA及ⅢB期患者，建议同步放化疗方案为

EP 方案（依托泊苷 + 顺铂）、NP 方案（长春瑞滨 + 顺铂）和含紫杉类方案。如果患者不能耐受，可以行序贯化放疗。

（7）接受放化疗的患者，潜在毒副反应会增大，治疗前应当告知患者。放疗设计和实施时，应当注意对肺、心脏、食管和脊髓的保护。治疗过程中应当尽可能避免因毒副反应处理不当导致放疗非计划性中断。

（8）采用三维适形放疗技术或图像引导放疗等先进的放疗技术，建议在具有优良的放射物理技术条件下，开展立体放射治疗（SBRT）。

（9）放疗靶区勾画时，推荐增强 CT 定位或 PET – CT 定位。可以参考 PET – CT 肿瘤生物影像，在增强 CT 定位影像中勾画肿瘤放疗靶区。

（10）接受放疗或放化疗的患者，治疗休息期间应当予以充分的监测和支持治疗。

2. NSCLC 放疗的适应证

放疗可用于因身体原因不能手术治疗的早期 NSCLC 患者的根治性治疗、可手术患者的术前及术后辅助治疗、局部晚期病灶无法切除患者的局部治疗和晚期不可治愈患者的重要姑息治疗。

3. SCLC 放疗的适应证

放化疗综合治疗是局限期 SCLC 的标准治疗。局限期患者建议初始治疗就行同步放化疗或先行 2 个周期诱导化疗后行同步化放疗。如果患者不能耐受，也可行序贯化放疗。如果病情允许，局限期 SCLC 的放射治疗应当尽早开始，可以考虑与第 1 或第 2 个周期化疗同步进行。如果病灶巨大，放射治疗导致肺损伤的风险过高，则可以考虑在第 3 个周期化疗时同步放疗。

4. 预防性脑照射

局限期 SCLC 患者在胸内病灶经治疗达到完全缓解后推荐行预防性脑照射，达到部分缓解的患者也推荐行预防性脑照射。广泛期 SCLC 在化疗有效的情况下，行预防性脑照射亦可降低 SCLC 脑转移发生的风险。预防性脑照射推荐时间为所有化放疗结束后 3 周左右进行，之前应行增强脑核磁检查以排除脑转移，建议全脑放疗剂量为 25Gy，2 周内分 10 次完成。

5. 晚期肺癌患者的姑息放疗

主要目的是解决因原发灶或转移灶导致的局部压迫症状、骨转移导致的疼痛以及脑转移导致的神经症状等。

6. 治疗效果

放射治疗的疗效评价按照 WHO 实体瘤疗效评价标准（RECIST）进行。

7. 防护

采用常规的放疗技术，应当注意对肺、心脏、食管和脊髓的保护，以避免对身体重要器官造成严重放射性损伤。急性放射性肺损伤参照国际肿瘤放射治疗协作组急性放射损伤分级标准。

（四）生物反应调节剂（BRM）

近年来，生物治疗已经成为肿瘤治疗的重要部分。干扰素、白细胞介素－2（IL－2）、肿瘤坏死因子（TNF）、胸腺肽α1、集落刺激因子（CSF）等在治疗中能增加机体免疫力及对化疗、放疗的耐受性，提高疗效。

（五）其他治疗方法

对于失去手术指征、全身化疗无效的晚期癌症患者，可通过支气管动脉灌注化疗（BAI）缓解症状，减轻病人痛苦。经纤维支气管镜介导，将抗癌药物注入肿瘤，还可进行腔内放疗、激光切除，以减轻肿瘤引起气道阻塞和控制出血。

肺癌治疗应当采取多学科综合治疗和个体化治疗相结合的原则，即根据患者的机体状况、肿瘤的病理组织学类型和分子分型、侵及范围和发展趋向采取多学科综合治疗的模式，有计划、合理地应用手术、化疗、放疗和分子靶向治疗等手段，以期达到最大程度地延长患者的生存时间、提高生存率、控制肿瘤进展和改善患者的生活质量。目前中医对肺癌的治疗主要在中药的抗肿瘤良好疗效和减轻放化疗、靶向药物治疗的毒副反应方面。中医药结合治疗肺癌有助于提高疗效，使患者带瘤生存，延长生存期。中医对肺癌的治疗可贯穿于整个治疗过程中。

六、中医源流

古代文献中无"肺癌"这一病名，其对于肺癌的论述散见于"肺积""息贲"等病证范畴。历代典籍对肺癌的论述与肺癌的临床表现有相似性，如《黄帝内经·灵枢·邪气脏腑病形第四》："肺脉，……滑甚为息贲上气。"《黄帝内经·灵枢·邪气脏腑病形》说："肺脉急甚，为癫疾；微急，为肺寒热，怠惰，咳唾血，引腰背胸。"《黄帝内经·素问·玉机真藏论》曰"大骨枯槁，大肉陷下，胸中气满……真藏见，十月之内死"，所描述症状与肺癌患者出现恶液质、癌性疼痛、肿瘤压迫产生的胸闷气喘等症状表现一致。《难经·五十六难·论五脏积病》曰"肺之积名曰息贲，在右胁下，覆大如杯。久不已，令人洒淅寒热，喘咳，发肺壅"，提出"息贲"病名，描述其发病部位在胁下，杯状大小，时有恶寒发热，气喘咳嗽，日久不愈，亦与肺癌的临床症状极其相似。肺癌病位在肺，总属本虚标实证。

七、辨证论治

肺癌在中医学中多归于"肺积""息贲"等范畴。五脏之中，肺为娇脏，邪毒易侵，致肺失宣降。中医学认为，肺癌发生的根本原因是正气虚损与邪毒入侵相互作用，导致痰瘀毒聚，壅结于肺。

外因：六淫、疫疠等邪气，客于肌表，肺合皮毛，皮毛受邪，侵及肺脏；皮毛之邪阻遏营卫之气的运行，或由表入里，影响脏腑功能，波及肺部，导致肺主气无权、行水失职、治节无常、辅心行血无度，终致气机紊乱，气、血、水液代谢失调，久之酿生痰、瘀、毒等病理产物，留于肺部，发为肺癌。

内因：多表现为情志失调、饮食劳倦、久病伤正、禀赋不足或年老气衰。发病因素既可单一，又可交织而发病。肺脏较诸脏腑而言为娇脏，肺叶娇嫩，不耐寒热痰湿诸邪，肺为贮痰之器，亦易存余邪，它脏有病，累及于肺。终其结果，导致脏腑失调，酿生痰、瘀、毒等病理产物，或直发为肺积，或缓发为肺积。

（1）情志失调：情志失调致肝气不疏，疏泄失职，其机理主要有二。其一，气能主乎运血，气行则血行。忧思纠结之人易逢肝气郁结，每致血行不畅，发为瘀血症积；若逢性情暴躁之人，易致肝气亢逆，则易血不循经、破血妄行；若逢肝气虚弱，肝气不疏，则无力疏通血和津液的运行疏布。同理，气能行津，肝气郁结，易致津液输布障碍，产生水湿、痰饮等病理产物。其二，脾胃乃后天之本，肝气郁结，或则横克脾土，或调节脾胃之气升降无度，然皆伤及脾胃，内伤脾胃，百病由生，后天之本则乏源，无力运化谷食水液，致诸脏腑虚弱，即所谓"积之成者，正气不足，而后邪气踞之"。

（2）饮食劳倦：饮食不节，易伤脾胃；劳则气耗，损伤心脾。脾失健运，胃失和降，痰浊水饮不化，聚湿生痰，痰存于肺，致肺主气无权、行水失职、治节无常、辅心行血无度，终至气机紊乱，痰饮、瘀血等积于肺，毒聚邪留，发为肺积。

（3）久病伤正、禀赋不足或年老气衰：从机体正气而论，正气乃人体一身之气，与邪气相对而言。主要由先天之精所化的先天之气、脾胃运化的水谷之气与肺吸入的自然界清气相合而成，后二者在肺中相合而为宗气。久病伤正、禀赋不足或年老气衰或损及后天脾胃、久损肝肾，致使人体正气不足，无力御邪，或受邪后无力驱邪。虚即易生癌毒为患，加之驱邪不力，终致癌毒积聚，长久不去。

总之，肺癌发生是由于脏腑气血阴阳失调，复感邪毒，肺失治节，宣降失司，气机不利，血行不畅，为痰为饮，瘀阻脉络，日久形成肺部积块。病变部位在肺，晚期可波及它脏组织。其发病以正虚为根本，因虚致实，机体产生痰湿、瘀血、毒聚、气郁等病理改变，故本病是全身为虚、局部为实的疾病，虚以阴虚、气阴两虚多见，实则以气滞、血瘀、痰凝、毒聚等病机变化为主。

（一）气滞血瘀证

中医认为肺为娇脏，邪毒易侵，如工业废气、石棉、矿石粉尘、煤焦烟尘和放射性物质等，致使肺气失宣，瘀滞不行，气不布津，聚液生痰或血瘀于内，邪毒、痰湿、血瘀、气郁交结于肺，日久成块为癌肿。或因长期吸烟，热灼津液，阴液内耗，致肺阴不足，气随阴亏，加之烟毒内蕴，痰湿瘀血凝结，形成肿块。或因年老体衰，久患肺疾，肺气虚羸，卫外不固，易受外邪；或劳倦过度，肺气虚弱，肺阴亏损；或它脏失调，累及肺脏，外邪乘虚而入，留滞不去，气机不畅，致气滞血瘀，久而成块。故气滞血瘀证尤为多见。症见咳嗽、咯痰，或痰血暗红，胸闷胀痛或刺痛，面青唇暗，肺中积块，大便干结、神疲乏力、面色晦暗、舌质暗紫或有瘀斑瘀点，脉弦或涩。

治疗应以理气化痰、软坚散结为主要原则。临床上常用血府逐瘀汤加减治疗气滞血瘀型肺癌，其组方为：桃仁15g，红花10g，赤芍10g，川芎10g，黄芪30g，沙参15g，牛膝15g，当归15g，生地黄20g，桔梗15g，枳壳10g，柴胡15g，甘草6g。该方出自清代王清任所著《医林改错》一书，具有活血化瘀、行气止痛之效，主治胸中血瘀证。该方具备桃红四物汤及四逆散之形，再以桔梗为引经之药，载诸药上行，入肺，达病之所在。方中黄芪归肺脾之经，益气固表、扶助正气；桃仁行气活血而润燥；红花活血化瘀而止痛；赤芍、川芎活血散瘀，上行头目，中开郁结，下行血海；当归、生地黄益阴养血，和血调经，与赤芍、川芎相合，使瘀祛而新生；沙参润燥养肺；牛膝引血下行、祛瘀通脉；桔梗、枳壳一升一降，理气宽胸；柴胡疏肝解郁，透邪外出，与桔梗、枳壳同用尤擅理气行滞，共奏升清降浊之效，与生地黄、当归相合，使升散而不伤阴血；甘草调和诸药。诸药配伍，使气血和顺，瘀血得去，再根据患者实际病情，随症加减。既行血分之瘀，又解气分之郁；既行气活血，又滋阴养血，活血散瘀之时又无伤血之虑；既升达清阳，又降泻浊阴，使气机调达、气血和顺。如果咳嗽剧烈则加紫菀、百部各15g，化痰止咳；痰中带血加白茅根、侧柏叶各15g，清热凉血，止咳化痰；肺络损伤反复咯血，加藕节10g、三七10g，茜草根10g，止血；干咳无痰加贝母、百合各15g，润肺止咳；胸部疼痛甚加乳香10g、没药10g、川楝子10g，行气化瘀止痛；肢体麻木加伸筋草、络石藤各15g，舒筋通络；恶心呕吐加半夏15g，代赭石、生姜各10g，止呕；瘀滞化热，损伤气津，见口干、口舌糜烂者，加沙参10g、天花粉10g、生地黄10g、知母10g。

现代药理研究表明，血府逐瘀汤能降低毛细血管通透性，抑制血小板聚集，改善血流变性和微循环，同时能够活化淋巴细胞，促进巨噬细胞吞噬功能，起到增强免疫和抗炎功能的作用。另外，此方中黄芪起到补气活血作用，黄芪含有氨基酸、多糖、黄酮及黄酮类似物等多种生物活性成分，具有免疫调节、清除自由基、改善血液流变学等作用。黄骅市人民医院董强将80例中晚期小细胞肺癌患者作为研究对象，予血府逐瘀汤加味治疗，能明显改善患者血液的高凝状态，增强化疗药物的治疗效果，改善临床症状、体征，提高患者的生存质量。成都中医药大学附属医院姚衡对90例气滞血瘀型中晚期非小细胞肺癌患者展开研究，对治疗组45例患者在对照组基础上加用血府逐瘀汤加减治疗，在提高患者生存质量评分及降低化疗毒副作用方面具有较好的疗效，值得临床推广应用。

（二）脾虚痰湿证

中医很早认为痰浊内阻是肺癌形成的主要致病因素之一，外邪犯肺，津液失于输布，或肺气不足，宣化无力，或肺阴不足，虚火煎熬，均能致痰。脾虚痰湿的临床特点为咳嗽痰多，色白而黏，胸闷气短，腹胀纳差，神疲乏力，面色无华，大便溏薄，舌淡胖，有齿痕，舌苔白腻，脉濡缓或濡滑。病机关键在于脾失运化，水湿痰浊内聚，贮于肺络，肺气宣降失常，痰阻气滞，进而与外邪凝结，形成肿块。或嗜食辛辣久则损伤脾胃，脾失运健，痰湿内生，痰瘀浊毒内结于肺，久居不去，而成本病。或因忧思伤脾，脾气郁结，水湿失于运化，故痰湿内生，停留于肺脏局部，发为本病。

治疗上，多采用六君子汤合二陈汤加减以益气健脾、肃肺化痰。该方组成为：陈皮10g、法半夏15g、党参10g、茯苓15g、白术15g、甘草10g、桔梗10g、杏仁10g、橘红10g、干姜10g、金荞麦10g、炒谷芽10g、炒麦芽10g。根据病患临床症状增减药物，如果痰热较重者，加胆南星15g、全瓜蒌15g；湿邪较盛者，加用苡仁30g、猪苓20g；有痰瘀互结表现者，加守宫6g、地龙3g等。方中桔梗、杏仁宣降肺气，痰得温则化；干姜、金荞麦加强止咳化痰之力；党参扶正补虚、健脾益气；茯苓、白术利水渗湿、健脾益气；陈皮、法半夏降逆止呕、燥湿化痰；橘红理气行滞、燥湿化痰；甘草健脾和中，调和诸药。诸药配伍，共奏健脾利湿、益气扶正、化痰消积之功。现代药理研究表明党参可促进肿瘤细胞凋亡、坏死，还能减轻机体的免疫抑制，预防因免疫低下导致的白细胞减少，提高人体免疫力。半夏对肿瘤细胞增生具有明显抑制作用，且可诱导肿瘤细胞凋亡，降低血清 CEA、CA125 水平。白术内酯 I 可损伤癌细胞内 DNA，抑制肿瘤细胞增殖。茯苓中所含有效化合物能抗侵袭，抑制 DNA 拓扑异构酶活性而发挥抗肿瘤作用。广州中医药大学附属中山市中医院赵良辰将 120 例辨证为脾虚痰湿型非小细胞肺癌ⅢB－Ⅳ期患者，随机分为治疗组和对照组，各 60 例，对照组单纯采用分子靶向药物治疗（口服吉非替尼片），治疗组在服用分子靶向药物的同时给予六君子汤加减治疗。研究发现联合使用六君子汤加减治疗的患者 KPS 评分显著提高，疾病控制较好，不良反应发生率更低，无进展生存期更长，达到 9.33 个月，显示出规范使用六君子汤能够提高生活质量，延迟肿瘤进展，降低不良反应。台州恩泽医疗中心路桥医院翁凤钗以 136 例脾虚痰湿型肺癌患者为研究对象，其中研究组 68 例在对照组治疗的基础上联合导痰汤合六君子汤治疗，结果临床疗效、肿瘤控制率、不良反应情况、免疫功能指标、血清肿瘤标志水平变化，存在明显差异，验证了导痰汤合六君子汤治疗脾虚痰湿型肺癌疗效确切，可改善患者免疫功能，降低血清 CEA、CA125、CYFRA21－1 水平，血红蛋白减少、腹泻、肝肾功能损伤、呕吐、谷丙转氨酶异常等不良反应减少，改善预后。

（三）气阴两虚证

晚期肺癌以正虚为主，肺气虚损，阴津不足，脏腑阴阳失调，脾、肺、肾三脏气虚均可引起肺气不足。放射治疗作为治疗肺癌的关键手段之一，性质属炎热，易耗气伤津，加上长期吸烟，热灼津液，或因房事不节而致精血内耗致气阴两虚，故临床上气阴两虚证肺癌患者亦多见。治疗以益气养阴为主。症状常见咳嗽痰少，咳声低弱，痰中带血或咯血，神疲乏力气短，面色苍白，自汗盗汗，口干咽燥，舌淡红或舌红，有齿痕，舌苔薄，脉细弱。

治疗方面，气阴两虚型常采用生脉散合沙参麦冬汤加减以益气养阴、扶正消积。方药组成：党参 15g、南沙参 15g、麦冬 10g、扁豆 10g、桑叶 10g、玉竹 10g、五味子 5g、花粉 5g、白术 5g、茯苓 5g、半枝莲 5g、白花蛇舌草 5g、甘草 5g。如果咳嗽重者，加杏仁 10g、桔梗 10g、贝母 5g；阴虚发热者，加银柴胡 10g、地骨皮 10g、知母 5g；纳呆者，加焦麦芽、焦山楂、焦神曲各 10g。沙参麦冬汤方出自清代吴鞠通所著《温病条辨》，具有益肺胃阴的功效。在此基础上加用白术、茯苓、半枝莲、白花蛇舌草、甘草，不仅增加其益气化痰湿之功，又增其清解癌毒之效，用于治疗晚期肺癌气阴两虚型患者。肺性本燥，但又恶燥，易受燥邪侵害。而本方恰是润养肺阴之良剂。生脉散出自《医学启源》，党参、麦冬、五味子三药合用，一补一润一敛，益气养阴，生津止渴，敛阴止汗，使气复津生，汗止阴存，气充脉复，故名"生脉"。本方中以南沙参、党参、麦冬为主药。南沙参质松、体轻、性味甘寒，归肺、胃经，清肺火且益肺阴，沙参素有"补五脏之阴"之说；玉竹甘平，养阴润燥；花粉甘寒，清热生津；桑叶轻宣燥热，疏达肺络；扁豆、甘草益气培中，甘缓和胃；五味子酸温，敛肺止汗，生津止渴。全方共奏滋养肺阴之效。

现代研究表明，本方中沙参有增强免疫、抗真菌等作用。麦冬所含麦冬多糖也具有多种药效，特别是具有免疫活性。麦冬多糖还能够在一定程度上抑制小鼠原发性肝癌实体瘤。党参味甘，性平，可益气健脾、生津润肺，具有抗疲劳、抗应激、增强免疫等作用。而且沙参麦冬汤全方因能提高白细胞介素 - 2（Interleukin - 2，IL - 2）的产生能力和淋巴细胞增殖的能力，从而增强了机体的免疫功能。不仅如此，该方还具有抗炎、保护胃黏膜的作用。此外，沙参麦冬汤还能提高肺脏表面活性物质的活性，增强肺脏抵抗致病菌的能力，从而促进肺泡功能的恢复。另有研究表明，沙参麦冬汤治疗肺癌化疗患者，可起到增效减毒的作用。另外，半枝莲、白花蛇舌草等具有解毒抗癌作用。研究可见该类药物具有抑制肿瘤、调节免疫作用。楚州中医院张娣等将 40 例气阴两虚型非小细胞肺癌患者随机等分为两组，治疗组在对照组的基础上给予沙参麦冬汤合生脉散中药汤剂治疗。对比发现，在证候的改善上，KPS 评分方面，治疗组均优于对照组，说明此方有效改善肺癌化疗患者的生活质量及临床症状，值得临床推广。桐乡市第一人民医院肿瘤内科沈礼平运用沙参麦冬汤加减联合常规西医治疗，可明显改善气阴两虚型晚期肺癌患者中医证候积分，提高患者生活质量，提升血清皮质醇含量，降低促肾上腺皮质激素水平，延长患者生存期。

（四）阴虚内热证

该证型表现为咳嗽无痰或痰少而黏，痰中带血，口干欲饮，低热盗汗，心烦失眠，胸痛气急，小便短黄，大便干结，舌质红或暗红，苔少或光剥无苔，脉细数。肺主一身之气，外受邪气侵袭，内虚则造成局部邪气停滞，因此子盗母气，肺脾同病，而肾为肺之子，母病及子，因而肺肾同病，造成了肺气亏虚，气阴不足，同时伴有精血内耗，阳气、脾胃亏损，阴虚内热，发为本病。

临床治疗宜选用麦门冬汤合百合固金汤加减以养阴清热、解毒散结。方药组成：麦冬10g、人参10g、大枣4枚、生地黄10g、熟地黄10g、法半夏5g、当归10g、百合10g、贝母10g、玄参5g、桔梗5g、甘草5g。可随症加味，如气虚加黄芪20g；咯血加合欢皮15g、仙鹤草15g；发热加知母10g、生石膏20g；胸痛加郁金10g、三七粉5g、赤芍10g。麦门冬汤合百合固金汤是两汤合用，其中麦冬可滋养肺阴，清热降逆，平喘利咽；生、熟地黄味甘性寒，可清热凉血，滋补肝肾；百合可养阴润肺，止咳降火；半夏可降逆止咳喘，去阴寒；当归可活血、养血、润燥；桔梗、贝母可宣肺止咳；甘草、人参、大枣可和中益气生津，培土生金补脾胃。诸药合用可养阴清虚火，固护肺金，阴液充足，诸症自清。药理研究表明麦冬、人参有效成分分别为麦冬皂苷、麦冬黄酮、人参皂苷、多糖等，可保护造血系统，能抑制巨噬细胞释放 NO、FNA-α 等炎性因子从而减轻机体损伤，调节 CD^{3+}、CD^{4+} 等 T 细胞菌群，从而改善免疫功能，但对 NK 免疫细胞影响不大，可增强抗肿瘤能力，提高治疗效果。半夏、地黄具有抗菌消炎、加速氧自由基清除作用，且无毒副作用，可多靶点、多途径协同治疗，能减轻不良反应，增强体质，改善症状。邓州市人民医院王鑫选取 84 例老年晚期 NSCLC 患者随机对照试验，观察组采用麦门冬汤合百合固金汤加吉非替尼治疗，对照组采用吉非替尼治疗，疗程为一个月，发现观察组治疗总有效率和 KPS 评分高于对照组、中医证候积分以及不良反应发生率均显著低于对照组，证实麦门冬汤合百合固金汤加吉非替尼联合治疗能有效改善证候及免疫功能，提高生活质量，减少不良反应。广东祈福医院张歌对 86 例阴虚内热型晚期肺癌患者进行临床研究，证实百合固金汤联合 GP 化疗治疗该证能够显著改善临床症状，提高生活质量，值得推广应用。

（五）阴阳两虚证

阴阳两虚证常见表现为咳嗽、干咳少痰、痰黏难咯、痰中夹血、气促、胸胁痛、发热、潮热盗汗、五心烦热、口干咽干、失眠、烦躁、大便秘结、畏寒肢冷、舌淡红苔薄白、脉沉细无力。肺癌以"癌毒"致病，久病必耗伤阴津，阴亏则阳无以生，加之放疗、化疗的毒副作用易伤阴损阳，最终会导致阴阳两虚之候。

此阶段正气虚衰，以扶正为主，辅以祛邪。治以阴阳双补，化浊利痰。遵循张景岳的"壮水之主，以制阳光，益火之源，以消阴翳"大法，方选一贯煎加减：沙参、枸杞、麦冬、当归、生熟地黄、生熟枣仁、海藻、淫羊藿各20g。若畏寒肢冷甚者可酌加桂枝、巴戟天、菟丝子各10g等温肾助阳；夜尿频数者可加益智仁、桑螵蛸各10g等固泉缩尿；气急、动则喘促、张口抬肩者可加细辛、蛤蚧各10g等助肾纳气；咯血甚者加白茅根、侧柏叶、血余炭各10g。沙参、麦冬、枸杞滋阴养血，补肾润肺；淫羊藿阳中求阴，以助生津；海藻行气化痰，软坚散结。诸药共奏阴阳并补、抗癌解毒之功。这是"阳中求阴"理论在肿瘤临床运用的一种辨证治疗思维。

八、外治法

中药外治法是指将药物配制加工成散剂（外用散剂）、膏药剂（又称硬膏）、油膏（又称软膏）、药捻、洗剂、栓剂、灌肠剂、雾剂、糊剂、滴剂等剂型，涂敷、粘贴、撒布、点滴、灌导、拭洗于体表穴位或病灶局部；药物经透皮吸收后，对经络穴位或局部产生刺激，以达到调理阴阳脏腑气血、祛邪拔毒的目的。亦可将药物经燃烧、煎煮、热熨等法加热后，产生温热作用，对患部进行熏、洗、熨、烘等。除药物本身作用以外，还有温热的物理作用。在选用时，应在辨证施治原则指导下，根据不同证型配制不同方药。

肿瘤患者的中医药治疗通常以中药汤剂或中成药为主，但许多肿瘤患者可能因恶心、呕吐等消化道反应、难以接受中药的味道、病情危重昏迷等诸多原因不能口服汤药或中成药，我们可以根据病人自身情况选择合适的中医外治法，经常也可以起到较好的缓解临床症状的效果。

1. 针灸

针灸是中国特有的治疗疾病的手段，它是一种"从外治内"的治疗方法。通过经络、腧穴的作用，应用一定的手法，以通经脉，调气血，使阴阳归于相对平衡，使脏腑功能趋于调和，扶正祛邪，从而达到防治疾病的目的。循证医学研究表明，对于肺癌患者，针刺治疗可以改善肿瘤患者的临床症状，减轻放化疗不良反应，例如缓解疼痛、减轻化疗相关恶心呕吐。此外，针刺治疗还可以帮助肺癌患者戒烟。陈芬荣等将72例符合标准的 NSCLC 化疗病人随机分为观察组和对照组，对照组予常规护理，观察组加予隔姜灸中脘及足三里，观察患者10天内恶心呕吐、食欲下降等消化道副反应改善情况，结果：观察组胃肠道毒副反应改善效果明显优于对照组，表明隔姜灸可有效缓解 NSCLC 化疗患者的胃肠道毒副反应。殷高政等人选取131例肺癌化疗后患者，均予温针灸治疗3个疗程，针刺患者关元、合古、足三里、三阴交，并且随症加穴，观察患者临床症状及免疫功能改善状况，结果发现大多数患者乏力、头晕、心悸等症明显改善，CD3 +、CD4 +、NK 细胞水平有所提高，免疫功能有所恢复。

2. 穴位贴敷

穴位贴敷是将药物贴敷于身体某部，病在内者贴敷要穴或循经取穴，病在局限浅表者贴于局部，通过药物透皮吸收、穴位刺激发挥作用，达到改善症状、调节免疫、控制病灶，以及康复保健等目的。病在上焦者，贴敷病灶局部，或循经取穴（膻中、肺俞、劳宫、内关等）。病在中焦者，贴敷病灶局部，或循经取穴（神阙、中脘、脾俞等）。病在下焦者，贴敷病灶局部，或循经取穴（丹田、关元、气海、肾俞、大肠俞等）。中药贴敷方如十枣汤（芫花、甘遂、大戟各等分），主治攻逐水饮，用于胸腔积液者。谢玉萍等将 64 例中晚期肺癌患者随机分为温药穴位贴敷组和对照组，穴贴组在对照组治疗的基础上加予穴位贴敷（取穴为：双侧肺俞、脾俞、膈俞），观察 14 天内两组患者临床表现改善程度，结果：穴位贴敷组患者的临床症状、检验检查指标等均优于对照组，表明温药穴位贴敷可有效改善患者咳嗽、咯痰、胸痛、胸闷等不适症状。

3. 中药雾化吸入疗法

中药雾化吸入能缓解支气管痉挛，减少呼吸道黏膜水肿，改善呼吸道的自洁机制和通气功能，发挥镇咳、祛痰、消炎等作用。药物可直接作用于呼吸道局部，使局部药物浓度高，药效明显，往往起效迅速，用量小，仅为其他给药途径用量的 1/10 左右，减少了药物的毒副作用。其中，超声雾化吸入是利用超声的空化作用，使液体在气相中分散，将药液变成雾状颗粒（气溶胶），通过吸入直接作用于呼吸道病灶局部的一种治疗方法。超声雾化器产生的气雾，雾量大，雾滴小（直径 $1 \sim 8 \mu m$）而均匀，吸入时可深达肺泡，适合药液在呼吸道深部沉积。可解除支气管痉挛，利于痰液自呼吸道排出，并且可以刺激和改善通气功能，利于支气管炎症过程的控制。常用鱼腥草注射液排脓祛痰。陕西省宁强县中医医院赵世远对 60 例晚期非小细胞肺癌患者展开研究，其中 30 例实验组采用中药雾化吸入（黄芪、生晒参、半夏、猫爪草、浙贝母、皂角刺、牡蛎、鳖甲、黄芩、白茅根、甘草等）与中药内服结合治疗，结果提示采用中药雾化联合中药内服的治疗，在肿瘤近期疗效、肺癌相关症状改善、体力改善、1 年生存率方面均有提高，提示该方法具有确切疗效，无明显不良反应，患者易于接受。

4. 中药灌肠疗法

中药灌肠是将一定量的中药液态制剂由肛门经直肠灌入结肠，以帮助患者清洁肠道、排便、排气或由肠道供给药物的方法，可分为不保留灌肠和保留灌肠。中药灌肠通过肠壁半透膜的渗透性，使中药迅速吸收，生物利用度高，或通过中药对肠道黏膜免疫的刺激作用，而引起全身治疗作用；或者利用肠道内渗透压的改变，发挥肠道透析作用，达到解除便秘和肠胀气、清洁肠道内的有害物质、降温等治疗作用，对邻近的器官，如盆腔、腹腔等作用更为显著。此外，中药灌肠通过肠黏膜的直接吸收，减少了肝脏的首过效应及药物对肝脏的影响，在一定程度上减轻肝脏的负担，起到护肝作用。中药灌肠方例如大承气汤，功效峻下热结，用于肺癌本身或放化疗等引起的便秘、腹胀症状。竹叶石膏汤，清热生津、益气和胃，用于肺癌发热难退者。安徽医科大学第四附属医院肿瘤科张超运用解毒消痛中药灌肠联合靶向药物治疗 50 例老年晚期非小细胞肺癌患者，其中中药灌肠方药组成：半枝莲、白花蛇舌草各 30g，连翘、枳实各 20g，杏仁、桔梗、浙贝母、白芷各 10g，麻黄、大黄炭、芒硝各 6g。研究发现解毒消痛中药灌肠联合靶向药物治疗可有效控制患者肿瘤进展，提高疾病控制率，而且中药治疗可通过积极改善靶向治疗所致的药物毒副反应及临床症状，从而提高患者生活质量。

九、调护

首先要积极治疗肺部慢性疾病，如反复发作的肺部感染、肺结核继发的瘢痕形成。"虚邪贼风，避之有时"，这里的"邪"不仅仅是气候变化，还包括可能导致肺癌的物质。肺癌与吸烟关系密切，有吸烟史的患者治疗效果较无吸烟史者差，因而防治肺癌复发首先得戒烟，并避免在重度污染的环境中停留。氡气是226镭的衰败产物，有放射性，是肺癌发病的第二大原因。石棉是一种能致癌的无机化合物，暴露于空气中的石棉纤维会增加抽烟人群患肺癌的危险，3%~4%肺癌发病时暴露于石棉。暴露于致癌物使肺癌发病危险增加。肺癌患者治疗后，常表现为气血两虚，脾胃功能差，饮食上应食用易消化且能保证营养和能量的食物。中医认为脾胃乃后天之本，气血生化之源，调理脾胃，使脾胃之气得以健运，可以食用扁豆、山药、苡仁、茯苓、山楂、柑橘、胡萝卜、西红柿；当脾胃之气得以舒展，人体气机升降出入正常时，再增加补益类的食物，如大枣、瘦肉、鸡蛋等。也可选择那些防癌抗癌的食物，如西红柿、十字花科蔬菜（如紫甘蓝、花椰菜、荠菜、萝卜）、柑橘类水果、大豆、麦麸等。畅达情志，调节饮食，积极锻炼身体，防止超重，增强防病抗病能力，定期开展肺癌预防性检查，做到早发现、早诊断、早治疗。

十、临床经验

原发性支气管肺癌是原发于支气管黏膜和腺体的癌症，是临床最常见的恶性肿瘤之一。中医学认为，痰是人体津液不归正化形成的病理产物，又是一种致病因素，素有"痰生百病""怪病责之于痰"的论述。朱丹溪认为"凡人身上中下有块者多是痰""癌瘤者，非阴阳正气所结肿，乃五脏瘀血浊气痰滞而成"，提出"痰"是肿瘤发生的原因之一。因肺为贮痰之器，无论是正气内虚、脏腑失调，还是外邪侵肺、寒热太过，均可导致肺气贲郁，积聚成痰，最终形成肺癌。临床上主要分为痰热证和痰湿证：

（1）痰热证。主症：痰黄而稠，或痰白而胶结难出，身热面赤，心烦口渴，尿黄便结。次症：咳嗽气喘；或气粗息促，喉中有哮鸣音；或心悸失眠；或渴欲饮水而得水则呕，按之心下痛；或神志狂乱；或喉痹，音哑。舌脉：舌质红，苔黄腻，脉滑数或弦滑。

（2）痰湿证。主症：咳嗽痰多，色白清稀，或呕吐痰涎。次症：胸部痞闷；或呼吸急促，喉间痰鸣；或恶心呕吐，肢体困重；或神志昏迷，喉间痰鸣；或头晕目眩。舌脉：苔厚腻，脉濡滑。

十一、病案举例

患者，男，68 岁，2017 年 10 月 15 日初诊。主诉：咳嗽、咯痰伴气短乏力半年余。患者半年前无明显诱因出现咳喘、乏力，诊断为肺癌（腺癌），行右肺上叶切除术，术后予放疗、化疗治疗。刻下症见：咳嗽，咯痰，短气乏力，动则尤甚，自觉心悸，汗出，纳可，眠可，二便调，舌体胖大，舌质暗，苔薄黄，脉沉弦。胸部 CT 示：右侧胸腔积液。西医诊断：肺癌（腺癌）；中医诊断：肺积。辨证属正气亏虚，肺络阻滞，痰瘀互结。治以益气温阳，化痰行瘀。处方：桑白皮 20g、黄芩 15g、桔梗 10g、浙贝母 10g、紫苏梗 10g、款冬花 20g、紫菀 20g、五味子 10g、黄芪 30g、党参 20g、酒萸肉 20g、麸炒白术 10g、茯苓 20g、葶苈子 20g、莪术 10g、生龙骨 20g（先煎）、浮小麦 20g、甘草 6g。7 剂，每日 1 剂，水煎服，分早、晚 2 次。

2017 年 10 月 22 日二诊：服药后咳嗽、咯痰症状较前减轻，活动后气短、乏力有所改善，胃纳欠佳，进食后胃脘部胀满，嗳气，二便调，脉沉弦，舌暗红，苔薄白。处方在初诊方基础上加木香 10g、法半夏 10g、枳壳 10g、麦芽 10g、大枣 6 枚、生姜 3 片。14 剂，煎服法同前。

2018 年 11 月 5 日三诊：患者诸症减轻，活动后仍气喘，咯白痰。复查胸部 CT 示：胸腔积液较初诊时减少。处方在二诊方的基础上，去五味子、龙骨、枳壳、浙贝母、款冬花、紫菀，加橘红 10g、苏子 10g、山药 20g。继服 14 剂。后患者规律就诊，以三诊方为基础随证加减，随访至 2021 年 10 月，病情稳定，精神状态较好，未见复发转移。

按语：患者年迈，肾气渐衰，阳气化生不足，而后又因肺部癌肿，行手术切除及放化疗治疗损伤机体正气，故其病机总属整体虚（正气亏虚）、局部实（肺络受阻，痰瘀互结）。初诊方中用桑白皮、黄芩宣肺清热；紫菀、款冬花性微温，但温而不燥，既可化痰，又可润肺，佐以浙贝母增其清热化痰之功；紫苏梗味辛能散，五味子味酸能敛，一宣一敛，两者相合恢复肺主宣发肃降之功；黄芪为补气要药，能补气又能升提胸中之大气，与莪术配伍既能通补兼施，扶正祛邪，又可防莪术破瘀之峻烈之性；党参、麸炒白术相协益气健脾之力显著，桔梗宣肺排痰，茯苓淡渗助运，走而不守，与苦降辛散之葶苈子相合，泻肺中壅闭而通调水道，增强泻肺利水之力；酒萸肉温而不燥，补而不峻，既能益精，又可助阳，酸涩之性可防元气虚脱，又以龙骨、浮小麦增大敛汗之功，又养心神，甘草调和诸药。二诊患者胃纳欠佳，进食后胃脘部胀满，嗳气，故加辛温之品木香通脾胃之气滞，半夏增其和胃降逆之功，麦芽消食健胃以除胃脘部胀满，生姜、大枣资助脾胃而和诸药。三诊时诸症较平稳，活动后气喘，咯白痰，去五味子、龙骨、枳壳、浙贝母、款冬花、紫菀，加橘红、苏子加重其化痰之力，山药性味甘平，肺、脾、肾同补。诸药合用使全方发挥益气温阳、化痰行瘀之功，使肺络得通，瘀血得散，痰浊能化，肺、脾、肾三脏得以温补，诸症趋于平稳。

（王温欣、罗胜）

参考文献

[1] 中华人民共和国国家卫生健康委员会. 原发性肺癌诊疗指南（2022 年版）[J]. 中国合理用药探索, 2022, 19 (9)：1 - 28.

[2] 李翔, 高申. 1990—2019 年中国居民肺癌发病、患病和死亡趋势分析 [J]. 中国慢性病预防与控制, 2021, 29 (11)：821 - 826.

[3] 林丽珠, 王思愚, 黄学武. 肺癌中西医结合诊疗专家共识 [J]. 中医肿瘤学杂志, 2021, 3 (6)：1 - 17.

[4] 原发性肺癌诊疗规范（2018 年版）[J]. 肺癌综合治疗电子杂志, 2019, 5 (3)：100 - 120.

[5] 罗汶鑫, 杨澜, 王成弟, 等. 肺癌筛查与早期诊断的研究现状与挑战 [J]. 中国科学：生命科学, 2022, 52 (11)：1603 - 1611.

[6] 包瑜, 张培彤. 原发性支气管肺癌中医证候研究现状评述 [J]. 环球中医药, 2022, 15 (7)：1273 - 1279.

[7] 董斌, 刘绪银, 张宏伟, 等. 国医大师张学文辨治肺癌经验 [J]. 湖南中医药大学学报, 2018, 38 (3)：238 - 241.

[8] 石远凯, 孙燕, 于金明, 等. 中国晚期原发性肺癌诊治专家共识（2016 年版）[J]. 中国肺癌杂志, 2016, 19 (1)：1 - 15.

[9] 周清华, 范亚光, 王颖, 等. 中国肺部结节分类、诊断与治疗指南（2016 年版）[J]. 中国肺癌杂志, 2016, 19 (12)：793 - 798.

[10] 王维威, 张家齐, 李单青. 小细胞肺癌的免疫治疗临床进展 [J]. 中国肺癌杂志, 2022, 25 (6)：425 - 433.

[11] 李英冬. 六君子汤加减治疗老年肺癌气虚痰湿证的临床疗效观察 [J]. 中国医药指南, 2018, 16 (1)：175 - 176.

[12] 董泽清, 刘玉学, 徐绍敏, 等. 益气养阴法联合呼吸功能锻炼对肺癌术后患者肺功能的影响 [J]. 中国医药指南, 2016, 14 (8)：14 - 15.

[13] 宋会颖, 张虹. 中医药治疗原发性支气管肺癌概况 [J]. 河北中医, 2018, 40 (10)：1586 - 1590, 1595.

[14] 李志明, 王芬, 王爱丽, 等. 中药外敷疗法治疗肺癌癌性疼痛的临床及基础研究进展 [J]. 世界中医药, 2022, 17 (8)：1152 - 1157.

[15] 郭雯, 冯贞贞, 王露, 等. 基于文献的肺癌常见中医证候研究 [J]. 中医杂志, 2021, 62 (16)：1447 - 1454.

[16] 于弘, 胡倩, 周光飚. 肺癌中医证型与用药规律的研究 [J]. 中成药, 2022, 44 (7)：2273 - 2278.

［17］王丹阳，闫斌，田国庆．近五年中医药治疗原发性支气管肺癌临床研究概况［J］．中医杂志，2021，62（18）：1643－1647．

［18］王小伟，李志刚，王振祥，等．肺癌的中医证型及治疗研究进展［J］．中医临床研究，2021，13（11）：125－128．

［19］花宝金，庞博，朴炳奎．中医药防治肺癌的优势与策略［J］．北京中医药，2022，41（5）：472－475．

气　胸

气　胸

一、定义

胸膜腔是处于胸膜的壁层与脏层之间，不含气体的密闭的潜在性腔隙，正常情况下为负压状态，腔内含有少许浆液，可减少呼吸时产生的摩擦。当气体由于各种原因进入胸膜腔时，使其处于积气状态，称为气胸。

气胸可分成三类：自发性气胸、外伤性气胸和医源性气胸。其中自发性气胸又可分为原发性和继发性。原发性气胸发生在无基础肺疾病的健康人身上，继发性气胸发生在有基础肺疾病迁延不愈的病人身上。外伤性气胸是由于胸壁受到直接或间接损伤引起的。医源性气胸则由诊断和治疗操作所致。气胸是常见的内科急症，男性多于女性，原发性气胸的发病率男性为（18～28）/10万人口，女性为（1.2～6）/10万人口。当气胸发生后，胸膜腔内负压状态发生改变，变为正压，导致静脉回心血流受阻，产生程度不同的心、肺功能障碍。

二、病因

气胸的发生通常有明显的诱因，如搬重物、剧烈咳嗽、屏气、剧烈运动。气胸的常见病因：①内外发生破口，即胸壁破口、肺泡与胸腔之间产生破口；②胸腔内发生感染，有产气微生物。

正常情况下胸膜腔内没有气体，这是因为毛细血管血中各种气体分压的总和仅为706mmHg，比大气压低54mmHg。呼吸周期胸腔内压均为负压，系胸廓向外扩张，肺向内弹性回缩对抗产生的。当产生气胸时，胸腔负压失去了对肺的牵引作用，由于有气体进入，胸膜腔处于积气状态，使其由负压改变为正压，对肺产生压迫，使肺失去舒张能力，出现不同程度的肺不张，具体表现为肺容积减小、肺活量降低、最大通气量减少的限制性通气功能障碍。而且由于肺容积缩小时，肺部的血流量减少不明显，因而通气/血流比率减少，导致动静脉分流，出现低氧血症。气胸严重时，由于胸膜腔的负压状态发生改变，使得胸膜腔内正压对血管和心脏的压迫，使心脏回心血流量减少，心搏出量降低，引起心率加快、血压降低，甚至休克。

原发性气胸，常发生于身材高瘦的男性青壮年，发病时常在肺尖部可发现胸膜下肺大疱，X线检查通常无显著病变。

继发性气胸，顾名思义即由于患有基础肺部疾病所导致的气胸。基础肺部疾病会引起肺部细支气管的不完全阻塞，形成肺大疱破裂，如COPD、肺结核等。此外月经与妊娠期间也可导致气胸。

根据脏层胸膜破裂情况不同及其发生后对胸腔内压力的影响，自发性气胸通常分为以下三种类型：

（1）闭合性气胸，又称为单纯性气胸。此类型胸膜破裂口小，随肺萎缩而闭合，破口闭合后，胸膜腔中气体以不进不出为特点。胸膜腔内压接近或略超过大气压，测定时可为正压亦可为负压，视气体量多少而定。抽气后压力下降而不复升，表明其破裂口已不再漏气。病情一般较轻。

（2）交通性气胸，又称为开放性气胸。破裂口较大或因两层胸膜间有粘连或牵拉，使破口持续开放，以气体可随着呼吸在胸膜腔内外交通为特点。胸膜腔内压在 $0cmH_2O$ 上下波动；抽气后可呈负压，但观察数分钟，压力又复升至抽气前水平。病情较闭合性气胸重，但较张力性气胸轻。

（3）张力性气胸，又称为高压性气胸。破裂口呈单向活瓣，外界空气随吸气时进入胸膜腔，但由于呼气时胸膜腔内压升高，活瓣关闭，胸膜腔中气体无法排出，导致胸膜腔内空气越积越多。此类型气胸以胸膜腔气体只进不出、内压持续升高为特点。由于胸膜腔压力不断升高，会使纵隔向健侧移位，影响心脏血液回流。此型气胸胸膜腔内压测定常超过 $10cmH_2O$，甚至高达 $20cmH_2O$，抽气后胸膜腔内压可下降，但又迅速复升，病情为三种类型气胸中最为危急的，如诊断明确应立即对症处理。

三、诊断

（一）临床表现

1. 症状

气胸临床症状轻重一般与胸膜腔中气体的压力大小、发病速度的快慢以及是否患有肺基础疾病和程度相关。发作时可有搬重物、剧烈咳嗽、屏气、剧烈运动等诱因，也可在无明显诱因的状态下发生。气胸一般起病急骤，突然发病。一般情况下是单侧发病，具体表现为一侧突然胸痛，疼痛如针刺样或刀割样，伴有呼吸困难和胸闷感，可伴有刺激性咳嗽。也有极少数情况会出现双侧发生病变。其中张力性气胸还可出现严重的呼吸循环障碍，出现冷汗、烦躁、发绀、脉速、虚脱、心律失常等，更有甚者会出现意识不清、呼吸衰竭。

2. 体征

气胸的体征一般与胸膜腔内积气量、是否伴有胸腔积液有关。气胸较轻时患者体征不明显，当胸膜腔积气量到达一定程度时，才会出现。一般患者可出现视诊呼吸运动减弱；听诊呼吸音减弱或消失，当气胸发生在左侧或伴有纵隔气肿时，有时可在左心处听诊到气泡破裂音。有液气胸时可有振水音；触诊触觉语颤减弱；叩诊呈鼓音或过清音，心、肝浊音界可缩小或消失。

3. 气胸病情评估

一般把自发性气胸分为两种类型：稳定型气胸和不稳定型气胸。稳定型气胸表现：

呼吸频率＜24 次/分；心率 60～120 次/分；血压正常；呼吸室内空气时 SaO_2 ＞90％；两次呼吸间隔说话成句。

（二）辅助检查

1. 胸部 X 线检查

胸部 X 线检查是诊断气胸的重要方法，因为其可较为明显地观察到由于胸膜腔积气形成的正压状态对肺的压迫程度，还可以观察到肺内病变情况以及有无胸膜粘连胸腔积液及纵隔移位等。胸部 X 线检查一般摄胸部正后位片，看具体情况摄胸部侧位片，如出现局限性气胸，单纯的前后位胸片可能观察不到病情，需要侧位胸片协助诊断。气胸的胸片的典型表现：外凸弧形的细线条形阴影，称为气胸线，线外透亮度增高，无肺纹理，线内为压缩的肺组织。大量气胸时，肺脏向肺门回缩，呈圆球形阴影。大量气胸或张力性气胸常显示纵隔及心脏移向健侧。合并纵隔气肿在纵隔旁和心缘旁可见透光带。肺结核或肺部慢性炎症使胸膜多处粘连，气胸时多呈局限性包裹，有时气胸互相通连。气胸若延及下部胸腔，肋膈角变锐利。合并胸腔积液时，显示气液平面。此外气胸容量评估也可依据胸片判断。在肺门水平侧胸壁至肺边缘的距离为 1cm 时，约占单侧胸腔容量的25％，2cm 时约 50％。故从侧胸壁与肺边缘的距离≥2cm 为大量气胸，＜2cm 为小量气胸。如从肺尖气胸线至胸腔顶部估计气胸大小，距离≥3cm 为大量气胸，＜3cm 为小量气胸。由于目前大多数医院已使用影像归档与通信系统（picture – archiving communication system，PACS），故测量气胸量可使用其辅助功能，可能更准确。

2. 胸部 CT 检查

胸部 CT 可显示胸膜腔内出现极低密度的气体影，伴有肺组织不同程度的萎缩改变。而且相较于胸片，CT 在小量气胸、局限性气胸以及肺大疱与气胸的鉴别上更有优势。此外对气胸量大小的评价也更为准确。

（三）临床诊断

突然出现呼吸困难和胸闷、一侧胸痛等症状，结合胸片与胸部 CT 即可确诊。其中影像学检查是气胸的确诊依据。如果情况危急或病人活动不便，可在患侧胸腔行试验穿刺，抽出气体即可诊断为气胸。

四、鉴别

气胸由于临床症状为呼吸困难、胸闷、胸痛等，常需与哮喘、慢性阻塞性肺疾病、急性心肌梗死、肺血栓栓塞症、肺大疱等病鉴别。哮喘与慢性阻塞性肺疾病都有呼吸困难症状，但哮喘以反复发作且支气管舒张剂治疗后可缓解为特点。慢性阻塞性肺疾病所导致的呼吸困难一般病情时间长，且有缓慢加重的特点。通过 X 线检查有助于三者鉴别。

急性心肌梗死和肺血栓栓塞症也有突然胸痛、胸闷、呼吸困难等症状，但前者通常患者有心脏病、高血压病史，且心电图、血清酶学也可发生明显异常。后者则伴有咯血、低热和晕厥等症状，通过 CT 肺动脉造影检查可鉴别。巨型肺大疱也容易被误诊为气胸，但肺大疱一般起病缓慢，且在影像学检查上，肺大疱边缘看不到发丝状气胸线。此外还应注意与消化性溃疡穿孔、胸膜炎、肺癌等疾病相鉴别。

五、西医治疗

稳定型小量气胸可进行保守治疗，让人体自行吸收胸腔内气体，高浓度吸氧可加快气体吸收速度。保守治疗需密切关注病情变化，嘱患者卧床休息，根据具体情况，可适当给予镇痛等对症治疗。

小量气胸（20% 以下）、临床症状较轻者可进行胸腔穿刺抽气治疗。胸腔穿刺抽气一般选患侧胸部锁骨中线第二肋间为穿刺点，每次抽气量不超过 1 000mL，每日一次或隔日一次。此外，当出现张力性气胸危急情况时，为了迅速缓解患者因胸腔压力过高引起的并发症也可进行胸腔穿刺抽气。

当交通性或张力性气胸、患者症状较为严重、反复发生气胸或胸腔穿刺抽气效果不佳的，可采用胸腔闭式引流治疗。胸腔闭式引流选用水封瓶闭式引流装置，插管部位一般为锁骨中线外侧第二肋间，或腋前线第4—5肋间，当患者为局限性气胸时，插管部位则根据 X 线情况而定。当引流插管后，水封瓶中导管持续冒出气泡，且患者呼吸困难、胸痛等症状有明显缓解。肺不张情况也较前好转，则代表胸腔闭式引流治疗成功。一般情况下，原发性气胸经过导管引流后，肺不张的现象可明显缓解，而继发性气胸因气胸分隔，单条引流效果不佳，需在患侧胸腔插入多条导管引流。当引流治疗后，胸膜破口未愈合，水封瓶中仍有气泡持续溢出，则需加用负压吸引装置，一般负压装置负压设置为 $-10 \sim -20cm\ H_2O$，若加用负压装置 12 小时后症状仍未缓解，需继续查找原因，若无气泡冒出则代表负压装置有效，可停止负压吸引。此外，为避免水封瓶内的水反流进胸腔，水封瓶应放在低于患者胸部以下位置。在引流插管时注意无菌操作，在引流治疗过程中也应注意消毒，防止感染。

当患者不适宜手术或者拒绝手术治疗时，且同时出现下列情况之一——持续性或复发性气胸；双侧气胸；合并肺大疱；肺功能不全，不耐手术者——可进行化学性胸膜固定术。用胸腔导管注入硬化剂，使用前用生理盐水 60 ~ 100mL 稀释。注入硬化剂可使得胸膜产生无菌性胸膜炎症，使脏层和壁层胸膜粘连从而消灭胸膜腔间隙。常用硬化剂有多西环素、米诺环素、滑石粉等。注入硬化剂，会引起剧烈疼痛，可在使用前注入适量利多卡因，麻醉胸膜。进行化学性胸膜固定术后，可能会出现胸痛、发热等症状，且使用滑石粉硬化剂可能会引起急性呼吸窘迫综合征，临床上要注意观察。

气胸患者还可用支气管内封堵术进行治疗。一般采用微球囊或栓子堵塞支气管，使远端肺不张，以此达到肺大疱气漏处裂口闭合的目的。置入微球囊后可观察水封瓶气泡溢出情况，如气泡不再溢出则代表封堵位置正确。

除上述内科治疗外，气胸还可进行手术治疗。经内科治疗无效的气胸，即可进行手术治疗，如长期气胸、血气胸、双侧气胸、复发性气胸、张力性气胸、引流失败者、胸膜增厚致肺膨胀不全或多发性肺大疱者等。手术治疗一般为胸腔镜和开胸手术两种。胸腔镜直视下粘连带烙断术可促使受牵拉的破口关闭，具有微创、安全等优点。开胸手术则是在患者无禁忌证的情况下，开胸进行破口修补或肺大疱结扎，具有治疗远期效果最好、复发率最低的优点。

虽然现如今西医在治疗气胸方面有显著成就，但也有其不足之处，如治疗时间较长、部分患者愈后效果欠佳、手术治疗使患者心理与经济负担较大等，临床上可尝试在西医治疗的基础上，结合中医治疗，提高临床疗效与愈后效果。

六、中医源流

气胸一般突发一侧胸痛，伴有呼吸困难、咳嗽等症状。根据《金匮要略·胸痹心痛短气病》中的描述，"胸痹之病，喘息咳唾，胸背痛，短气"，与西医中胸痛、呼吸困难相类似。因此有不少学者把其归为"胸痹"范畴。另外也有一部分学者根据"肺胀者，虚满而喘咳""其证气胀满，膨膨而咳喘""实喘者，胸胀气粗，声高息涌，膨膨然若不能容，唯呼出为快"等突出了气胸胀和呼吸困难的特点，把气胸归为"肺胀"范畴。由于中医学中并无与之相对应的病，历代中医文献中也无专书论述，现对于气胸的中医治疗并无系统定论，根据临床表现来划分大致可对应为中医的"胸痹""喘证""咳嗽""肺胀"等疾病范畴。

七、辨证论治

中医认为气胸病与肺关系最为密切，与肝脾肾相关，严重者可波及心。肺为五脏六腑之华盖，主气、司呼吸，上通喉咙，外合皮毛，开窍于鼻，为气之主。肺叶娇嫩，易受外邪侵袭。若劳累过度、久病体虚，极易受到外邪侵扰，使得肺叶破损，肺叶不固，外界气体进入胸胁，导致胸胁胀满引发胸痛。且肺叶受损，影响肺宣发肃降的功能，导致气机运行不畅，出现呼吸困难、咳嗽等症状。本病病机为本虚标实，《素问·刺法论》："正气内存，邪不可干。"《素问·评热病论》："邪之所凑，其气必虚。"究其根本是由于人体自身正气亏虚，才使邪气有机可乘，引起肺叶破损。"本虚"即先天禀赋不足、久病、过劳等所导致的肺气亏虚。"标实"即为邪气侵袭肺叶所导致的气滞、血瘀、痰浊等病理产物。根据临床辨证，大致可将气胸分为瘀血阻滞、气郁痰瘀、痰热壅肺、肺脾气虚、肺肾两虚五种类型。

(一) 瘀血阻滞型

《素问·调经纶》："血气不和，百病乃变化而生。"由于肋骨骨折等外伤原因，致肺膜创伤，则肺朝百脉生理功能受损，导致血行不畅，血脉凝滞。临床症状：患侧胸部针刺样疼痛，且痛处固定不移，疼痛难忍，可伴或不伴干咳，无痰，咳时疼痛加剧，伴有气急或气喘，急性发作期甚至不能平卧，唇甲青紫。绝经前妇女，可见闭经或痛经，经色紫暗伴有血块。舌质紫黯或有瘀斑，脉涩。临床治法：活血行气，祛瘀止痛。方药：血府逐瘀汤加减（《医林改错》）。药物组成：桃仁、红花、当归、生地黄、牛膝、赤芍、枳壳、甘草、川芎、桔梗、柴胡。方解：桃仁、红花破血行瘀以止痛，共为君药；赤芍活血凉血、川芎行气活血助君药活血化瘀，并牛膝活血通经，引血下行，共为臣药；生地黄、当归活血清热、养血滋阴；桔梗、枳壳升降相配，调畅气机，与柴胡疏肝解郁理气配合，使气行则血行；甘草清热解毒、调和诸药。药物加减：胸痛明显气滞较甚者加香附、青皮行气止痛，血瘀较甚者加延胡索、乳香、没药活血祛瘀止痛。咳较明显者可加杏仁、紫菀降气止咳，喘较甚者加葶苈子、白芥子泻肺平喘。平素体虚，气短乏力者加黄芪、党参。若腑气不利，大便不畅者，加用大黄、厚朴通腑泄壅。

临床实践疗效：青岛市即墨区中医医院石子龙运用血府逐瘀汤加减治疗自发性气胸，研究共收符合标准的患者60例，加用血府逐瘀汤32例，单纯西医治疗的对照组28例，最后结果显示加用血府逐瘀汤治疗的32例病人胸膜腔内气体吸收更快，降低患者住院治疗时间与费用，并且能降低复发率。福建省宁德市焦城区医院章高鹏运用血府逐瘀汤加减治疗血气胸，共收治80例患者，其中40例观察组在对照组西医常规处理的基础上加用血府逐瘀汤进行治疗，结果显示观察组病人肺功能有明显改善，且气胸康复速度也优于对照组。此外也有不少学者运用血府逐瘀汤配合其他方剂取得良好疗效。浙江中医药大学金华市中医院袁登荣、方弘伟、黄晓东运用血府逐瘀汤配合壮骨续筋一号方治疗血气胸，收入80例肋骨骨折并血气胸患者为研究对象，随机分为治疗组和对照组，每组40例。治疗组在对照组治疗的基础上采用血府逐瘀汤加减合壮骨续筋一号方治疗。结论显示治疗组气胸恢复时间明显较对照组短，胸部疼痛明显改善。浙江省衢州市中医院钟坚运用血府逐瘀汤配合补肺汤治疗特发性气胸，也同样得到了能够缩短气胸治疗时间的结论。对于瘀血阻滞型的气胸，除了运用血府逐瘀汤外，还有其他中药方剂能起到不错的疗效。江苏省高邮市中医医院张平运用名老中医许钜材先生祖传经验方活血行气汤治疗气胸，具体方药：参三七、白及、制乳没、酒炒元胡、川郁金、制香附、枳实、制半夏、南沙参、地鳖虫。应用该方治疗多发性肋骨骨折合并血气胸71例。临床症状及特征完全消失，经X线和B超复查证实胸腔无积气、积液，肺组织完全恢复膨胀，骨折愈合，为痊愈，共59例；深呼吸及咳嗽时胸部轻度疼痛，身躯大幅度运动时有牵扯痛，X线和B超大型检查胸膜轻度肥厚粘连，骨折愈合，为显效，共12例，治疗效果良好。南昌市洪都中医院和南昌市医学科学研究所华伟、江亮、徐军、张庆运用复原活血汤配合金黄膏外敷治疗血气胸，具体方药：①金黄膏：大黄、白芷、黄柏、姜黄、生南星、陈皮、川厚朴、天花粉、甘草、苍术；②复元活血散：当归、柴胡、乳香、没药、延胡索、香附、川楝子、青皮、红花、桃仁。收入患者60例，其中30例为观察组，结果发现观察组治疗总有效率显著高于对照组，症状消失时间显著短于对照组，且经过治疗后，两组疼痛评分及肺部通气功能指标均较治疗前有显著改善，观察组显著优于对照组。广西贵港市骨科医院陈敏运用当归须散治疗外伤性血气胸，具体药物：归尾、乌药、香附、赤芍、桃仁、红花、苏木、桂枝、甘草。经外伤骨折复位外固定处理后服用当归须散进行治疗，平均服药11剂后，25例患者全部痊愈。

（二）气郁痰瘀

临床特点为突感胸闷胸痛，上气喘急，咳嗽，呼吸或咳嗽时疼痛加重，平素情志抑郁，善太息，病情多与情绪相关，夜寐不安，舌红苔薄白，脉弦。气郁痰瘀型气胸多与患者大怒等情志因素相关。由于日常生活中的工作压力或重大变故使得患者情志受到较大刺激，肝失疏泄，导致肝气郁滞，气机运行不畅。气行不畅，无力运化痰湿，聚久则发生痰瘀。痰瘀累积在肺，进一步使得肺气瘀滞，肺失宣降，迫气上逆，气机逆乱而诱发气胸。治法：理气解郁，化痰散瘀。方药：二陈汤加减（《太平惠民和剂局方》）。具体方药：半夏、橘红、白茯苓、瓜蒌、枳壳、炙甘草、生姜、乌梅。方解：半夏辛温性燥，燥湿化痰，为君药。橘红行气解郁、理气化痰为臣。半夏与橘红君臣相配，寓意有二：一为等量合用，不仅相辅相成，增强燥湿化痰之力，而且体现治痰先理气、气顺则痰消之意；二为半夏、橘红皆以陈久者良，而无过燥之弊，故方名"二陈"。佐以茯苓渗湿，渗湿以助化痰之力。脾为生痰之源，茯苓健脾，可杜绝生痰之本。加用共奏瓜蒌、枳壳利气宽胸，修复肺部损伤。煎加生姜，制半夏之毒的同时还能协助半夏化痰燥湿；用少许乌梅，收敛肺气，与半夏、橘红相伍，散中兼收，防其燥散伤正之虞，均为佐药。以甘草为佐使，健脾和中，调和诸药。药物加减：肝郁气滞较重者，可加用柴胡、郁金、青皮等疏肝解郁。若有心悸、失眠，加酸枣仁、茯神、合欢皮、远志、龙眼肉等养心解郁安神。气促明显者，加旋覆花、白果、苏子、地龙等平喘降逆。咳嗽较甚者，可加用紫菀、百部、杏仁等降气止咳。痰多者，可加用枇杷叶、款冬花等化痰止咳。咳血痰者，可加用白及、藕节炭等止血。

临床实践疗效：重庆市酉阳县人民医院罗军民运用瓜蒌枳壳二陈汤治疗肋骨骨折合并血气胸。收治肋骨骨折合并血气胸患者83例，根据随机分组原则分为观察组与对照组两组。其中观察组43例，在对照组西医常规治疗的基础上加用瓜蒌枳壳二陈汤。临床数据显示，观察组患者血气指标、血液指标较对照组有明显改善。上海中医药大学附属普陀医院韩敏、张旭峰、王征运用瓜蒌枳壳二陈汤治疗肋骨骨折合并血气胸，收治符合要求患者90例，使用随机数字法分两组，观察组与对照组各45例，观察组同样是在对照组相同的西医治疗基础上加用瓜蒌枳壳二陈汤。结果显示观察组无论是在治愈率上，还是症状评分上均优于对照组。宁夏回族自治区彭阳县医院高飞钰、张玉莲、李刚运用二陈汤加味治疗肋骨骨折合并血气胸，收治患者 68 例，经常规西医治疗后，加用加味二陈汤治疗，观察中药在患者血气胸的愈合与吸收中发挥的作用。68 例患者除了两例因血气胸量过大需反复抽气、抽血缓急之外，其余均达到血气胸完全吸收的疗效，且愈后情况良好、未见并发症。除了使用二陈汤加减治疗该证型外，广州中医药大学第一附属医院赵洪普运用瓜蒌薤白半夏汤治疗气胸，具体方药：瓜蒌、薤白、半夏、柴胡、郁金、红花、延胡索、丝瓜络、桃仁。收治病人 37 例，在西医治疗后加用瓜蒌薤白半夏汤，37 例患者中治愈（症状、体征消失，X 线摄片示肺部正常）27 例，好转（症状、体征基本消失，仅留有轻微症状，X 线摄片示肺部有少量积液）10 例，且 10 例好转病人出院后继续服用瓜蒌薤白半夏汤加减治疗，出院 2 周后达痊愈标准，加用瓜蒌薤白半夏汤治疗气胸获得较为满意的疗效。浙江省温岭市中医院胡人匡运用自拟方治疗血气胸，具体方药：枳壳、乌药、木香、槟榔、沉香、瓜蒌壳、前胡、丹皮、焦栀、郁金、桃仁、合欢皮、生龙骨。服 5 剂治疗后，患者胸闷大减，夜间能高枕入睡。上方去木香、枳壳、桃仁、龙骨，加党参、北沙参、炙甘草，再服 5 剂，诸症缓解，复查胸片，示右肺完全复张。广东省中医院韩云、何德平、黄东晖、林琳运用中医中药辨证论治自发性气胸，收治患者 34 例，其中 16 例为气滞血瘀型患者，运用柴胡疏肝散加减配合白及粉、三七末治疗。具体方药：柴胡、白芍、香附、郁金、白及、丹参、桃仁、红花、川芎、陈皮。结果显示柴胡疏肝散对于气胸病情较轻者，特别是闭合型气胸具有良好的临床疗效。

（三）痰热壅肺

关于痰热壅肺证型的气胸临床治疗研究较少，主要是由于外感热邪或过服辛辣温热之品，导致体内热邪炽盛，热伤肺津，炼液成痰，或素有宿痰，内蕴日久化热，痰与热结，壅阻于肺所致。临床症状：胸痛，气喘息粗，甚则鼻翼翕动，或喉中痰鸣，咳嗽，咯痰色黄、质稠，不易咯出。患者自觉胸中烦闷，烦躁不安，身热，面赤，口干，口臭，喜冷饮，大便秘结，小便色黄，舌红苔黄腻，脉滑数。根据福建中医药大学附属第二人民医院陈志斌、兰岚《气胸中医诊疗专家共识》一文，痰热蕴肺型气胸可用桑白皮汤加减（《景岳全书》）治疗。治法：清热宣肺化痰。具体方药：桑白皮、半夏、苏子、杏仁、贝母、栀子、黄芩、黄连、生姜。方解：桑白皮清肺平喘、利水，为君药；半夏、生姜燥湿化痰；苏子、杏仁化痰降气；佐以贝母清热化痰；栀子、黄芩、黄连三药合用共奏清热泻火、燥湿之效。药物加减：口渴、烦躁甚者，可加用知母、石膏、竹叶除烦止渴；痰黄、质稠甚者，可加用枇杷叶、鱼腥草润肺化痰；大便秘结较甚者，可加用适量大黄、枳实、厚朴泻热排积。

广东省中医院韩云、何德平、黄东晖、林琳运用中医中药辨证论治自发性气胸，收治患者 34 例，其中 13 例为痰热壅肺型患者，运用桑白皮汤加减配合白及粉、三七末治疗。经治疗后除了高压型气胸患者运用中医治疗效果不佳外，其余闭合型与开放型气胸患者都收到良好的临床疗效。由此可得对于气胸病情较轻，特别是闭合型气胸的患者运用桑白皮汤加减可以取得良好的临床疗效。此外，河北省中医院赵亮、翟建宾、范子盼、于士昌、赵臣亮、张璐芳、苏奎国运用黄鱼清热宣肺方联合常规西医治疗痰热蕴肺型自发性气胸，具体方药：鱼腥草、黄芩、浙贝母、瓜蒌、清半夏、陈皮、桑叶、苏叶、荆芥、炙甘草、茯苓。收治患者50例，运用随机分配法将患者分为对照与观察两组，对照组行常规西医治疗，观察组在对照组治疗基础上加用黄鱼清热宣肺方。经治疗后，2组数据对比显示，观察组患者在咳嗽、咯痰评分降低更为明显，发热天数与住院治疗天数观察组相较于对照组也更短。

（四）肺脾气虚

气胸是由于脏层或壁层胸膜破口导致气体进入胸膜腔所致，破损胸膜的修复在气胸的预后发展中至关重要。《素问·痿论》："脾主身之肌肉。"《素问·太阴阳明论》："脾病不能为胃行其津液，四肢不得禀水谷气，气日以衰，脉道不利，筋骨肌肉，皆无气以生，故不用焉。"由于脾主运化的功能，能将胃腐熟的食物转化为精微物质濡养全身肌肉与脏器，为后天气血生化之本。若气胸患者久病、年老，自身肺脾气不足，会使脾运化无力，肺朝百脉与生成宗气的功能减弱，导致精微物质不能产生与输送，使得胸膜破口因缺少营养而难以修复，胸膜腔中的气体吸收速度也会放缓。临床症状：突发胸闷痛，气短，动则喘甚，咳嗽，咳多声无力，心慌，少气懒言，倦怠乏力，嗜睡，语声低微。自汗畏风，平素易感冒。腹胀纳呆，便溏。舌色淡，苔薄白，脉细。治法：补肺健脾、益气补虚。方药：补肺汤加减（《永类钤方》）合四君子汤（《太平惠民和剂局方》）。具体方药：人参、黄芪、熟地黄、五味子、紫菀、桑白皮、茯苓、白术、甘草等。方解：人参、黄芪补益肺脾之气为君；五味子收敛肺气，熟地黄滋肾填精为臣；佐以紫菀、桑白皮降气止咳，化痰平喘；白术、茯苓健脾益气，燥湿化痰；甘草调和诸药。诸药配伍，有补肺健脾、益气平喘之功效。药物加减：若自汗、食少便溏，气虚较甚者，可加用太子参、党参、刺五加等益气补虚；喘咳较著者，可加用沉香、白前、苏子、杏仁、款冬花、百部、诃子等降气止咳；偏阴虚者加用沙参、石斛、麦门冬、玉竹、百合滋阴润肺；伴有悬饮者，加用桔梗、葶苈子、益母草活血利水。

河南省周口市中医院刘勤建、孟捷、李俭胜运用补肺汤治疗自发性气胸，收治符合条件患者60例，分为对照与观察两组各30例，观察组在对照组西医对症治疗的基础上加用补肺汤治疗。根据疗效标准：以临床症状和体征消失，胸片示肺膨胀，气体完全吸收者为痊愈；症状体征消失，胸片示肺萎缩面积在5%以下者为显效；症状消失，呼吸音减弱，胸片示肺萎缩面积在5%～10%者为有效。观察组经治疗后治愈率为93.3%，远高于对照组50%的治愈率。山东中医药大学张慧运用补肺汤治疗自发性气胸，收治患者60例，按照就诊先后顺序随机法分为试验组与对照组各30例，对照组给予西医常规治疗，试验组在使用西医常规治疗基础上加用补肺汤，最后结论显示虽然在总有效率上两组相差无几，但在住院时长与复发率上试验组明显低于对照组。张京楠、武玉兵、刘向丽运用血府逐瘀汤合补肺汤治疗特发性气胸，收治患者40例。治愈35例，显效4例，有效1例，治愈率为87.5%。广东省中医院韩云、何德平、黄东晖、林琳运用中医中药辨证论治自发性气胸，收治患者34例，其中5例为肺脾气虚型，运用补肺汤进行治疗。经治疗后闭合型气胸患者明显好转，愈后情况良好。另外，对于治疗肺脾气虚型患者，广东省深圳市中医院蔡锦莲、黄明河、刘青运用补中益气法治疗患者34例，均以补中益气汤配合基础的西医治疗。具体方药：黄芪、党参、白术、炙甘草、当归、陈皮、升麻、柴胡、生姜、大枣。经过治疗后，32例患者症状、体征消失，X线复查示被压缩肺完全复张，胸腔未见气体，治愈率94.1%。湖南省常德市临澧县中医王吉耀、夏发镛也通过辨证论治运用补中益气汤治疗液气胸，同样取得33例患者X线检查胸腔积气积液完全吸收的高治愈率。山东省潍坊市中医院于金源、王增祥运用升陷汤治疗自发性气胸，收治患者62例，分两组，治疗组36例，对照组26例。治疗组在进行与对照组相同的常规西医治疗的基础上加用升陷汤，治疗有效率为94.4%，远高于对照组73.1%的有效率。天津中医药大学第一附属医院李文治、刘超武、朱振刚运用健脾生肌法进行治疗，具体方药：黄芪、炒白术、陈皮、北柴胡、升麻、当归、苏子、瓜蒌、白及、醋乳香、白芷、茯苓、佛手、桔梗、甘草片。经治疗后，患者症状缓解，气胸病情明显改善。成都中医药大学附属医院陈科伶、熊国富、黄青松、杨华森运用培土生金法治疗顽固性气胸，具体方药：党参、白术、干姜、甘草、苍术、麻黄、石膏、滑石、厚朴、白豆蔻、杏仁等。经过两次辨证加减用药后，患者胸痛、气促、纳呆症状改善，肺组织完全复张。

（五）肺肾两虚

肺肾两虚证型气胸是由于患者原有的基础肺病迁延不愈或气胸治疗时间较长，导致肺脏受损，肺气不足。肺司呼吸，为气之标，肾主纳气，为气之根。肺病日久不愈累及肾脏，最终导致肺肾两虚。肺肾两虚一般可分为阳虚与阴虚型。临床症状：久咳不愈，用力排便或劳累后突然胸胁疼痛，喘促，呼多吸少，气短不得续，咳嗽，胸闷心慌。偏阳虚者，畏寒肢冷，小便清长，便溏，舌淡，或伴有舌体胖大有齿痕，苔薄白，脉沉而无力；偏阴虚者，颧红盗汗，潮热烦躁，口咽干燥，形瘦神惫，腰膝酸软，舌红，少苔或无苔，脉细弱。方药：龟鹿二仙胶加减（《医便》）。治法：滋阴补肾益肺。具体方药：鹿角、龟板、人参、枸杞子等。方解：鹿角胶性味甘咸、微温，温肾壮阳，益精养血；龟板胶性味甘咸、寒，填精补髓，滋阴养血，二味俱为血肉有情之品，能补肾益髓以生阴阳精血，共为君药。人参大补元气，与鹿、龟二胶相伍，既可补气生精以助滋阴壮阳之功，同时能补脾胃以资后天气血生化之源；枸杞子补肾益精，养肝明目，助君药滋补肝肾精血，同为臣药。四药合用，阴阳气血并补，先后天兼顾，药简力宏。加减用药：动则气喘较甚者，可加用补骨脂、五味子、蛤蚧、胡桃肉、紫河车等补肾纳气；口燥咽干、盗汗等阴虚症状明显时，可加用熟地黄、女贞子等滋阴补肾；畏寒肢冷等阳虚症状较重时，可加用干姜、肉桂、肉苁蓉、菟丝子等补肾助阳；日久不愈者，可加用白及、柯子等敛肺生肌。

河南省南召县卫生职业中专郭真运用龟鹿二仙胶加味治疗自发性气胸，共收治 25 例患者，其中 17 例为经西医治疗后仍反复发作的患者。经辨证使用龟鹿二仙胶加味治疗后，25 例患者全部痊愈，X 线胸透肺叶完全复张，胸腔余气全部吸收。广西桂平市人民医院韦文深同样运用龟鹿二仙胶加味治疗自发性气胸。该患者经闭式引流加电力吸引器排法气治疗后，复查 X 线提示右气胸治疗无效，此后进行两次胸膜粘连术，复查 X 线报告右肺未复张，随后采用龟鹿二仙胶加味进行治疗，服药 5 剂后，患者症状明显好转，胸透提示右肺已完全复张，中药方剂治疗有效。

（六）其他

除上述五种证型外，由于病情变化，也有不少医家对于气胸的中医治疗有着自己独特的见解。湖南省新化县中医院曾立崑运用清热滋阴泻肺汤治疗自发性气胸 30 例，曾立崑认为患者长期患有基础肺病，导致肺火旺盛，使肺络受阻，肺泡壁破裂，空气透过隙门进入胸腔而成气胸，因此使用清热滋阴泻肺汤进行清热润燥、养阴生肌治疗。基本方药：葶苈子、桑白皮、地骨皮、杏仁、青蒿、条芩、白及、麦冬、甘草。经治疗后痊愈 26 例，好转 3 例。云南省绥江县人民医院杨进林运用苏子降气汤加减治疗闭合性气胸，杨进林认为气胸中进入胸膜腔的气体为中医中的"邪气"或"浊气"，浊气贯胸，侵占阳位，且患者长年劳累体虚，所以判断为上实下虚的气胸，运用苏子降气汤进行治疗。具体方药：苏子、陈皮、半夏、前胡、川楝子、旋覆花、代赭石、甘草、牛膝、五味子、山茱萸、葶苈子、桑白皮、鱼腥草、川贝、三七、杏仁。经治疗后，患者症状缓解，胸中积气、积血完全吸收，随访三年未复发。蚌埠市第三人民医院秦永明、王佳红、王飞鸣、高中和、余桂清运用参麦注射液治疗自发性气胸，收治 48 例患者，分为观察组 20 例，对照组 28 例。秦永明、王佳红、王飞鸣、高中和、余桂清认为气胸治疗的关键在于促进肺复张。参麦注射液可促进钙离子的内流，使膈肌收缩能力增强，使腹式呼吸增加，缓解呼吸肌与辅助呼吸肌的疲劳，增加通气与换气功能，促进胸膜裂口愈合。此外参麦注射液还可改善胸膜血运情况，加快破口修复速度，缩短肺复张时间。治疗上，治疗组使用参麦注射液静脉滴注治疗，对照组使用常规药物治疗。经治疗后，两组数据对比，治疗组总有效率为 95% 明显高于对照组 63.4% 的总有效率，且在肺复张的时间上与肺复张率上都明显优于对照组。除了上述介绍的中医学者对于气胸治疗的独特见解外，还有学者运用十枣汤治疗液气胸、注射中药冰片治疗气胸等。

八、外治法

中医治疗气胸不仅在内治法上有许多方药具有明显疗效，许多中医外治法也可发挥不小的作用。许多学者通过临床实践发现中医外治法中针刺、穴位敷贴、拔火罐等对气胸的治疗与愈后有着明显的积极作用，可进行临床推广使用。

1. 针刺治疗

针刺是中医治疗疾病的独特手段，是一种"内病外治"的治疗方法。通过使用针刺器具，刺激人体经络、腧穴或患病部位，从而达到治疗效果。临床上有不少学者通过使用针灸治疗取得不错的疗效，但在使用针灸治疗时也要注意患者病情情况，以免造成误诊误治。

中国人民解放军海军北戴河疗养院邸树清、邸立伟运用腕踝针治疗气胸，收治患者5例。根据《素问·皮部论》记载："凡十二经脉者，皮之部也"。邸树清、邸立伟认为，十二皮部的分布区域是以十二经脉体表的分布范围为依据，腕踝针的分区大致与之相同，而腕踝部6个治疗点可能也与十二经脉的络穴有着相似的作用，故推测腕踝针在十二皮部属远隔取穴的浅轻刺法有调整相应经脉之气与相属脏腑的功能，以达到治疗目的。邸树清、邸立伟通过取腕部两个治疗点：第一个治疗点取尺骨内侧缘与尺侧屈腕肌间，腕横纹上2寸处；第二个治疗点位于掌长肌腱与桡侧屈腕肌腱之间，横纹上2寸处，即内关穴上。经治疗点皮肤与针体常规消毒，使用30~32号、1.5寸毫针，在治疗点皮肤呈30度角进针，当针尖通过皮肤后，将针紧贴皮肤表面，之后不断地调整沿直线皮下缓慢进针，进针到针柄根部即可。如患者有任何不适则要调整进针方向或深浅度。每日针刺1次，每次留针2小时以上，为达到最好效果可延长留针时间达12小时。经过上述方法治疗后，5例气胸患者均全部治愈，胸痛、呼吸困难等症状完全缓解，气胸体征消失，X线复查结果正常。

重庆市第三人民医院杨乾凤运用针刺治疗自发性气胸患者4例。杨乾凤认为针刺可以改善人体中枢神经系统机能，能加强大脑皮层调节与管制内脏的功能，从而促进胸膜破口处的修复，治疗气胸。4例患者均辨证取穴，选用大椎、肺俞、膈俞、天突、身柱、灵台、膻中、中脘、期门、章门、支沟、合谷、足三里等穴位，绝大部分为胸背胁门常用穴位，配合平补平泻的针刺手法，针刺入穴位皮肤后连续捻进捻退，持续大约一分钟时间。经上述针刺法治疗后，4例患者均痊愈出院，其中例1、例3患者为严重皮下气肿及纵隔障气肿，例4患者右肺压陷达80%，心脏及纵隔显著移位。虽然杨乾凤观察的病例数较少，但也能由此了解到中医针刺外治法对治疗气胸有着良好的疗效，且具有简单易行、成本较低的独特优势。

湖北省十堰市人民医院徐玉华、张德清、王魁运用针刺加超短波治疗液气胸，收治符合条件的患者20例。徐玉华、张德清、王魁运认为中草药鱼腥草有清热解毒、消肿痛作用，是肺疾良药。中药紫河车中提取的胎盘注射液，有补气血、益肾精等培本作用。根据现代医学研究，足三里穴具有抗炎、抗过敏、提高免疫等作用；且中医学认为足三里穴能调理脾胃、扶正祛邪。足三里、内关穴，具有较强的宽胸理气、行气止痛作用；阴陵泉具有利水作用。超短波治疗能改善伤口血液运行情况，使伤口组织供血增加，增强组织营养，加速炎症和水肿的消散。治疗上，徐玉华、张德清、王魁运针刺双侧内关、阴陵泉穴，行针 5 分钟后嘱病人做深呼吸运动，留针 15 分钟，每日 1 次。配合胸部超短波治疗，每日服中草药鱼腥草 30 ~ 50g，水煎代茶，每日注射胎盘组织液 2 ~ 4mL，分别注射双侧足三里穴、曲池穴，交替应用。经上述治疗后，20 例液气胸患者在 3 个疗程内全部痊愈，疼痛消失，X 线或 B 超复查液气胸吸收，治愈率为 100%。

2. 艾灸、穴位敷贴、拔火罐治疗

艾灸，属于针灸治疗中的灸法，是通过燃烧艾叶所制成的艾炷或艾条等，在人体穴位皮肤表面进行温熨，达到保健治病的效果。穴位敷贴是中医外治法的重要组成部分，以中医的经络学为理论依据，把药物研成细末，制成药油、软膏等制品，直接贴敷穴位、患处，以此达到治疗疾病目的的一种无创痛穴位疗法。临床上艾灸治疗与穴位敷贴配合，可治疗气胸。浙江中医药大学车玲艳、袁平运用艾灸与穴位敷贴配合治疗原发性气胸。他们认为原发性气胸患者一般素体虚弱，发病时主要表现为呼吸困难，胸痛，咳嗽气短，患侧胸腔饱满，且多伴有神疲乏力等气虚症状。认为其病机一般为肺脾气虚，患者劳伤过度，导致中阳虚损，而阴邪趁虚占据阳位，导致气血流通不畅而成胸痛，且邪气壅塞胸中，使肺宣发肃降功能失调，气机不畅，出现气逆、胸部气塞胀满等症状。肺气不足，常见咳嗽气短；脾失健运，脾虚不能化生水谷精微，气血生化乏源，故常神疲肢倦，面色萎黄，舌淡脉弱。根据上述理论，车玲艳、袁平在治疗上以健脾益气、调补脾肺、培土生金为主。取背俞穴及足阳明经为主，先用补中益气膏贴敷于穴位处，而后用灸法，隔日 1 次，取得较好的临床效果。虚损之疾，当补益为先，补中益气膏贴敷透皮给药，配合艾灸的火热，促进药物的吸收，两者相辅相成，共奏固本培元之功，促进气胸破口的修复与气体的吸收，起到治疗气胸的效果。艾灸与穴位敷贴配合治疗有着良好的临床疗效，还具有操作简洁方便、患者易于接受的优点。

拔火罐疗法是我国传统的中医外治法，其借助火焰燃烧排除罐中空气，使罐中产生负压状态，利用负压吸附于皮肤，造成瘀血现象，具有调整人体阴阳平衡、解除疲劳、增强体质的功能，从而达到扶正祛邪、治愈疾病的目的。中国急症期刊中记载有学者运用拔火罐治疗针刺引起的创伤性气胸 2 例，选取双侧肺俞、膈俞、中府、乳根以及患侧胸背部肌肉丰满处，以拔火罐轮流吸留罐 5 ~ 10 分钟，连吸 3 次，配合吸氧、镇咳、抗炎等对症治疗，治疗完后嘱患者平卧休息。经上述方法治疗后两例患者在 1 小时内症状消失，随即痊愈。拔火罐治疗可以促进气胸气体吸收，适用于病情轻的闭合型气胸患者。

九、调护

"未病先防，既病防变，愈后防复。"这是中医治未病的核心思想，在气胸的预防调护中也同样适用。健康青壮年发生气胸的主要原因可能是外伤或因搬重物、用力咳嗽等诱发。对于正常青年来说，只要在日常生活注意安全，防外伤，不搬过重物体等，尽量规避气胸常见诱因，加上健康规律的作息饮食习惯，即可有效预防气胸。对于长期患有肺基础疾病或其他基础疾病者、老年人等体质较差的人来说，就要通过有意识的适当锻炼来增强身体免疫力，还要控制好原有的基础疾病，定期复查，密切观察病情，防止继发性气胸。患有基础疾病的患者如心脏病等，并发气胸要及时处理，注意心肺功能等，防止出现器官衰竭、休克等危急重症。气胸患者要注意卧床休息，严禁不必要的走动，同时尽量减少讲话，减少肺活动，保持大小便通畅，其中肺部压缩20%以下者，可通过卧床休息自愈。此外，气胸患者严格禁止乘坐飞机，待肺完全复张1周后方可乘坐飞机。

十、临床经验

吴海雁认为气胸主要病机为胸中大气缺乏，导致胸肺虚陷。大气，乃胸中阳气，具有走息道司呼吸和贯心脉行气血的功能，是心肺功能的动力。据临床研究显示，体型瘦长、扁平胸青少年男性是自发性气胸高发人群之一。体型瘦长、扁平胸患者多为先天禀赋不足，胸气缺乏，再加上剧烈运动耗损胸中大气，胸中大气难以为继，终致虚陷，则作胸闷胀痛，呼吸急促，少气不足以息等。治疗上可运用升陷汤化裁而来的加味升陷饮。方药组成：生黄芪、知母、升麻、柴胡、桔梗、红景天、仙鹤草、桑寄生、山茱萸肉、甘松、炙甘草。方中黄芪补中益气，升提固摄用为君。知母性味凉润，可制黄芪温热之性，两药配合使用补气不留热。柴胡、升麻可助黄芪升发阳气。桔梗可载诸药上达胸中。山茱萸收敛固脱，防止元气耗散。甘松开郁醒脾，调畅气机，使补气不留滞。桑寄生善补胸中大气。仙鹤草、红景天益气活血，可以增强气胸受损部位血运功能，加快胸膜破口修复。甘草既能益气补虚，又能调和诸药。诸药合用，共奏益气升陷之功。

十一、病案举例

李某，男，19岁，某市体育学院篮球队员。2012年11月5日初诊。患者于1年前的某日下午打球激烈运动后，晚间突发胸闷、气急，呼吸困难，时太息。在某市医院急诊，经X线检查为右胸自发性气胸，致右肺压缩40%。随即又经CT检查证实由右肺肺大疱破裂引起，患者否认既往有肺结核病史，当即经胸穿排气治疗，症状渐得缓解。半年后又继发肺大疱破裂，仍用前法而愈。近日再发气胸，因症势急重，即行开胸手术治疗，但术后1周仍觉胸闷气短，呼吸急促较著，遂由家人带来就诊。自诉胸中窒闷，呼吸不畅，气短，有时呼吸觉右侧胸部胀痛而致呼吸停顿。听诊右肺呼吸音明显较左侧弱，右胸叩诊呈鼓音。诊见患者身高修长、体瘦，其喉气管略为左移。舌质淡红，苔薄白。脉细数较弱。辨属外气挤压胸中大气，且因开胸手术耗伤胸中大气而下陷，治宜补气升陷、宣肺畅气，用加味升陷饮加减。具体方药：黄芪30g，太子参20g，知母15g，柴胡6g，升麻5g，桔梗8g，仙鹤草30g，刺五加10g，红景天15g，山茱萸肉15g，甘松10g，枳壳10g，延胡索15g，炙甘草10g。取15剂，每日1剂，水煎，日服3次，每服200mL。嘱其注意休息，暂停剧烈运动。11月21日二诊：近日胸闷、气促、呼吸困难均已明显减轻，仍用初诊方取15剂，煎、服法同上。12月10日三诊：近来已无明显不适症状，为巩固疗效，用初诊方去枳壳、甘松、延胡索，取15剂。至2013年元旦期间诸症已失。再经胸透亦无异常。

病案分析：该患者由剧烈运动导致自发性气胸，患者体型瘦长，先天禀赋大气不足，加上剧烈运动的损耗，导致大气消耗，无力维持。虽有行手术治疗，但由于频繁复发，肺功能受损，宗气生成不足，大气生化无源，且气胸手术过程也会消耗胸中大气，导致大气虚陷，出现呼吸困难、患侧胸痛胸闷等症状。经吴海雁辨证分析后采用补气升陷、宣肺畅气的治法，方药以加味升陷饮加减治疗。方中重用黄芪、太子参补气升陷，配合性味凉润的知母，以制黄芪、太子参温热之性。配伍柴胡、升麻可助黄芪、太子参升提阳气。仙鹤草、刺五加、红景天三药可益气活血，改善患处血运情况，促进胸膜破损口修复。山茱萸收敛固摄，以防元气耗散。桔梗载药上行胸中，为诸药之引。甘松、枳壳、延胡索行气解郁，使补气不留滞，且能有效缓解胸闷胸痛的症状。炙甘草补中益气，调和诸药。服15剂后患者症状明显减轻，二诊继续服用原方，巩固疗效，稳定病情。三诊由于胸闷胸痛症状已经消失，故去枳壳、甘松、延胡索三药。

（郑拓、罗胜）

参考文献

[1] 陈志斌，兰岚. 气胸中医诊疗专家共识 [J]. 中国中医急症，2019，28（2）：189－191，203.

[2] 石子龙. 理气活血法治疗自发性气胸的疗效观察 [J]. 世界最新医学信息文摘，2017，17（34）：74－75，77.

[3] 章高鹏. 血府逐瘀汤治疗多发性肋骨骨折并血气胸的疗效及对患者凝血功能的影响 [J]. 中国医学创新，2019，16（2）：70－74.

[4] 袁登荣，方弘伟，黄晓东. 血府逐瘀汤合壮骨续筋一号方治疗早期肋骨骨折合并血气胸疗效观察 [J]. 山西中医学院学报，2016，17（2）：43－44.

[5] 张平. 活血行气汤治疗多发性肋骨骨折合并血气胸71例 [J]. 社区医学杂志，2010，8（23）：88.

[6] 华伟，江亮，徐军，等. 金黄膏外敷与活血复元散内服联合治疗肋骨骨折血气胸的临床疗效观察 [J]. 现代诊断与治疗，2020，31（6）：854－855.

[7] 陈敏. 当归须散治疗外伤性血气胸16例小结 [J]. 中医正骨，1993，5（3）：32.

[8] 罗军民. 瓜蒌枳壳二陈汤加味治疗肋骨骨折合并血气胸疗效观察 [J]. 中国社

区医师，2019，35（21）：111，114.

[9] 韩敏，张旭峰，王征. 瓜蒌枳壳二陈汤加味治疗肋骨骨折合并血气胸疗效观察 [J]. 现代中西医结合杂志，2016，25（31）：3462 – 3464.

[10] 高飞钰，张玉莲，李刚. 二陈汤加味治疗肋骨骨折并血气胸68例 [J]. 陕西中医，2008，324（12）：1577 – 1578.

[11] 赵洪普. 瓜蒌薤白半夏汤加减治疗创伤性气胸37例 [J]. 新中医，1996，28（3）：53.

[12] 韩云，何德平，黄东晖，等. 中医辨证治疗自发性气胸34例临床观察 [J]. 现代中西医结合杂志，2001，10（24）：2369 – 2370.

[13] 赵亮，翟建宾，范子盼，等. 黄鱼清热宣肺方联合常规西药治疗痰热蕴肺型自发性气胸单孔胸腔镜术后咳嗽、咯痰的临床观察 [J]. 河北中医，2020，42（10）：1533 – 1535，1539.

[14] 刘勤建，孟捷，李俭胜. 补肺汤治疗自发性气胸疗效观察 [J]. 中国民间疗法，2002，10（8）：45 – 46.

[15] 张京楠，武玉兵，刘向丽. 血府逐淤汤合补肺汤治疗特发性气胸40例临床体会 [J]. 邯郸医学高等专科学校学报，2002，15（4）：410 – 411.

[16] 蔡锦莲，黄明河，刘青. 补中益气法治疗自发性气胸34例观察 [J]. 陕西中医函授，1995（3）：26 – 27.

[17] 王吉耀，夏发镛. 补中益气法治疗自发性液气胸34例 [J]. 湖南中医杂志，1991（2）：10.

[18] 于金源，王增祥. 升陷汤治疗自发性气胸36例 [J]. 中国中医药科技，2007，83（5）：377.

[19] 李文治，刘超武，朱振刚. 健脾生肌法治疗自发性气胸医案1则 [J]. 中医临床研究，2019，11（29）：27 – 28.

[20] 陈科伶，熊国富，黄青松，等. 培土生金法治疗顽固性气胸一例的体会 [J]. 临床合理用药杂志，2015，8（18）：170 – 171.

[21] 郭真. 龟鹿二仙胶加味治疗自发性气胸25例 [J]. 河南中医，2008，199（7）：50.

[22] 韦文深. 龟鹿二仙胶加味治愈自发性气胸 [J]. 四川中医，1987（2）：23.

[23] 曾立崑. 清热滋阴泻肺汤治疗自发性气胸30例 [J]. 湖南中医杂志，2001，17（6）：34 – 35.

[24] 杨进林. 苏子降气汤加减治疗闭合性气胸体会 [J]. 光明中医，2002（2）：64.

[25] 秦永明，王佳红，王飞鸣，等. 参麦注射液治疗自发性气胸20例分析 [J]. 蚌埠医学院学报，1996，21（6）：401 – 402.

［26］邱树清，邱立伟．腕踝针治疗气胸5例［J］．中国针灸，2001，21（2）：32．

［27］杨乾凤．针灸治疗自发性气胸的观察［J］．上海中医药杂志，1959（11）：25－27．

［28］徐玉华，张德清，王魁．针刺加超短波治疗液气胸20例［J］．上海针灸杂志，2004（6）：26．

［29］车玲艳，袁平．穴位敷贴与艾灸治疗原发性气胸初探［J］．陕西中医，2009，30（4）：469－470．

［30］拔火罐治疗气胸2例［J］．中国中医急症，1993，2（3）：143．

胸腔积液

一、定义

胸膜腔是位于肺和胸壁之间的一个潜在腔隙。在正常情况下，脏层胸膜和壁层胸膜表面上有一层很薄的液体，在呼吸运动时起润滑作用。胸膜腔和其中的液体并非处于静止状态，在每一次呼吸周期中，胸膜腔的形状和压力均有很大变化，使胸膜腔内液体持续滤出和吸收并处于动态平衡。各种因素使胸膜腔内液体形成过快或吸收过缓，即产生胸腔积液（pleural effusions，PE，简称胸水）。

二、病因

胸膜毛细血管内静水压增高（如充血性心力衰竭）、胸膜通透性增加（如胸膜炎症、肿瘤）、胸膜毛细血管内胶体渗透压降低（如低蛋白血症、肝硬化）、壁层胸膜淋巴回流障碍（如癌性淋巴管阻塞）以及胸部损伤等，均可引起胸腔积液，临床常见病因如下：

1. 漏出性胸腔积液

充血性心力衰竭、缩窄性心包炎、肝硬化、上腔静脉综合征、肾病综合征、肾小球肾炎、透析、黏液性水肿等引起的胸腔积液常为漏出液。

2. 渗出性胸腔积液

（1）胸膜恶性肿瘤：包括原发性间皮瘤和转移性胸膜瘤。

（2）胸腔和肺的感染：如结核病和其他细菌、真菌、病毒、寄生虫感染。

（3）结缔组织疾病：如系统性红斑狼疮、多发性肌炎、硬皮病、干燥综合征。

（4）淋巴细胞异常：如多发性骨髓瘤、淋巴瘤。

（5）药物性胸膜疾病：如米诺地尔、溴隐亭、二甲麦角新碱、甲氨喋呤、左旋多巴等。

（6）消化系统疾病：如病毒性肝炎、肝脓肿、胰腺炎、食管破裂、膈疝。

（7）其他：血胸、乳糜胸、尿毒症、子宫内膜异位症、放射性损伤、心肌梗死后综合征等。

导致胸腔积液最常见的原因包括结合杆菌感染、恶性肿瘤以及细菌感染，其中结合杆菌感染而导致的胸腔积液，是单侧胸腔积液最常见的病因，占30%~80%。

随着结合病发病率降低，结合病引起的胸腔积液已明显减少，当前胸腔积液的主要原因是感染和恶性肿瘤。此外，外伤以及自身免疫系统疾病也是引起胸腔积液的常见原因。

三、诊断

（一）辅助检查

1. 影像学检查

（1）胸片和胸部 CT：一般积液量在 200mL 左右即可见到肋膈角变钝。包裹性积液局限于一处，不随体位改变而变动。胸部 CT 在显示积液的同时，还能显示肺内、纵隔和胸膜病变的情况，能提示积液的病因。

（2）胸部超声：在胸膜脏层和壁层之间出现可随呼吸而改变的无回声区，是胸腔积液超声检查特征。胸部超声检查可估计积液量的多少，还可鉴别胸腔积液、胸膜增厚、液气胸等。对包囊性积液可提供较准确的定位诊断，有助于胸腔穿刺抽液。

2. 胸腔穿刺抽液检查

（1）外观：由心功能不全等原因造成的胸腔积液常较清亮，呈淡黄色液体；由炎性感染、恶性肿瘤、结核性胸膜炎等原因造成的胸腔积液常较浑浊；血性、脓性、胆固醇性、乳糜性胸腔积液分别呈红色、黄色、黄白色以及白色。

（2）比重、黏蛋白定性、蛋白质含量和细胞数检查：

细胞计数：外伤、肺栓塞、恶性肿瘤所致的血性胸腔积液，红细胞数常在 $100 \times 10^9/L$ 以上；结核分枝杆菌感染或恶性肿瘤所导致的胸腔积液，白细胞数介于 $(0.5 \sim 2.5) \times 10^9/L$ 之间，大于 $10 \times 10^9/L$ 提示化脓性炎症；心功能不全导致的漏出液，细胞计数常小于 $0.1 \times 10^9/L$，胸腔积液内多见淋巴细胞。

蛋白质：心功能不全等导致血液回流障碍的疾病，其产生的胸腔积液为漏出液，一般蛋白定量 <30g/L，以白蛋白为主；而炎症反应相关的积液多是渗出液，一般蛋白定量 >30g/L。

（3）葡萄糖和 pH 值：测定胸液葡萄糖含量有助于鉴别胸腔积液的病因。化脓性、结核性、恶性肿瘤等导致的胸腔积液，因为其本身为消耗性疾病，所以葡萄糖含量常常 <3.35mmol/L。脓胸、食管破裂、结核性以及恶性胸腔积液等可出现 pH 值的降低。

（4）酶：如乳酸脱氢酶、淀粉酶、腺苷脱氨酶等酶活性的测定，用于区分漏出液和渗出液，或鉴别恶性胸腔积液和结核性胸腔积液。①腺苷脱氨酶（ADA）：淋巴细胞内 ADA 含量较高，结核性胸膜炎时，由于免疫反应导致淋巴细胞明显增多，故常有 ADA 增高，多数患者大于 45U/L。②乳酸脱氢酶（LDH）：LDH 升高常见于炎症反应以及恶性肿瘤。化脓性胸腔积液的 LDH 可 >1 000U/L；恶性胸腔积液的 LDH 活性约为自身血清 LDH 的 3.5 倍。③淀粉酶：胰腺损伤常导致淀粉酶升高，所以由于急性胰腺炎、胰腺损伤等导致的胸腔积液，其淀粉酶含量升高。

（5）脂类：积液中脂质的测定有助于鉴别乳糜胸和假性乳糜胸。

（6）胆红素：测定胸腔积液和血清胆红素的比值（大于0.6）有助于渗出液的诊断。

（7）病原体：胸液涂片查找细菌及培养，有助于病原诊断。

3. 经皮胸膜活检

在B超或CT引导下进行经皮胸膜活检，这对积液的病因诊断有重要意义。

4. 胸腔镜或开胸活检

对上述检查不能确诊者，必要时可经胸腔镜或开胸直视下活检，这是诊治胸腔积液最直接准确的方法。

（二）诊断标准

1. 明确有无胸腔积液

根据症状、体征，结合X线检查和超声检查结果确定有无积液。典型的胸腔积液的诊断并不困难，但是不典型的胸腔积液，如早期少量胸腔积液，或部位不典型的胸腔积液，如肺底积液、叶间胸膜积液、包裹性积液的诊断比较困难。这需要综合运用各种检查手段，全面分析临床资料进行判断。

2. 鉴别胸腔积液的性质，区别漏出液和渗出液

（1）一般鉴别方法，特异性及敏感性较差。

① 结合病因，如前述。漏出性胸腔积液的形成机制是胸膜毛细血管内静水压升高，或血浆胶体渗透压降低以及胸膜腔内压力下降；漏出性胸腔积液通常为双侧性。而渗出性胸腔积液的发生机制主要是由于胸膜毛细血管内皮细胞通透性增高及淋巴回流减少；渗出性胸腔积液通常为单侧性。

② 胸腔积液外观：漏出液多为浅黄色透明液体；渗出液颜色一般较深，透明，有时微混浊。

③ 比重：比重 >1.018 者多为渗出液，<1.018 者多为漏出液。

④ Rivalta 试验阳性者多为渗出液，阴性者多为漏出液。

⑤ 蛋白定量测量：蛋白含量 >30g/L 者多为渗出液，<30g/L 者多为漏出液。

⑥ 白细胞总数：渗出性胸腔积液中白细胞总数常升高。

（2）Light 标准，目前较常用，符合以下三项指标中任何一项者均可诊断为渗出液：

① 胸腔积液蛋白/血清蛋白 >0.5。

② 胸腔积液中 LDH 大于正常血清 LDH 上限的 2/3。

③ 胸腔积液 LDH/血清 LDH >0.6。

（3）诊断渗出液的其他指标：

① 胸腔积液胆固醇浓度 >1.56mmol/L。

② 胸腔积液/血清胆红素 >0.6。

③ 血清—胸腔积液白蛋白梯度 <12g/L。

3. 寻找胸腔积液病因

详见鉴别诊断。

四、鉴别

1. 漏出性胸腔积液

充血性心力衰竭，多为双侧，积液量右侧多于左侧，强烈利尿可引起假性渗出液。肝硬化胸腔积液多伴有腹腔积液，极少仅表现为胸腔积液。肾病综合征胸腔积液多为双侧，可表现为肺底积液。低蛋白血症的胸腔积液多伴有全身水肿。腹膜透析的胸腔积液类似于腹透液，葡萄糖高，蛋白质 <1.0g/L。心包疾病引起的胸腔积液多为双侧，且左侧多于右侧。如不符合以上特点，或伴有发热、胸痛等症状，应行诊断性胸腔穿刺。

2. 结核性胸腔积液

渗出液最常见的病因为结核性胸膜炎，多见于青壮年，胸痛（积液增多后胸痛减轻或消失，但出现气急），并常伴有干咳、潮热、盗汗、消瘦等结核中毒症状，胸腔积液检查以淋巴细胞为主，间皮细胞 <5%，蛋白质多大于 40g/L，ADA 及 γ 干扰素增高，沉渣找结核分枝杆菌或培养可阳性，但阳性率仅约 20%。胸膜活检阳性率达 60% ~ 80%，PPD 皮试强阳性。老年患者可无发热，结核菌素试验亦常阴性，应予注意。

3. 类肺炎性胸腔积液

类肺炎性胸腔积液系指肺炎、肺脓肿和支气管扩张感染引起的胸腔积液，如积液呈脓性则称脓胸。患者多有发热、咳嗽、咳痰、胸痛等症状，血白细胞升高，中性粒细胞增加和核左移。X 线先有肺实质的浸润影，或肺脓肿和支气管扩张的表现，然后出现胸腔积液，积液量一般不多。胸腔积液呈草黄色甚或脓性，白细胞明显升高，以中性粒细胞为主，葡萄糖和 pH 降低，诊断不难。脓胸是胸腔内致病菌感染造成积脓，多与未能有效控制肺部感染，致病菌直接侵袭穿破入胸腔有关。常见细菌为金黄色葡萄球菌、肺炎链球菌、化脓性链球菌以及大肠杆菌、肺炎克雷白杆菌和假单胞菌等，且多合并厌氧菌感染，少数可由结核分枝杆菌或真菌、放线菌、奴卡菌等所致。急性脓胸常表现为高热、胸痛等；慢性脓胸有胸膜增厚、胸廓塌陷、慢性消耗和杵状指（趾）等。胸腔积液呈脓性、黏稠；涂片革兰氏染色找到细菌或脓液细菌培养阳性。

4. 恶性胸腔积液

（1）肺癌合并胸膜转移，颇为常见，易被误诊为结核性渗出性胸膜炎，特别是当有大量积液而肺实质情况未明时，易于误诊。凡 40 岁以上病人出现胸腔积液，特别是血性，而结核中毒症状不明显，胸液中未找到抗酸杆菌，应考虑癌性积液的诊断。抽液后注空气入胸腔内，即时作 X 线平片或体层摄片，有助于发现癌性肿块。

（2）乳腺癌合并胸膜转移，临床上少见，且都为晚期征象。

（3）胸膜间皮瘤，是原发性胸膜肿瘤，来源于间皮组织，可区分为局限型与弥漫型。

本病临床上少见，多在 40 岁以上发病。目前认为发病可与石棉接触有关。弥漫型胸膜间皮瘤多有胸腔积液，其临床特点是进行性胸痛、呼吸困难、血性胸液及胸膜增厚，此外尚有乏力、体重减轻与刺激性咳嗽。胸部 X 线检查胸膜呈不规则状、波浪状起伏，或结节状增厚，而不伴有胸廓凹陷，相反甚至可能凸出，与慢性炎症引起胸膜增厚不同。胸液检查可发现肿瘤细胞。

（4）恶性淋巴瘤，霍奇金病、淋巴肉瘤等恶性淋巴瘤均可引起胸、腹水。

5. 乳糜性胸腔积液

每 100mL 胸腔积液中脂肪浓度超过 400mg 时，这种积液可称为乳糜性胸腔积液。乳糜性胸腔积液少见，主要由于胸导管受丝虫病性肉芽肿、纵隔肿瘤、结核性淋巴结炎或恶性淋巴瘤的压迫，或胸导管外伤破裂，乳糜液渗出流入纵隔，积聚于胸腔内而形成。

6. 结缔组织病胸腔积液

结缔组织病并发胸膜炎，以系统性红斑狼疮较多见，结节性多动脉炎少见。

（1）系统性红斑狼疮胸腔积液可发生于病程的任何阶段，小量或中等量，单侧较多。积液为浆液性，有易凝的倾向，但有时也可为血性。病程中可发生肺部病变，X 线检查呈片状、块状或小结节状阴影，多侵犯下肺，常为双侧性，有游走与复发的倾向，抗生素治疗无效，而皮质激素治疗有良效。胸膜炎出现其他病征（尤其是面部蝶形红斑）之前常易被误诊为结核性。此病多见于年轻女性，有多个器官损害表现，血象常见白细胞减少，红细胞沉降率加快，抗结核治疗疗效不佳，如出现面部蝶形红斑或血中找到狼疮细胞即可确诊。如系统性红斑狼疮的胸腔积液为大量，须考虑此病并发结核感染。

（2）药物性狼疮综合征常见的临床表现是急性胸膜炎，出现胸腔积液与纤维性变。血中狼疮细胞可为阴性，但血清中抗核抗体滴度常增高。

7. 与其他疾病鉴别

（1）胸膜增厚：胸膜增厚有时与少量胸腔积液相似，叩诊时可出现浊音，听诊时也可出现呼吸音的减弱。但胸膜增厚者胸廓扁平，肋间隙变窄，气管向患侧偏移；而胸腔积液患者胸廓饱满，肋间隙增宽，气管向健侧移位，差别较大。

（2）气胸：指气体进入胸膜腔的现象，而正常胸膜腔内不含气体。气体挤压肺组织，造成突发性的疼痛和呼吸困难，症状相似，但 X 线检查表现为肺组织边缘的均质黑色气体影，可以与胸腔积液进行鉴别。

五、西医治疗

胸腔积液为胸部或全身的一部分，病因治疗尤为重要。

（一）结核性胸腔积液

按活动性结核病进行治疗。

（1）一般治疗：包括休息、营养支持和对症治疗。

（2）抗结核药物治疗。

（3）胸腔穿刺抽液，胸穿的相对禁忌证为出血倾向、抗凝血患者、机械通气患者。胸穿并发症有穿刺部位疼痛、局部出血、胸膜腔内出血、气胸、脓胸等，其中气胸为常见的并发症。

（4）糖皮质激素的应用。出现急性结核中毒症状、胸腔积液量较多或已有形成包裹性积液的趋向，可在抗结核药物有效治疗的同时加用糖皮质激素。停药速度不宜过快，尽量避免"反跳"现象发生。

（二）类肺炎性胸腔积液及脓胸

1. 合理选用抗生素，控制感染

根据临床特点，参考呼吸道分泌物或胸腔积液革兰氏染色，及时合理应用抗生素可降低肺炎旁性胸腔积液的发生率，且有可能防止积液向不同阶段转化。

2. 胸膜腔引流

引流是脓胸最基本的治疗方法，可根据病情反复抽脓或者肋间插管闭式引流。

3. 链激酶应用

脓液的机化和胸腔积液的多房分隔，导致胸腔引流不畅或失败，因此脓液的纤溶治疗有时显得较为重要，可给予胸腔内注入链激酶或尿激酶，一般不会影响全身的血凝参数。

4. 胸腔镜

有部分病人也可通过胸腔镜清创排除积液，得到有效治疗。

5. 外科治疗

少数病人经上述治疗后，转为慢性脓胸者，应考虑外科手术治疗，行胸膜纤维板剥脱术、胸廓成形术或胸膜肺切除术等。

（三）恶性胸腔积液

1. 胸腔积液的治疗

胸腔积液多为晚期恶性肿瘤常见并发症，其胸腔积液水生长迅速，常因大量积液的压迫引起严重呼吸困难，甚至导致死亡。常需反复胸腔穿刺抽液。

2. 原发病的治疗，放化疗、药物治疗及手术治疗

恶性胸腔积液一旦确诊多属晚期，基本上无手术机会。部分病例可考虑化疗。胸导管受阻并发乳糜胸对化疗不敏感者可考虑纵隔淋巴结放射治疗。对化疗不敏感、放疗亦非适应证或无效者可考虑行胸膜粘连、化学性胸膜固定术，以减轻症状，提高生存质量。在抽吸胸腔积液或胸腔插管引流后，胸腔内注入博来霉素、顺铂、丝裂霉素等抗肿瘤药

物，或胸膜粘连剂，如滑石粉等，可减缓胸腔积液的产生。也可胸腔内注入生物免疫调节剂，如短小棒状杆菌疫苗、白介素、干扰素、淋巴因子激活的杀伤细胞、肿瘤浸润性淋巴细胞等，可抑制恶性肿瘤细胞、增强淋巴细胞局部浸润及活性，并使胸膜粘连。此外，可于胸腔内插管持续引流，目前多选用细管引流，具有创伤小、易固定、效果好、可随时往胸腔内注入药物等优点。对插管引流后胸腔积液持续或肺不能复张者，可行胸—腹腔分流术或胸膜切除术。虽经上述多种治疗，但恶性胸腔积液预后不良。

六、中医源流

胸腔积液根据其临床特点将其归属为中医"悬饮"范畴。"悬饮"始见于《金匮要略·痰饮咳嗽病脉证并治》："饮后水流在胁下，咳唾引痛，谓之悬饮。"因饮邪停于两胁，属窠囊之水，有悬吊之意，故名悬饮。悬饮是指肺气不足，外邪乘虚侵袭，肺失宣通，胸络瘀滞，气不布津，以致饮停胸胁，出现咳唾胸胁引痛，或见胁肋饱满、喘咳息促。

七、辨证论治

悬饮为饮停于两胁之下，其病机为三焦气化失宣，肺、脾、肾功能失调，病理性质总属本虚标实，以阳虚阴盛为本，气滞血瘀水湿内盛为标，期间可伴有外邪与里水相搏，或饮邪久郁化热，表现饮热相杂之候。本病一般分为邪郁少阳（邪犯胸肺）、饮停胸胁、肺络不畅、阴虚内热四型。

（一）邪郁少阳（邪犯胸肺）

邪郁少阳的病机是邪犯胸肺，枢机不利，肺失宣降。其临床症状主要表现为寒热往来，身热起伏，汗少或发热不恶寒，有汗而热不解，咳嗽、少痰、气急、胸肋刺痛，呼吸转侧疼痛加重，心下痞硬，干呕、口苦、咽干、舌苔薄白或黄，脉弦数。治法以清化痰热，和解少阳。临床上方药选择柴枳半夏汤或柴胡陷胸汤加减。具体方药：柴胡10g、黄芩10g、全瓜蒌20g、法半夏15g、枳壳15g、桔梗10g、赤芍15g。（本方适用于初期寒热往来、胸肋闷痛等症）如咳逆气急，加白芥子、桑白皮；心下痞硬，口苦、咽干加黄连，与半夏、瓜蒌合伍，增强陷胸之力；热盛有汗，咳嗽气急，去柴胡，合入麻杏甘石汤，以清热宣肺化痰；如寒热未罢，胸肋已见停饮（积液），可同时结合"饮停胸胁"证治疗。方中柴胡透达少阳半表之邪，黄芩清泻少阳半里之热，配法半夏、全瓜蒌和胃降逆，化痰开结，枳壳、桔梗、赤芍理气和络。

（二）饮停胸胁

该证型因饮停胸胁，脉络受阻，肺气郁滞而咳唾引痛，但胸胁痛势较初期减轻，而呼吸困难加重，咳逆气喘息促不能平卧，或仅能侧卧于停饮一侧，病侧肋间胀满，甚则可见偏侧胸廓隆起，头晕，食欲不振，舌苔薄白腻，脉沉弦或弦滑。

以泻肺祛饮为治法。临床上常常用十枣汤、控涎丹或椒目瓜蒌汤加减治疗饮停胸胁型悬饮。十枣汤、控涎丹二方均为攻逐水饮之剂。十枣汤力峻，体实证实，和饮较多者用之。处方：甘遂、大戟、芫花各等份研末，大枣 10 枚煎汤送下，每次服 1～3g，空腹顿服。一般 1～3 天服一次，可连 3～5 次。药后腹泻甚者，可减量或间隔服用。控涎丹药力较缓，反应较轻，系十枣汤去芫花加白芥子为丸，善祛皮里膜外之痰水，有宣肺理气之功。剂量均宜小量递增，连服 3～5 日，必要时停二、三日再服，如呕吐腹痛，腹泻过剧，应减量或停服。方中甘遂、大戟、芫花均为峻下逐饮之品，恐伤胃气，故共研细末，以大枣煎汤送服，可根据服药后吐泻轻重，酌情掌握用量。若体质虚弱，不任攻伐者，可用椒目瓜蒌汤，方中葶苈子、桑白皮泻肺气逐饮，苏子、瓜蒌皮、枳壳等降气化痰，茯苓、泽泻等利水导饮。若见肺络不和之候（胸膜粘连）可同时配合理气和络之剂，以冀气行水行。马谦等在《中医内外合治法治疗顽固性胸腔积液辨治体会》中提到，十枣汤可明显减轻胸膜间质水肿及胸膜组织炎性细胞浸润，但是亦有钟赣生等学者提出长期服用十枣汤可造成大鼠急性肝细胞损伤。而张立山等采用椒目瓜蒌汤治疗反复发作 6 年的顽固性胸腔积液患者，取得较好疗效。

（三）肺络不畅

肺络不畅是由饮邪久郁，气机不利，络脉痹阻而致胸胁刺痛或灼痛，胸闷不舒，呼吸不畅，或有闷咳，甚则迁延经久不已，天阴时更明显，舌苔薄、质黯，脉弦。临床上常选用香附旋覆花汤加减以达到理气和络。具体方药：旋覆花 15g、苏子 15g、杏仁 10g、法半夏 15g、苡仁 30g、茯苓 20g、香附 15g、陈皮 15g、瓜蒌皮 15g、枳壳 15g、郁金 15g。久痛入络，痛热如刺，加当归尾、赤芍、桃仁、红花、乳香、没药各 15g。水饮不净，加通草、路路通、冬瓜皮等。方中旋覆花、苏子、杏仁、半夏降气化痰，香附、陈皮理气解郁。长春中医药大学附属医院杨扬对 90 例恶性胸腔积液患者展开研究，对观察组 45 例患者采用香附旋覆花汤联合西医治疗，有效延长了患者的胸腔积液缓解期，降低了复发率，临床治疗效果可靠。

（四）阴虚内热

其病机为阻气郁，化热伤阴，阴虚肺燥而致咳呛时作，咯吐少量黏痰，口干咽燥。或午后潮热，颧红，心烦，手足心热，盗汗，或伴胸胁闷痛，病久不复，形体消瘦，舌质偏红，少苔，脉细数。常选用沙参麦冬汤或泻白散加减以达到滋阴清热的效果。沙参麦冬汤清肺润燥，养阴生津，用于阴虚无火者，方中沙参、麦冬、玉竹、天花粉养阴生津，生扁豆、甘草健脾和中，桑叶祛风达邪。泻白散清肺降火，用于阴虚火盛，熏灼肺阴者。方中桑白皮清肺热，泻肺气、平喘咳，地骨皮泻肺中伏火，甘草、粳米养胃和中，四药合用，清热而不伤阴，泻肺而不伤正，使肺气沽肃，则咳喘自平。潮热加秦艽、银柴胡、鳖甲清虚热。咳嗽配百部、川贝母润肺止咳。胸胁闷痛，酌加瓜蒌、枳壳、广郁金、丝瓜络。饮邪未尽，加牡蛎、泽泻。久病气阴两亏者酌加太子参、黄芪、五味子，气阴双补。本证须防迁延日久，趋向劳损（结核）之途，应加紧治疗，达到症状全部消失，实验检查正常为止。

八、外治法

目前针对中医外治法的临床研究有许多，治疗方法包括中药外敷、穴位贴敷、中药外敷联合西医治疗、中药内外治法联合西医治疗等方式。

1. 中药外敷

"外治之理，即内治之理，外治之药，即内治之药"，其基本原理即"刺激感应"，即从体表局部给药，通过肌肤和经络传感、吸收而达到治疗目的。经络是人体运行气血、津液，联络内外、上下、左右，调节身体各部分功能的一个完整的系统。穴位是人体气血运行的特殊部位，脏腑与穴位密切相关。当然，体表不同部位的病变也影响脏腑的功能，因而可以通过穴位贴敷的方法来治疗脏腑的疾病。

十枣汤出自《伤寒论》，主治"太阳中风，下利，呕逆，表解者，乃可攻之……汗出不恶寒者，此表解里未和也"。方中以大戟泻脏腑之水饮，甘遂泻经隧之水，芫花泻胸胁脘腹之水饮，但因其药力峻猛，不宜久服。故山东省莱芜市中医医院肺病科马谦主张以十枣汤化裁制作贴膏、油膏，贴敷于背部肺俞穴、膏肓穴及胸腔积液病变部位，每日贴敷4小时左右，2~3次/周。根据患处皮肤耐受性，是否有红疹、水疱等酌情调整。张柏盛等以十枣汤外用贴敷治疗胸腔积液取得较好疗效。亦可根据患者病情，酌情加入桃仁、红花、川芎、大黄、葶苈子等，增强活血利水作用。贾立群等以益处消饮、温阳化瘀之抗癌消水膏（黄芪、桂枝、莪术、老鹳草、冰片等）外敷治疗恶性胸腔积液，可缓解胸闷、气短等症状，具有明显改善功效。李佩文同样采用外治法，以健脾利水、温阳化瘀之消水膏（生黄芪、苡仁各60g，牵牛子、猪苓各20g，桂枝、桃仁各10g，莪术30g，冰片少许）外敷治疗恶性胸腔积液，涂于胸壁皮肤，显示具有一定疗效。上海中医药大学附属曙光医院张兴等在研究中医外治法治疗恶性胸腔积液中，进行药物及治法分析，发现甘遂、大戟、葶苈子、黄芪等药物在所检文献中多次被用于恶性胸腔积液的中医外治法中。泄水逐饮、温经通阳、活血解毒乃治疗恶性胸腔积液的基本法则。恶性胸腔积液中医外治法在所检文献中选用的药物剂型多为油膏、膏药和箍围药。油膏、膏药、箍围药均是常用的中医外治药物剂型。油膏即软膏，优点是滑润、柔软、无板硬黏着之感，非常适合大面积的病灶；膏药即硬膏，优点是富有黏性、使用便捷、可固定并保护患部。箍围药则是药粉和液体调制成的糊剂，事实上在恶性胸腔积液的外治法应用中，箍围药的作用已不局限于"箍集围聚、收束疮毒"，更主要的是取其逐水之功效。油膏或膏药在使用上更加方便，所以其在恶性胸腔积液的外治应用上更加广泛。

2. 艾灸

艾灸疗法借灸火的温和热力及酒调药末药物的温阳作用透入肌肤，通过经络的传导作用，深入脏腑，温通经络，调和气血，扶正祛邪，以调整生理功能，增强身体之抗力，从而收到温阳散寒、通调水道、治病防病、保健强身之功效。尤其是在治疗恶性胸腔积液中，艾灸发挥了不可比拟的功效。其方法是，施灸时先将细辛 6g、生黄芪 10g、龙葵 10g、肉桂 3g、川椒目 10g、桂枝 10g，研细末，取少许酒调，敷在要灸的穴位上，然后将艾条的一端点燃，对准应灸的腧穴部位，约距皮肤（酒调药末）2～3cm 左右，进行熏烤。熏烤使患者局部有温热感而无灼痛为宜，一般每穴灸 10～20 分钟为度，然后在下一穴位上用酒调药末敷药，继续施灸，依此类推。治疗恶性胸腔积液施灸穴位为百会、大椎、肺俞、膏肓、肾俞、脾俞、中脘、神阙、关元、水分、水道、温溜、足三里，背部穴位和腹部穴位如上法每天交替施灸，但神阙穴每天必灸。

3. 脐灸

"脐为五脏六腑之本，元气归脏之根。"脐即神阙穴，为奇经八脉之任脉经阳穴，通五脏六腑，联系全身经络，具有健脾和胃、温阳救逆、利水固脱作用。脐灸是指将药物制成适当剂型敷贴于神阙穴，再在神阙穴施以艾灸刺激，以激发经气、疏通经络、促进气血运行、调节人体脏腑阴阳，使人体可以达到"阴平阳秘"的稳态。河南大学淮河医院刘丽军等认为，现代研究有报道：敷脐疗法具有提高机体免疫力、抗衰老、抗肿瘤、抗过敏、调节自主神经功能、改善微循环等作用。脐灸为无创外治疗法中的一种，充分发挥穴位、中药、艾灸三种疗法之优势，具有简、便、廉、验的特点。

具体操作如下：①用面粉适量，加水少量，做面圈，直径约 1.5cm（略大于患者脐孔），放置神阙穴；②将脐疗中药面适量均匀倒至面圈内，高出神阙穴 0.5cm；③选取大块生姜切直径 2.5cm，厚约 1cm，用棉签均匀捣网眼若干后，放置面圈上；④将制作好的艾炷放置在生姜片上点燃，燃烧 3～5 壮直至神阙穴内药面融合；⑤最后将姜片面圈移去，纱布外敷神阙穴，胶布固定。

九、调护

1. 一般护理

按中医内科一般护理常规进行。胸腔积液量多、胸满气急者，取半卧位休息。恢复期限适当活动，并逐渐增加活动量。年老体弱、长期卧床者，预防发生压疮。肺结核活动期，执行呼吸道隔离。

2. 观察病情，做好护理记录

观察体温、呼吸、咳嗽、胸痛与胸腔积液消长情况及疼痛的性质、程度。胸胁疼痛严重、呼吸困难、张口抬肩、面色发绀时，立即报告医师，配合处理。

3. 给药护理

中药汤剂宜温服,如服用逐水祛饮药时,应向患者讲明服药方法、药物作用及服后可能发生的反应等,并做好记录。

4. 饮食护理

饮食宜清淡、富营养,忌食肥腻、煎炸、酸性收敛及助湿生热之品。饮邪亢盛时,可选用行气利水之品,适当限制饮水量。气阴两虚者,可给予补中益肺之品。可选用赤豆、苡仁、冬瓜、芹菜、紫菜、红枣、桂圆、鸡蛋、鲤鱼、甲鱼等健脾、利气、行水的食物。

5. 情志护理

保持良好的心态,对水饮消退较慢或病情反复者,耐心疏导,使患者树立治愈疾病的信心,配合治疗。

6. 临证(症)施护

胸痛严重,取患侧卧位,减轻疼痛。水饮积聚较多,呼吸困难明显,遵医嘱做好胸腔穿刺术的术前准备及术后护理。患者喘促、气急、呼吸困难,遵医嘱给予氧气吸入。

7. 健康指导

(1)慎起居、预防感冒。
(2)劳逸结合,选择适当的锻炼方法,以增强体质,改善肺功能。
(3)学会自我心理调节,保持愉快、乐观、开朗的心情。
(4)定期到医院复查,预防并发症的发生。

十、临床经验

胸腔积液属中医"悬饮"范畴,多由肺、脾、肾三脏功能失调,寒湿热毒内结,津液停聚胸中,悬结不散所致。其机理可概括为本虚标实,即心之气阳亏虚为本,瘀血阻滞、水饮停蓄为标,标本俱病。吴海雁认为当机体出现"气阳亏虚"现象后,极易出现"瘀血阻滞"症状,如果延误治疗,会发展至"水饮停蓄"程度,并逐渐过渡至"气阴亏虚"状态。血瘀、水饮为标,是本病的主要病理因素。其病位在心,与肺、肾密切相关,可涉及肝、脾。

基于以上对悬饮的病因病机认识,采用中医药治疗胸腔积液时,吴海雁认为,要遵循"病痰饮者,当以温药和之",因饮为阴邪,遇寒则凝,得温则行。若多虚实夹杂,治以攻补兼施。凡饮邪壅实者,分别治以攻逐、利水、发汗等法,因势利导以祛除饮邪;阳虚饮微者,病机关键是阳虚阴盛,输化失调,因虚致实,水饮停积为患。治以健脾温肾法,阳气通则饮自化。病机关键是阳虚阴盛,输化失调,因虚致实,水饮停积为患。

十一、病案举例

黎某，男，75岁，因"胸闷、气喘1周"入院。患者既往有"冠心病、心绞痛"病史2年，未曾规范治疗。入院前1周开始出现胸闷、气喘不适，呈进行性加重，伴夜间阵发性呼吸困难，睡眠不能平卧，于外院查心脏彩超提示心功能不全，来我院住院治疗。入院查体：T36.8℃，BP136/88mmHg，体重48kg。一般情况尚可，神清，气喘貌，颈静脉怒张，肝颈静脉回流征阳性，胸廓饱满，双侧呼吸运动减弱，双下肺呼吸音消失，心率89次/分钟，心音低钝，双下肢中度可凹性水肿，四肢肌力肌张力正常，神经反射正常。辅助检查：心脏彩超示：阶段性室壁运动异常，左心增大，二尖瓣重度反流，三尖瓣中度反流，肺动脉高压，心包积液，心功能减退。胸部CT示：肺气肿，心功能不全，双侧胸腔积液，左上肺斑片影，左肺下叶不张，大叶性肺炎？心电图示：窦性心律，心房肥大。N端—前脑钠肽示：2 680.00pg/mL。入院后抽取胸腔积液，做胸水常规、生化、找抗酸杆菌及脱落细胞等检查，以排除恶性胸腔积液及结核性胸膜炎的诊断。

结合症状、体征及辅助检查，诊断为缺血性心肌病，心力衰竭，心功能Ⅳ级，冠心病。治疗上，西医予以强心、利尿、扩血管处理，以纠正血流动力学紊乱。中医治疗方面，请吴海雁会诊，患者胸闷、气促，夜间阵发性呼吸困难，不能平卧，双下肢水肿，舌暗淡，苔白腻，脉沉细，既往有冠心病、心绞痛病史，四诊合参，中医诊断为"悬饮"，证型为水饮凌心，治疗上以温阳行气、利水逐饮为主，兼以活血化瘀。组方如下：葶苈子30g，白芥子10g，苏子10g，茯苓皮20g，黄芪30g，桂枝10g，白术10g，茯苓15g，当归12g，丹参12g，桃仁12g，红花12g。每日1剂，水煎服，早、晚各100mL，疗程2周。患者症状逐渐好转，1周后复查胸部CT示双侧胸腔积液完全消失，患者胸闷、气喘症状减轻，无夜间阵发性呼吸困难，睡眠可平卧，双下肢水肿消退。患者出院后予以阿司匹林、辛伐他汀、依那普利、倍他乐克等西药口服以改善心室重塑，同时间断予以益气温阳、活血利水类中药服用。

（江婷、罗胜）

参考文献

［1］悬饮的诊断依据、证候分类、疗效评定——中华人民共和国中医药行业标准《中医内科病证诊断疗效标准》（ZY/T001.1-94）［J］. 辽宁中医杂志，2021，48（5）：150.

［2］施展，陈仁波，白卫国. 悬饮中医证候研究的现状分析［J］. 中国中医基础医学杂志，2015，21（10）：1320-1322.

［3］杨扬. 香附旋覆花汤治疗恶性胸腔积液临床观察［J］. 中国中医药现代远程教

育，2021，19（24）：68－69.

［4］马谦，侯兴华，胡晶. 中医内外合治法治疗顽固性胸腔积液辨治体会［J］. 中国民族民间医药，2019，28（6）：47－48，54.

［5］张兴，史苗颜. 中医外治法治疗恶性胸腔积液的临床及基础研究最新进展［J］. 中国中医急症，2018，27（10）：1856－1859，1873.

［6］何宁一，洪月光. 中医外治法治疗恶性肿瘤胸腔积液［J］. 中医学报，2017，32（3）：329－331.

［7］于晓棠，张玲玲. 中药贴敷配合艾灸治疗肺癌晚期胸腔积液的临床观察及护理［J］. 中国民间疗法，2019，27（4）：13－15.

［8］刘丽军，谭泽圆，张建军. 脐灸治疗恶性胸腔积液临床心得［C］∥中国针灸学会针灸临床分会，中国针灸学会学术流派研究与传承专业委员会，河南省针灸学会针灸临床分会. 第二十二届全国针灸临床学术研讨会暨第二届全国针灸学术流派交流研讨会暨河南省针灸学会针灸临床分会2016年年会暨河南省针灸临床应用及特色技术学术交流会会议学习资料参会代表论文集. ［出版地不详］. ［出版者不详］，2016：343－345.

［9］孙树枝，崔占义. 艾灸疗法联合温阳重剂治疗恶性胸腔积液35例［J］. 中国中医急症，2010，19（10）：1810－1811.

睡眠呼吸暂停
综合征

一、定义

睡眠呼吸暂停综合征（SAS）不是单个疾病，而是一组疾病的总称，是指各种各样的原因导致连续 7 小时睡眠状态下发生 ≥30 次的呼吸暂停，每次持续 10 秒以上，或是平均每小时低通气次数 ≥5 次，引起低氧血症、高碳酸血症，从而使机体发生一系列病理生理改变的临床综合征。根据病因分为三个类型：阻塞性（以鼻和口腔无气流、胸腹呼吸运动存在为特征，OSAS）、中枢型（由呼吸中枢神经功能调节异常引起，呼吸中枢不能发出有效指令，以胸腹呼吸运动和口鼻气流同时停止为特点，CSAS）、混合型（以一次呼吸暂停中，开始时出现 CSAS，继之出现 OSAS 为特征，MSAS）。其中阻塞型占 50%～70%，故临床上的睡眠呼吸暂停综合征一般指的是阻塞型，本文以介绍阻塞型为主。如患有该疾病而没有接受治疗，则有可能并发冠心病、糖尿病、高血压等疾病。患者在没有基础疾病的情况下，其体征和肺功能、胸部 X 线检查多无异常发现。

二、病因

1. 阻塞性睡眠呼吸暂停综合征（OSAS）

本型在临床上较为常见，约占 50%～70%，气道狭窄为其发病的根本原因，任何病理或是生理导致气道狭窄的都可引发本病：

（1）上呼吸道解剖结构的异常：①鼻咽部：鼻中隔偏曲、鼻甲肥大、鼻息肉、鼻部肿瘤等鼻腔异常；Ⅱ度扁桃体肥大及腺样体肥大（此在儿童中最为常见）、悬雍垂肥大等咽部异常。②先天性的解剖异常：下颌骨后缩、下颌骨发育畸形等。

（2）功能性原因：在睡眠状态下，气道周围的肌肉张力下降，且睡姿不当（如头部后仰，舌根后坠），从而导致气道狭窄。

（3）其他因素：年龄、性别、肥胖、内分泌疾病（如甲减）、遗传等。

2. 中枢型睡眠呼吸暂停综合征（CSAS）

相对少见，常和 OSAS 合并发生成为混合型睡眠呼吸暂停综合征：①呼吸中枢对刺激（低呼吸阻力负荷、高 PCO_2、低 PO_2 等）的反应性阈值增高；②吸气和呼气转换机制异常；③中枢神经系统对一些病理状态下（如低氧）的呼吸反馈控制不稳定。

三、诊断

（一）临床表现

SAS 多见于 40～60 岁人群，男性发病多于女性，主要表现为睡时打鼾，夜间有窒息感或憋醒，睡眠质量差，从而导致日间疲劳、困倦，晨起头痛、记忆力减退等，严重可出现认知下降、行为异常。SAS 存在家族遗传因素。

（二）辅助检查

（1）多导睡眠图监测（PSG）：被称为诊断睡眠呼吸障碍的"金标准"，检测的项目有脑电图、心电图、眼电图、胸腹壁呼吸运动、胫前肌电图、口鼻气流及血氧饱和度等，可以判断疾病严重程度，还可全面评估睡眠结构，睡眠中的呼吸暂停情况、低氧情况，以及心电、血压的变化（睡眠时动脉血氧分压降低、二氧化碳分压升高，清醒后恢复正常）。

（2）X 线头影测量：可以间接地了解到气道阻塞的部位，比如 OSAS 主要是以上气道的堵塞或狭窄为发病机制的。

（3）鼻咽纤维镜检查：X 线头影测量是静态了解气道情况，而鼻咽纤维镜则是偏动态了解。

（三）诊断标准

根据 2011 年修订的《阻塞性睡眠呼吸暂停低通气综合征诊治指南》，OSAS 的诊断标准主要结合临床表现、体征及多导睡眠图监测结果。临床有典型的夜间睡眠打鼾伴呼吸暂停、日间嗜睡（ESS 评分≥9 分）等症状，查体可见上气道任何部位的狭窄及阻塞，AHI≥5 次/小时者可诊断 OSAS；对于日间嗜睡不明显（ESS 评分＜9 分）者，AHI≥10 次/小时或 AHI≥5 次/小时，存在认知功能障碍、高血压、冠心病、脑血管疾病、糖尿病和失眠等 1 项或 1 项以上 OSAS 并发症也可确立诊断。

四、鉴别

睡眠呼吸暂停综合征临床上首先要鉴别 OSAS 和 CSAS，其次再鉴别原发性鼾症、发作性睡病、夜间癫痫发作、上气道阻力综合征、夜间肌痉挛。

1. OSAS 和 CSAS

通过 PSG 监测，再以两者的一个特点区分，OSAS 是以鼻和口腔无气流、胸腹呼吸运动存在为特征，而 CSAS 是以胸腹呼吸运动和口鼻气流同时停止为特点，而且 CSAS 多见于有神经系统疾病的患者，比如脑干或颈髓前侧病变等神经病变。

2. 原发性鼾症

虽然 SAS 会有打鼾的表现，但是并非所有打鼾的都是 SAS，原发性鼾症没有睡眠絮乱、失眠等症状。PSG 无呼吸暂停和低氧血症，无气道阻力增加。

3. 发作性睡病

发作性睡病有与 OSAS 相似的日间嗜睡的症状而易误诊为 OSAS，但是其除了有日间性嗜睡外，还有睡眠幻觉和睡眠瘫痪、发作性猝倒等症，青少年多发，其主要诊断依据为多次小睡睡眠潜伏期试验（MSLT）时平均睡眠潜伏期<8分钟，伴≥2次的异常快速眼动睡眠。可根据发病年龄、家族史、PSG、症状等进行鉴别诊断。

4. 夜间癫痫发作

以夜间憋气、呼吸困难为症状的癫痫与OSAS的区别在于，癫痫有无意识的肌肉抽动和肌肉抽搐，同时睡眠脑电图有癫性脑电波。

5. 上气道阻力综合征

顾名思义，上气道阻力综合征就是上气道发生堵塞或是因呼吸道有分泌物所导致的上气道阻力增加，而不伴有呼吸暂停和低氧血症的综合征。PSG可见α觉醒波，夜间觉醒大于10次/小时。试验性无创通气治疗有效支持诊断。

6. 夜间肌痉挛（PLM）

这是一种较为常见的睡眠运动疾患，与OSAS在睡眠中有相似的不自主肢体运动，而PLM的不自主肢体运动有周期性刻板动作，OSAS是无规律的。

五、西医治疗

1. 病因治疗

若患者是因某些基础疾病引起的，需要先治疗基础疾病，如应用甲状腺激素治疗甲状腺功能减退等。

2. 行为治疗

对于肥胖之人，应让其减肥、控制饮食和体重及适当地运动；因睡姿不当而导致打鼾，可以采取侧卧位的睡姿，以减少上呼吸道软组织往后塌陷造成的堵塞；其他的还包括戒烟、戒酒、慎用镇静催眠的药物，白天避免过度劳累等。

3. 药物疗法

目前没有确切疗效的药物。

4. 持续气道正压通气治疗（CPAP）

这是OSAS患者首选的、目前最有效的治疗方法。机器会产生一个连续的气流，维持呼吸道的通畅，根据不同的堵塞情况，设置不同的气流压力，设定合适的CPAP压力水平是保证疗效的关键，持续使用（每晚至少4个小时）才能达到预期的治疗效果。注意在有气胸或纵隔气肿、胸部发现肺大疱、血压明显降低或是休克、青光眼等情况下要慎用。

5. 口腔矫正器

利用不同型号的矫正器，通过扩大呼吸道来减少阻塞情况，尤其适合下巴后缩的患者。

6. 手术治疗

仅适合因上气道阻塞且 AHI＜20 次/小时（包括咽部黏膜组织肥厚、咽腔狭小、悬雍垂肥大、扁桃体肥大）的患者，术式可包括悬雍垂腭咽成形术（UPPP）、扁桃体切除术、鼻部手术等，符合手术适应证者可考虑手术治疗。

六、中医源流

阻塞性睡眠呼吸暂停综合征是一个西医中的病名，它在中医的古典书籍中并没有完全匹配的病名，通常是根据其临床表现和病因、病机等来命名，可以参照中医的"鼾症""鼾眠""嗜睡""多卧"等。中医古典文献中有许多关于鼾症的描述，睡眠中呼吸有声，即为"鼾"，鼾症，俗称打鼾。《黄帝内经》是最早对鼾症进行描述的："夫起居如故而息有音者，此肺之络脉逆也，络脉不得循经上下，故留经而不行，络脉之病人也微，故起居如故而息有音也。""肺之络脉逆也"提示了鼾症的发生与肺有关，肺位居上焦，主气司呼吸，气的升降出入与肺息息相关，肺气失宣，鼻息不利，咽喉之气出入有碍，故鼾症生，而"起居如故"也提示了鼾症的病情轻，不影响人的日常生活。而《诸病源候论》首次提出了"鼾眠"："鼾眠者，眠里喉咽间有声也。人喉咙，气上下也，气血若调，虽寤寐不妨宣畅；气有不和，则冲击喉咽而作声也。其有肥人眠作声者，但肥人气血沉浓，迫隘喉间，涩而不利，亦作声。"它指出了本病是在睡眠中产生、鼾声是从喉咽而出，并指出了肥胖之人易打鼾，多因肥人多痰、气血沉浓，痰湿阻碍气道致使气机运行不畅所致，这和目前临床所见是一致的。近代的黄文东认为："鼾而不寐乃痰热内蕴，肺气不利，夹肝火上逆所致。"这也说明了呼吸道阻塞是本病的关键所在，而情志因素也在其中起了一定的作用。《寿世保元》（明代龚廷贤）曰："盖打鼾者，心肺之火也。"说明心也参与了鼾症的发生发展。以上说明了鼾症的发生与五脏均有关，而尤以"肺、脾、肾"关系最为密切，恰恰符合《黄帝内经》所提出的本病的病位是在肺、胃、肾，治法是"治肺、治脾、治肾"。

七、辨证论治

中医学将阻塞性睡眠呼吸暂停综合征归入"鼾症""鼾眠"等的范畴。历代中医对鼾症的病机认识角度各不相同，或为阴阳，或为五脏，或为虚实，或是先天后天因素，都是医家根据其临床经验得出的认识。究其根本，鼾症仍是一个本虚标实之证，标实以痰浊贯穿始终，本虚以肺、脾、肾虚为主。其症状虽是以睡眠中打鼾为主，但总的病机是气机升降失常，气道壅塞不利，邪扰神机，发为鼾眠。临床上关于鼾症的证候类型较多，很多临床人士都有自己的独特理解，因此对于证型的分类也都不同，2019 年的《鼾症中医诊疗专家共识意见》将鼾症分为痰湿内阻、痰瘀互结、痰热内蕴、气虚痰瘀、肺脾气虚及脾肾两虚 6 个证型。

（一）痰湿内阻证

症见夜寐不实，睡则打鼾，鼾声沉闷，时断时续，反复出现呼吸暂停及憋醒，白天头晕昏沉，睡意浓浓，不分昼夜，时时欲睡，但睡不解乏，形体肥胖，身体重着，口干不欲饮，或有咳喘，或有咳白黏痰，舌体胖大、边有齿痕，舌色淡红，舌苔白厚腻，脉多濡滑。

临床治疗应以燥湿化痰、益气健脾为治法，多以二陈汤和四君子汤加减，根据患者的临床症状增减药物，形盛体胖者，可加莱菔子、山楂消食化痰；湿邪较甚者，可加苍术、泽泻、苡仁渗利水湿；若清阳不升见头晕头痛、睡不解乏者，可加黄芪、升麻、柴胡益气升清；咳嗽痰多者，加胆南星、苦杏仁、白前燥湿化痰、降逆止咳；鼻渊者，加辛夷、苍耳子通鼻窍。

（二）痰瘀互结证

症见夜寐不宁，时时鼾醒，鼾声响亮，寐时可见张口呼吸，甚或呼吸暂停，夜间或有胸闷不适，形体肥胖，头重身困，面色晦暗，口唇青紫，或伴有头晕头痛，半身不遂，肢体疼痛或麻，或有鼻塞不适，或有咽中堵塞感，舌淡胖、有齿痕，或有舌色紫黯或见瘀点，脉弦滑或涩。

临床治疗以化痰顺气、祛瘀开窍为原则，以涤痰汤和血府逐瘀汤加减，偏痰热者，酌加天竹黄、浙贝母、桑白皮、蛤壳、海浮石清化热痰；偏血瘀者，酌加苏木、川芎、路路通活血祛瘀；鼻塞不通，可加白芷、辛夷、川芎通鼻窍；咽喉阻塞不适或喉核增生，加用山慈菇、皂角刺软坚散结；夜寐不宁者，加酸枣仁、首乌藤、珍珠母潜镇安神。

（三）痰热内蕴证

症见寐时打鼾或喘，鼾声响亮，呼吸急促，鼻息灼热喉，间气粗痰鸣，咳黄黏痰，甚者面红、憋气，胸部满闷或痛，日间口干喜饮，身热烦躁，口臭，多汗，小便短赤，大便干结，舌红，苔黄腻，脉滑数。

治疗上以清热化痰、醒脑开窍为治法，方以黄连温胆汤加减。该方组成：黄连 6g、竹茹 12g、枳实 6g、半夏 6g、陈皮 6g、甘草 3g、生姜 6g、茯苓 10g、大枣 6g。根据患者的临床症状进行药物加减，咳痰色黄量多者，可加桑白皮、鱼腥草、黄芩、鲜竹沥等清解痰热；喉核肿大疼痛，加猫爪草、牛蒡子、桔梗、胖大海清利咽喉。方中半夏降逆和胃、燥湿化痰；枳实行气消痰；竹茹清热化痰、止呕除烦；陈皮理气化痰燥湿；茯苓健脾渗湿消痰；黄连清热燥湿、泻火解毒；甘草、生姜、大枣益脾和胃，以绝生痰之源。随证加减，可获良效。

(四) 气虚痰瘀证

症见睡时鼾声，时有暂停，持续性体重增加或肥胖，晨起昏沉嗜睡，平日精神不振，健忘，甚至出现烦躁或有行为、智能的改变，或自觉胸闷或胸痛，或有口干、口苦，舌体胖大，舌质黯，苔白厚腻，或伴有舌底络脉青紫，脉沉涩或弦滑。

治疗上以健脾燥湿、化痰祛瘀为治法，方剂可选用四君子汤、半夏白术天麻汤和血府逐瘀汤加减，或可选用鼾症一号方（具体组成为黄芪、白术、僵蚕、地龙、茯苓、石菖蒲、川芎、郁金、法半夏、白芍、桃仁、天麻、甘草），然后根据患者症状进行加减，眩晕头痛、面色潮红者，可加天麻、钩藤、石决明平肝潜阳；目赤口苦者，加夏枯草、龙胆草清肝泻火；心烦不寐者，加黄连、淡竹叶、龙齿清热安神除烦。

(五) 肺脾气虚证

症见眠时打鼾，甚或呼吸反复暂停，鼾声低弱，胸闷气短，动则气促，神疲乏力，嗜睡，或动则气促，头晕健忘，形体虚胖，食少便溏，记忆力衰退，小儿可见发育不良，注意力不集中，舌淡，苔白，脉细弱。

临床上以补脾益肺、益气升清为治法，方以补中益气汤加减，组成为：黄芪15g、人参15g、白术10g、炙甘草15g、当归10g、陈皮6g、升麻6g、柴胡12g。患者如若有表虚自汗则可加浮小麦、大枣益气敛汗；恶风、易感冒者，可加桂枝、白芍、防风调和营卫、祛风散寒；脘痞纳呆者可加枳壳、木香、厚朴理气运脾。方中黄芪为君，性甘温，入脾肺经，而补中气、固表气，且升阳举陷；臣以人参大补元气，炙甘草补脾和中，君臣相伍，正如《医宗金鉴》所言："黄芪补表气，人参补里气，炙草补中气"，可大补一身之气；白术燥湿健脾益气，增强黄芪之力，以求脾胃元气得充则清阳可升，而无脾湿下流之虞；佐以陈皮行气去滞，醒脾和胃，使补而不滞；当归养血调荣，且"血为气之宅"，可使所补之气有所依附；加少量升麻、柴胡升清举陷，助益气之品升提下陷之中气。

(六) 脾肾两虚证

症见鼾声轻微，呼吸浅促，甚至呼吸暂停，白天昏昏欲睡，呼之能醒，旋即复寐，神衰色悴，神情淡漠，反应迟钝，头晕健忘，喘息气促，腰膝酸软。偏阴虚者，伴颧红、口干咽燥、耳鸣耳聋，舌红少苔，脉沉细；偏阳虚者，伴畏寒肢冷，小便清长，夜尿频多或遗尿，性欲减退，肢体浮肿，舌淡苔白，脉沉无力。

治疗以益气健脾、固肾培元为治法，方以四君子汤合金贵肾气丸加减，再根据病患的症状进行适当的加减，四肢不温、阳虚明显者可加肉桂、干姜、淫羊藿、巴戟天、鹿角胶温补肾阳；头晕耳鸣、颧红咽干、肾阴亏虚者，可加女贞子、枸杞子、何首乌、黄精滋养肾阴。

八、外治法

1. 针灸疗法

针灸，顾名思义，是针法和灸法的总称。针法是指在中医理论的指导下，将针具按照一定的角度刺入人体，运用提插、捻转等手法对人体的特定穴位进行刺激而达到临床治疗目的。灸法是指在穴位上用灸炷对穴位进行烧灼、熏灼，利用热传感来防治疾病，但是由于灸法产生的烟气无法很好处理，且没有针具携带方便，在临床上没有被广泛地使用。但无论哪种，针灸都是可以通过人体的调节作用以达到防治疾病的目的。大量的临床也证明了针灸对于鼾眠的病情和症状是有效的。对于鼾眠患者，可以取安眠、四神聪、神门、膻中、丰隆、三阴交等穴，运用毫针或是电针进行每日1次、10次为1个疗程的治疗，可根据病情的轻重连续应用2~4个疗程。张霞等人通过针刺治疗阻塞性睡眠呼吸暂停综合征44例（选廉泉、旁廉泉、膻中、血海、天容、公孙、丰隆、四神聪等穴，共行2个疗程，10天为一疗程，睡前进行，休息2~3天后再进行下一个疗程），经过治疗前和治疗后的对比，发现针刺对低通气指数（HI）、呼吸暂停低通气指数（AHI）、最长呼吸暂停时间、最长呼吸低通气时间、血氧饱和度低于90%的时间（$SaO_2 < 90\% T$）和微觉醒指数均有明显改善作用。

2. 耳穴贴敷

鼾眠病患可取耳穴神门、交感、皮质下、心、肺、脾、肾、咽喉等穴，用王不留行籽贴压，每日按压3~5次，每个穴位可按压10~20次，10天为一个疗程。河北医科大学第二医院王晓红等人的耳穴贴压治疗阻塞性睡眠呼吸暂停的临床研究，选取了30例睡眠呼吸暂停综合征患者，对比治疗前和治疗后10天的PSG监测结果，发现治疗后PSG的各项结果指标都比治疗前好，呼吸暂停指数（AI）下降9次/小时，呼吸紊乱指数（RDI）下降了13次/小时，低通气指数下降了3次/小时，最低血氧饱和度升高了4%，最长呼吸暂停时间降低了45秒。耳穴贴敷是一种简易、有效、安全的治疗方法。

九、调护

1. 运动

积极进行适度的锻炼，比如慢跑、游泳、八段锦、五禽戏、太极等体育锻炼，有利于机体血液循环，从而提高人体氧利用能力，有利于病情的改善。

2. 心理健康

患者应保持平和的心态，OSAS患者因夜间睡眠时呼吸暂停，往往存在恐惧和焦虑心理，常会感到憋气、憋醒，受到死亡的威胁。为了缓解患者的心理压力，及时做好健康教育以及心理护理非常重要，如可以介绍康复期的患者与其互相交流，使其保持稳定的心理状态，积极配合治疗。

3. 饮食

戒烟、酒等兴奋类物质，这类物质可能会使患者在睡眠过程中肌肉过度松弛，从而增加呼吸暂停风险，有相关文献报道抽烟可能会增加打鼾的风险；科学合理的饮食习惯有助于疾病的改善，应以清淡类食物为主，避免辛辣刺激性食物，可多食用高蛋白以及富含维生素的食物。

4. 呼吸道的管理

OSAS 患者应当保持呼吸道通畅，避免受寒和感冒。有些重度 OSAS 患者上气道非常狭窄，如果发生呼吸道感染，会加重病情。鼻炎患者也容易加重 OSAS，如果鼻腔不通畅，可以按摩迎香穴，比较严重时也可以遵医嘱使用减轻充血水肿的药物来缓解症状。

5. 体位疗法

体位疗法定义为在患者睡眠时，采取侧卧位姿势，减轻上气道的阻塞以及塌陷，避免舌根出现后坠导致打鼾和呼吸暂停。在日常生活睡眠中，可以在背后放置侧卧辅助工具，如特制的枕头等。胡华元等人的研究表明通过体位治疗，患者的各指标改善明显，其中最长暂停呼吸时间和呼吸暂停低通气指数同治疗前比较差异明显，最低血氧饱和度增加明显。

6. 持续气道正压通气治疗护理

气道正压通气（CPAP）治疗是中、重度成人 OSAS 患者的首选和初始治疗手段。使用 CPAP 呼吸机治疗的 OSAS 患者应学会呼吸机的日常使用和维护，比如开机、佩戴口鼻罩、口鼻罩漏气的处理、压力调节、湿化调节及常见并发症（如面部压痕、胃肠胀气等）的处理等。第一次使用 CPAP 呼吸机应在医生指导下，由医生调节参数后正确使用，并且坚持使用（每天使用 >4 小时，每月使用 >25 天），这样可以大大降低 OSAS 产生的危害。

7. 食疗

根据个人的体质证型进行不一样的中医食疗，但仍以清淡饮食为主。痰湿盛者可于平日食用山药莲子苡米粥等有助于化痰利湿的食物；痰瘀互结者可适当食用具有燥湿化痰、活血化瘀的食物/药物，比如陈皮、苡仁，再加上具有活血功效的药食同源的玫瑰；痰热盛者可多食用清淡食物，比如可多食用绿豆汤、荞麦、芹菜等食物；气虚痰瘀者可将黄芪、玫瑰、陈皮等一起泡水饮用；肺脾气虚者可多食用有助于补肺健脾的食物，如可将粳米、莲子、山药、党参等熬制成粥食用；脾肾两虚者，可多食黑色食物及健脾的食物，如黑米山药粥。需要注意的是，所有药食同源的食物都要讲究适量原则，要视不同体质不同证型选择不同膳食。

十、临床经验

吴海雁认为，痰浊为鼾症发病过程中的重要病理因素，且贯穿疾病始终。而 OSAS 患者形体多丰腴，喜食肥甘厚味，朱丹溪在《丹溪心法》中也明确指出"肥人多痰""肥人多湿"，平素过食肥甘厚味，内生痰湿，脾为生痰之源，脾失健运，水谷不化，停聚于体内，痰湿阻滞于咽喉，气行不畅，则发为鼾声；肺为贮痰之器，痰浊壅盛，交阻气道，则呼吸不畅，甚则有时暂停。痰浊内聚，日久郁而化热，痰热蕴结，交阻于咽喉，以致鼾声阵阵。从中医体质学角度，可归属于痰湿质范畴。体质具有相对稳定性和个体差异性，由先天禀赋和后天获得共同影响，往往难以改变，故吴海雁临证时常将"治痰浊"贯穿始终，以缓慢纠正体质的偏颇，再根据不同个体的差异性，发挥中医"因人制宜"的诊疗特色。治疗上可予二陈汤随证加减，二陈汤基本组成为：半夏、橘红、茯苓、甘草、生姜及乌梅1个。

十一、病案举例

朱某，男，43岁，2020年2月25日以"夜间打鼾3个月余"就诊。夜寐梦多，夜间鼾声较响，日间困倦，形体丰腴，心烦急躁，时感身热，时有头昏，纳可，大便尚调。舌淡红，苔薄腻，脉弦。辅助检查：行 PSQ 提示 AHI62 次/小时，夜间 $SpO_2$55%，以阻塞性为主。西医诊断：阻塞性睡眠呼吸暂停综合征（重度）；中医诊断：鼾症，不寐病，痰郁化火证。中药治拟清热化痰安神，以黄连温胆汤加减，拟方：制半夏10g，茯苓15g，陈皮、竹茹、炒枳壳各10g，黄连6g，制远志10g，黄芩12g，夏枯草15g，合欢皮20g，白蒺藜10g，生甘草6g。14剂，水煎服，每日1剂，午、晚温服。二诊时夜间梦多易醒，夜寐打鼾，头昏，白天精神尚可，心烦急躁减轻，舌淡红，苔薄黄腻，脉滑，予前方加菊花、薄荷各10g（后下），继予14剂。三诊时做梦较前减少，鼾声较响，白天精神好转，心烦减轻，舌偏红苔薄腻，脉滑，予前方中制半夏加至12g，加石菖蒲10g。四诊时诸症转安，夜间鼾声、日间困倦明显减轻，复测 PSG 示 AHI50 次/小时，$SpO_2$70%，再进原方。

按：该患者素体丰裕，多系痰湿，痰湿上阻于气道，肺失宣降，发为鼾症；平素心烦急躁，火热偏亢，与痰浊相结，痰火上扰心神，发为不寐。痰浊壅滞气道，气机不畅，肺气不利，故鼾声如雷，甚则呼吸暂停；痰火扰乱心神，故见寐差梦多；辨为痰火扰心，治拟化痰泻火安神，方以黄连温胆汤加减，方中制半夏、陈皮燥湿化痰，竹茹清热化痰除烦，茯苓健脾消痰、宁心安神，炒枳壳理气和中，黄连清泻心火，黄芩清上焦之火，制远志安神开窍化痰，合欢皮解郁安神，夏枯草、白蒺藜清肝经之热，白蒺藜兼以解郁，生甘草调和诸药，共奏清热化痰、理气安神之功。二诊时打鼾、心烦减轻，舌淡红，苔薄黄腻，脉滑，加菊花、薄荷清头目，平肝阳；三诊时梦减少、心烦减轻、白天精神好转，舌象偏红，苔薄腻，脉滑，予加重制半夏清热燥湿化痰，石菖蒲开窍豁痰以治鼾症；四诊时诸症转安。

（戴爱灵、罗胜）

参考文献

[1] 邱刚，张健. 阻塞性睡眠呼吸暂停综合征的临床诊治新进展 [J]. 现代生物医学进展，2010 (16)：3191 - 3194.

[2] 张希龙. 阻塞性睡眠呼吸暂停低通气综合征诊治指南（2011 年修订版）[J]. 中华结核和呼吸杂志，2012 (1)：9 - 12.

[3] 陈志斌，兰岚. 鼾症中医诊疗专家共识意见 [J]. 中国中医药信息杂志，2019，26 (1)：1 - 5.

[4] 谢西梅，陈波，杨运宽，等. 针刺治疗阻塞性睡眠呼吸暂停低通气综合征44例 [J]. 河南中医，2011，31 (2)：178 - 180.

[5] 王晓红，肖兰英，王保法，等. 耳穴贴压疗法对阻塞性睡眠呼吸暂停综合征患者睡眠结构的影响及其疗效研究 [J]. 中国全科医学，2006 (23)：1947 - 1949.

[6] 林碧兰. 健康护理行为干预在阻塞性睡眠呼吸暂停综合征患者的应用研究 [J]. 世界睡眠医学杂志，2022，9 (7)：1359 - 1360.

[7] 袁霏，晋云花. 阻塞性睡眠呼吸暂停—低通气综合征患者的护理及健康教育 [C] //中华护理学会2009全国五官科护理学术交流暨专题讲座会议论文汇编. [出版地不详]：[出版者不详]，2009：308 - 310.

[8] 刘扣英，丁宁. 阻塞性睡眠呼吸暂停综合征的生活护理 [J]. 家庭医学，2023 (3)：9.

[9] 胡华元，林雨苗，赖素云. 睡眠体位对阻塞性睡眠呼吸暂停综合征的影响研究 [J]. 临床医学工程，2014，21 (12)：1538 - 1539.

呼吸衰竭

一、定义

呼吸衰竭是各种原因引起的肺通气和（或）换气功能严重障碍，不能进行有效的气体交换，导致缺氧伴（或不伴）二氧化碳潴留，从而引起一系列生理功能和代谢紊乱的临床综合征。在标准大气压、静息条件下呼吸室内空气，并排除心内解剖分流和原发于心排血量降低等情况，动脉血氧分压（PaO_2）低于8kPa（60mmHg），或伴有二氧化碳分压（$PaCO_2$）高于6.65kPa（50mmHg），即为呼吸衰竭（简称"呼衰"）。

二、病因

1. 呼吸道病变

支气管炎症、支气管痉挛、异物等阻塞气道，引起通气不足，气体分布不匀导致通气/血流比例失调，发生缺氧和二氧化碳潴留。

2. 肺组织病变

肺炎、重度肺结核、肺气肿、弥散性肺纤维化、成人呼吸窘迫综合征（ARDS）等，可引起肺容量、通气量、有效弥散面积减少，通气/血流比例失调导致肺动脉样分流，引起缺氧和（或）二氧化碳潴留。

3. 肺血管疾病

肺血管栓塞、肺梗死等，使部分静脉血流入肺静脉，发生缺氧。

4. 胸廓病变

如胸廓外伤、手术创伤、气胸和胸腔积液等，影响胸廓活动和肺脏扩张，导致通气减少，吸入气体不匀，影响换气功能。

5. 神经中枢及其传导系统呼吸肌疾患

脑血管病变、脑炎、脑外伤、药物中毒等直接或间接抑制呼吸中枢，脊髓灰质炎、多发性神经炎所致的肌肉神经接头阻滞影响传导功能，重症肌无力、严重低钾血症、有机磷中毒等疾病可累及呼吸肌，以上疾病均造成呼吸肌无力、麻痹，从而损害呼吸动力引起通气不足。

三、诊断

（一）临床表现

1. 分类

（1）按动脉血气分析分类：①Ⅰ型呼吸衰竭。缺氧无二氧化碳潴留，或伴二氧化碳降低（Ⅰ型）见于换气功能障碍（通气/血流比例失调、弥散功能损害和肺动—静脉样分流）的病例。②Ⅱ型呼吸衰竭。系肺泡通气不足所致的缺氧和二氧化碳潴留，单纯通气不足，缺氧和二氧化碳潴留的程度是平行的，若伴换气功能损害，则缺氧更为严重。只有增加肺泡通气量，必要时加氧疗来纠正。

（2）按病程分类：可分为急性和慢性。①急性呼衰是指前述五类病因的突发原因，引起通气，或换气功能严重损害，突然发生呼衰的临床表现，如脑血管意外、药物中毒抑制呼吸中枢、呼吸肌麻痹、肺梗死、ARDS 等，如不及时抢救，会危及患者生命。②慢性呼衰多见于慢性呼吸系疾病，如慢性阻塞性肺病、重度肺结核等，其呼吸功能损害逐渐加重，虽有缺氧或伴二氧化碳潴留，但通过机体代偿适应，仍能从事日常活动。

2. 症状

（1）急性呼吸衰竭：

常为低氧血症所致的临床症状。最常见的早期症状为呼吸困难（最主要为呼吸频率、节律和幅度的改变），其他可出现发绀、心动过速等缺氧症状，当出现躁动不安、神志不清、昏迷、心律失常等症状时，提示患者低氧血症严重，全身各器官缺氧严重，若不及时纠正缺氧，随时危及生命。

（2）慢性呼吸衰竭：

与急性呼吸衰竭相似，不同之处在于对呼吸系统本身来说，在病情较轻时呼吸困难常为呼吸费力，若出现严重二氧化碳潴留时，可迅速转为浅慢呼吸；另外二氧化碳潴留可使外周毛细血管扩张，出现皮肤充血，温度、血压升高以及心跳加速等症状。

（3）伴随症状：

呼吸衰竭可累及全身各个系统，引起多器官功能障碍。

（4）精神神经症状：

当急性缺氧时出现精神错乱、躁狂、昏迷、抽搐等症状；慢性呼吸衰竭伴二氧化碳潴留时，随着二氧化碳分压升高可表现为先兴奋后抑制的神经系统症状，兴奋症状主要表现为烦躁、躁动不安、夜间失眠、白天嗜睡等，抑制现象为神志淡漠、昏睡甚至昏迷。

（5）循环系统：

患者多有心动过速，当严重低氧血症和酸中毒导致心肌损害时，可出现心律失常、血压下降、周围循环衰竭甚至心搏骤停。慢性呼吸衰竭伴二氧化碳潴留时，常表现为心率加快、血压上升、头痛、皮肤充血等症状。

（6）消化系统：

严重呼吸衰竭引起胃肠道缺血、黏膜受损、充血水肿、糜烂出血或出现应激性溃疡，从而导致呕血、黑便、贫血。

（7）泌尿系统：

患者可出现肾损伤，个别患者尿中出现蛋白、红细胞和管型。

3. 查体

可有口唇和甲床发绀、意识障碍、球结膜充血、水肿、扑翼样震颤、视盘水肿等。

（二）辅助检查

1. 血气分析

静息状态吸空气时动脉血氧分压（PaO_2）<8.0Kpa（60mmHg）、动脉血二氧化碳分压（$PaCO_2$）>6.7Kpa（50mmHg）为Ⅱ型呼吸衰竭，单纯动脉血氧分压降低则为Ⅰ型呼吸衰竭。

2. 电解质检查

呼吸性酸中毒合并代谢性酸中毒时，常伴有高钾血症；呼吸性酸中毒合并代谢性碱中毒时，常有低钾和低氯血症。

3. 痰液检查

痰涂片与细菌培养的检查结果，有利于指导用药。

4. 其他检查

如肺功能检查、胸部影像学检查等根据原发病的不同而有相应的发现。胸部 X 片、肺部 CT 可较直观地显示肺部情况，比如肺部炎症感染程度、有无气道阻塞、有无胸腔积液和气胸等，有助于明确心肺及胸腔疾患，以明确病因。在治疗过程中亦需要动态复查，评估疗效。心脏彩超可评估心室射血分数，明确有无出现心力衰竭，直观判断心脏各房室有无扩大以及返流情况，对临床判断心功能有重要意义。

（三）诊断标准

就诊时医生可能会问以下问题来初步了解患者病史，患者可提前准备好回答：

以前会经常咳嗽、咳痰吗？有多久了？发病与季节有关吗？什么情况下症状会加重和缓解？有没有肺部疾病或其他疾病的病史？以前是做什么工作的？发病前有没有受过外伤、做过什么手术？

医生再根据基础病史、缺氧伴或不伴高碳酸血症的临床表现，结合组织缺氧的体征来诊断。而血气分析能客观反映呼吸衰竭的性质和程度。

1. 急性呼吸衰竭

动脉血气 PaO_2 <60mmHg，常伴有 $PaCO_2$ 正常或 <35mmHg 则诊断为Ⅰ型呼吸衰竭；若 PaO_2 <60mmHg 且伴有 $PaCO_2$ >50mmHg 则诊断为Ⅱ型呼吸衰竭；排除解剖性右至左的静脉血性缺氧和因代谢性碱中毒致低通气引起的高碳酸血症。

2. 慢性呼吸衰竭

由于自身的代偿和适应，患者可能无明显组织缺氧，且不出现高碳酸血症，称为代偿性慢性呼吸衰竭。若发生呼吸道感染等导致病情加重的情况，出现严重的缺氧和高碳酸血症，则为失代偿性慢性呼吸衰竭，此时以动脉血气 PaO_2 <55mmHg 和 $PaCO_2$ >50mmHg

为呼吸衰竭的分型界定值。长期高碳酸血症可引起机体的适应性代偿，表现为 $PaCO_2$ 明显升高，但临床症状不明显。

四、鉴别

1. 左心衰

左心衰与呼吸衰竭均出现呼吸困难，但左心衰呼吸困难常为活动后出现，夜间不能平卧，常需端坐呼吸，伴胸闷不适，BNP、心脏彩超与肺部 CT 常有助于区别。

2. 心肌梗死

该类患者亦可出现呼吸困难，但更加明显的表现为胸痛，为心前区压榨性疼痛，不可自行缓解，心电图有特征表现，心肌酶谱异常，此类疾病危及生命，需立即入院治疗。

3. 肺动脉栓塞

该类表现常为活动后出现呼吸困难，伴胸痛，通过 D-二聚体检查可初步判断，D-二聚体正常可排除肺栓塞，明确诊断需做肺动脉造影检查。

4. 气胸

起病较急，有胸闷胸痛，查体肺部——侧呼吸音消失，双肺呼吸音不对称，胸片可看到肺被压缩，查体和胸片可明确该诊断。

五、西医治疗

（一）总体治疗原则

（1）呼吸支持治疗，包括保持呼吸道通畅、纠正缺氧和改善通气等。
（2）呼吸衰竭病因和诱因的治疗。
（3）一般支持治疗以及对其他重要脏器功能的监测与支持。

（二）急性期治疗

主要是保持呼吸道通畅、呼吸支持治疗及病因治疗。

保持呼吸道舒畅：患者昏迷，应使其处于仰卧位，头后仰，托起下颌打开口，清除口鼻内分泌物及异物，若无明显改善则应立即建立人工气道，包括简便人工气道（口咽通气道、鼻咽通气道、喉罩）、气管插管和气管切开。若有支气管痉挛，应予以 β_2 肾上腺素受体激动剂、抗胆碱能药、糖皮质激素或茶碱类药物。

（三）一般治疗

1. 氧疗

应在保证 PaO_2 迅速达到 60mmHg 或脉氧饱和度达到 90% 以上，尽量降低吸入氧浓度，可采用鼻导管或鼻塞及面罩给氧等方式。

2. 病因治疗

针对诱发呼吸衰竭的病因进行治疗，例如气道堵塞应立即去除异物、肺炎应针对病原体进行治疗、心力衰竭应予以强心利尿的治疗等。

3. 一般支持治疗

加强液体管理，防止血容量不足和液体负荷过大。保持气道通畅（振动排痰），呼吸机支持治疗，纠正缺氧和改善肺部通气，卧床休息，减少耗氧量，床头适当抬高，双下肢按摩，避免下肢形成深静脉血栓，加强营养（以高蛋白、高热量饮食为主），将血糖控制在 6～12mmol/L，病情较重时需锻炼在床上大小便，并保持大便通畅，避免便秘及大便时过度用力，控制液体速度和量，维持水与电解质平衡。

4. 其他脏器功能监测

因呼吸衰竭可累及多个系统、器官，应加强对其他脏器的监测与支持，预防肺动脉高压、肺源性心脏病、肺性脑病、肾功能不全、消化功能障碍及多器官功能障碍等。

（四）药物治疗

由于个体差异大，用药不存在绝对的最好、最快、最有效，除常用非处方药外，应在医生指导下充分结合个人情况选择最合适的药物。治疗原发病的同时，主要是抗感染、呼吸兴奋剂、解除支气管痉挛、纠正酸碱平衡失调的治疗。

1. 抗感染

根据感染情况和药物敏感试验来选择合适的抗生素，一般疗程 5～8 天。

2. 呼吸兴奋剂

呼吸兴奋剂包括尼可刹米、洛贝林、贝美格等，可刺激呼吸中枢或周围化学感受器，增强呼吸功能，改善通气。该类药主要用于中枢抑制为主的通气不足所致的呼吸衰竭，不可用于肺换气功能障碍为主的呼吸衰竭。使用时必须保证患者呼吸肌功能基本正常，气道通畅。

3. 解除支气管痉挛

以短效的支气管舒张剂为主，可联合长效。主要有异丙托溴铵、沙丁胺醇、特布他林等。

4. 纠正酸碱平衡失调

主要是二氧化碳潴留引起的呼吸性酸中毒予以机械通气纠正，代谢性碱中毒予以盐酸精氨酸和氯化钾治疗。

（五）其他治疗

呼吸频率、节律、幅度严重异常，经充分氧疗后 PaO_2 无改善、$PaCO_2$ 进行性升高，pH 值动态下降时，根据病因及病情，可选择有创或无创的机械通气治疗，包括经面罩正压机械通气和经气管插管或气管切开导管进行的机械通气，主要是纠正缺氧、排除二氧化碳，改善呼吸肌疲劳。

1. 无创正压通气

意识障碍、呼吸微弱或无力、咳痰明显无力的患者应禁止使用。使用期间注意 $PaCO_2$、气道分泌物监测。

2. 气管插管

患者出现严重低氧血症和（或）高碳酸血症（$PaO_2 < 60mmHg$，尤其是充分氧疗后仍 $<60mmHg$；$PaCO_2$ 进行性升高，pH 动态下降）以及气道保护能力明显下降时，应予以气管插管。

3. 气管切开

若气管插管不能在短期内去除，或有其他指征，可进行气管切开。

（六）前沿治疗

1. 体外膜氧合（ECMO）

也称体外生命支持，能够为患者提供有效的气体交换，降低患者机械通气强度，允许肺充分休息，在严重低氧性呼吸衰竭的治疗中发挥着重要作用。在最佳机械通气策略治疗后仍存在致命的气体交换障碍而且病情可逆的患者，应考虑行 ECMO。

其适应证：①最佳机械通气策略下，仍然存在严重的低氧血症或/和二氧化碳潴留。②肺保护性通气策略无法实施。

其不良反应：局部损伤、感染、出血（手术及插管部位、肺、胃肠道、颅内）、血液凝固（氧合器、管路部位）、溶血、弥散性血管内凝血（DIC）等。

2. 肺移植

对于符合条件的患者，肺移植目前也可作为一种治疗选择。

本病的预后与患者自身条件及病因关系密切。若患者基础疾病重，起病急、症状重，出现全身多器官功能障碍，可能导致迅速死亡。若患者基础疾病较轻，并且经过及时抢救，预后好。若患者为青年人，无基础疾病，如因肺炎链球菌感染引起的急性重症肺炎，经过合理及时的治疗，患者基本上不出现后遗症，可基本治愈。若患者为急性呼吸窘迫综合征（ARDS），该病死亡率高达 26% ~44%，继发于感染和免疫功能低下及老年患者并发条件致病菌感染的重症肺炎预后更差，但肺部创伤导致的成人呼吸窘迫综合征一般预后较好。

慢性呼吸衰竭反复发作，长期缺氧可导致肺气肿、肺间质纤维化、心肌损伤、心肌硬化等。因呼吸衰竭常需有创机械通气，气管插管时动作粗暴可导致牙齿脱落或导致下颌关节脱位。气管插管可引起喉头水肿，气囊压迫可导致气管—食管瘘。机械通气相关的其他并发症也可导致一定程度的相应后遗症。

六、中医源流

中医学并无呼吸衰竭这一病名，但对其症状的描述可上溯至先秦时代。呼吸衰竭的患者多以呼吸困难为主要症状，轻则呼吸费力，重则呼吸窘迫，属"喘证""痰饮""肺胀""心悸""水肿""惊厥""闭证""脱证"等多种危重证范畴，常表现为喘、厥、痉、闭、脱等特点。成书于先秦的《黄帝内经》对其症状就有描述，如《灵枢·五阅五使》篇说"故肺病者、喘息鼻张"；《灵枢·本藏》篇谓"肺高则上气肩息"；《灵枢·胀论》篇亦云"肺胀者，虚满而喘咳"。可见《黄帝内经》已指出了肺病呼吸困难的症状，即咳、喘、胸肺部膨满。而东汉时期的《金匮要略·肺痿肺痈咳嗽上气病脉证治》则云："上气喘而躁者，属肺胀，欲作风水，发汗则愈……咳而上气，此为肺胀，其人喘，目如脱状，脉浮大者，越婢加半夏汤主之……止气面浮肿，肩息，其脉浮大，不治，又加利尤甚。"可见张仲景对肺病呼吸困难有了进一步的描述。除了咳、喘、膨满外，还有上气、烦躁、目如脱状几项，多有浮或浮大的脉象。至其所谓欲作风水，似指病情进一步恶化，即可发生全身浮肿，而成为今之所谓肺心病。明代王肯堂的描述则更为具体，《证治准绳·杂病》指出，"喘者，促促气急，喝喝息数，张口抬肩，摇身撷肚"，明确描述了其病喘的症状和体征。而对呼吸衰竭病因病机的认识，虽没有直接的论述，但关于痰饮及肺胀的论述中有所涉及。如《金匮要略·痰饮咳嗽病》篇有云："其人素盛今瘦，水走肠间，沥沥有声，谓之痰饮……咳逆倚息，短气不得卧，其形如肿，谓之支……膈上病痰，满喘咳吐，发则寒热，背痛腰疼，目泣自出，其人振振身瞤剧，必有伏饮……膈间支饮，其人喘满，心下痞坚，面色黧黑……"可见张仲景是将痰饮作为此病的病因之一。隋朝巢元方《诸病源候论·咳逆短气候》叙述其发病机理则更为详细："肺虚为微寒所伤则咳嗽，嗽则气还于肺间则肺胀，肺胀则气逆，而肺本虚，气为不足，复为邪所乘，壅痞不能宣畅，故咳逆短乏气也"，"肺主于气，邪乘于肺则肺胀，胀则肺管不利，不利则气道涩，故气上喘逆，鸣息不通，诊其肺脉滑甚，为息奔上气"。指出肺本虚是其主要病因，复为外邪所乘，以致肺胀气逆。而明代秦景明在《病因脉治》中亦谓"肺胀之因，内有郁结，先伤肺气，外复感邪，肺气不得发泄，则肺胀作矣"，进一步指出内有郁结的病因。

七、辨证论治

古代医家对本病的论述虽然均是片言只字，但于其病症、病因、病机皆有叙及，而本虚标实、痰郁气结之机已为共识。纵览当今中医大家对本病的认识，概括为病变在肺，继则影响脾肾肝，后期病及于心。本病属本虚标实之证，本虚即肺、肾、心、脾、肝虚损，为产生本病的主要原因，而感受外邪是引起本病的主要诱因；痰浊壅肺、血瘀水阻是其产生变证的主要根源，痰瘀互阻、虚实互患的病理恶性循环，最终伤及阴阳气血，累及五脏。据国医大师洪广祥总结的关于呼吸衰竭中医药论治，认为急性呼吸衰竭发病急，变化快，初起邪壅肺气、气机逆乱，可迅速出现热扰神明，肝风内动之症。后期累及肾，可出现闭、脱证，病势为险恶。其总的趋势是由肺、心、肝、肾，短期内相继出现，或可同时出现。慢性呼吸衰竭初起由肺病所致，咳喘不已，肺病及脾，久病及肾，肺脾肾俱虚，复感外邪，正虚邪盛，病情恶化，可见痰浊或痰瘀蒙蔽心窍，或引动肝风，最后可导致心肾阳衰，肺气欲绝，阴阳离决。2012年版中华中医药学会肺系病专业委员会发布的慢性呼吸衰竭中医证候诊断标准中，把呼吸衰竭分为虚证、实证及兼证。虚证有心肺气虚证、肺肾气虚证、肺肾气阴两虚证。实证包括痰热壅肺证、痰浊阻肺证、阳虚水泛证、痰蒙神窍证。兼证有血瘀证。

（一）虚证类

呼吸衰竭由多种肺系疾病发展而来，既有咳、痰、呼吸困难的临床表现，又有本虚标实、虚实夹杂的疾病特点。《素问·咳论》中提出"五脏六腑皆令人咳，非独肺也"。明代赵献可在《医贯》中提出"故咳嗽者，必责之肺，而治之之法不在于肺，而在于脾。不专在脾，而反归重于肾。盖脾者肺之母，肾者肺之子"，肺病的论治需顾护相关脏器。《素问》云"正气存内，邪不可干""邪之所凑，其气必虚"。说明人体脏腑功能正常，正气旺盛，卫外得固，外邪难以入侵，故不会发生疾病；而脏腑功能失调，正气被削弱，卫外不固，外邪可乘虚而入致病，体现了扶正固本、顾护脏腑正气的重要性。根据呼吸衰竭的病位特点，需顾护肺、脾、肾、心等脏器。

1. 心肺气虚证

主症：咳嗽，喘促，动则喘甚，胸闷，心悸，怔忡，气短，面色㿠白，神疲，乏力，自汗，易感冒，舌质淡，舌苔白，脉沉、细、弱。次症：面目浮肿，肢体浮肿，口唇青紫，舌质暗，舌苔薄。

2. 肺肾气虚证

主症：喘促，动则喘甚，自汗，神疲。次症：咳嗽，痰黏稠，胸闷，面色㿠白，面目虚浮，纳呆，乏力，畏风寒，易感冒，腰膝酸软，小便频数，夜尿增多，咳时遗尿，舌质淡，脉细、虚、弱。治宜补肺益肾，降气化痰，方用平喘固本汤合补肺汤加减。

3. 肺肾气阴两虚证

主症：喘促，动则喘甚，气短，舌质红。次症：咳嗽，胸闷，痰白，痰黏稠，痰少，咯痰不爽，耳鸣，头昏，盗汗，自汗，神疲，乏力，易感冒，肢体浮肿，手足心热，腰膝酸软，舌质淡，舌苔少，舌苔花剥，脉弱、数、细。该类疾病属于呼吸衰竭的缓解期，应以补益肺肾为法，方药：党参15g、麦冬15g、五味子6g、白术10g、紫菀10g、贝母10g、炙甘草6g、补骨脂10g、淫羊藿12g、仙茅12g。方中党参、麦冬、五味子、白术、炙甘草补益肺肾、敛气。补骨脂、淫羊藿、仙茅补肾。紫菀、贝母止咳化痰。若偏阴虚者方为北沙参20g、麦冬15g、玉竹15g、生熟地黄各15g、山药15g、山茱萸10g、枸杞子15g、龟板胶15g。

（二）实证类

呼吸衰竭由多种肺系疾病发展而来，往往伴有痰多、咳痰不利的症状，与中医学"有形之痰"相符。肺为水之上源，通调水道，外邪犯肺，肺失清肃，水道失司，痰湿内蕴日久化浊；痰浊内蕴日久化热，抑或邪热蕴肺，炼液为痰，而见痰热。《杂病源流犀烛》云"其为物则流动不测，故其为害，上至巅顶，下至涌泉，随气升降，周身内外皆到，五脏六腑俱有"，痰浊凝聚难化，上可至巅顶，致髓海浑浊，清窍闭塞，而为痰蒙神窍。肺朝百脉，气机不利，或寒热、痰饮之邪阻遏，均可致血行失畅，日久血郁成瘀，终成肺系疑难病。由此，临床治痰可从痰浊壅肺、痰热郁肺、痰蒙神窍、痰瘀阻肺等辨证。而"脾为生痰之源，肺为贮痰之器"。肺通调水道，若肺气郁滞，则津液停聚成痰；脾主运化，若脾运不健，则津液停积生痰；而久病肺虚及肾，金不生水，肾气衰惫，不能蒸化水湿，则水湿停聚成痰。痰饮上泛于肺，肺气不利，则有咳、痰、喘等表现，故临床治痰，需从肺、脾、肾三脏入手。

1. 痰热壅肺证

主症：喘促，动则喘甚，咳嗽，痰黄，痰黏稠，舌质红，舌苔黄腻。次症：胸闷，痰多，纳呆，发热，口渴，大便秘结，脉滑数。对于该类证型，治法为清肺利痰，止咳平喘。方药组成：桑白皮3g、瓜蒌30g、黄芩10g、鱼腥草30g、桔梗10g、杏仁10g、陈皮10g、半夏10g、莱菔子10g、前胡12g、丹参20g、赤芍10g。方中重用清热化痰、止咳平喘之品，佐以丹参、赤芍活血化瘀以提高疗效。此证为急性呼吸衰竭的早期，早发现、早治疗能阻止病情恶化。

2. 痰浊阻肺证

主症：喘促，咳嗽，痰白，痰黏稠，胸闷，舌苔白、腻。次症：痰多，喉中痰鸣，动则喘甚，纳呆，食少，胃脘痞满，腹胀，舌质淡红，脉滑。以化痰降气、宣肺平喘为治法。临床上常予二陈汤合三子养亲汤加减，方中半夏辛温性燥，善能燥湿化痰，且又和胃降逆，为君药。橘红为臣，既可理气行滞，又能燥湿化痰。君臣相配，寓意有二：一为等量合用，不仅相辅相成，增强燥湿化痰之力，而且体现治痰先理气、气顺则痰消之意；二为半夏、橘红皆以陈久者良，而无过燥之弊，故方名"二陈"。此为本方燥湿化痰的基本结构。佐以茯苓健脾渗湿，渗湿以助化痰之力，健脾以杜生痰之源。白芥子温肺利气，快膈消痰；紫苏子降气行痰，使气降而痰不逆；莱菔子消食导滞，使气行则痰行。以甘草为佐使，健脾和中，调和诸药。

3. 阳虚水泛证

主症：喘促，动则喘甚，胸闷，肢体浮肿，脉细。次症：咳嗽，痰白，咯痰不爽，气短，心悸，面色晦暗，口唇青紫，嗜睡，神疲，乏力，纳呆，腹部胀满，畏寒，肢冷，尿少，舌质淡、黯红，舌苔白，脉弦滑。宜温肾健脾，温阳利水。方选真武汤合五苓散加减。方药组成：熟附片 6g（先煎）、党参 15g、白术 12g、苡仁 20g、车前子 20g、大腹皮 15g、炙麻黄 10g、白芍 12g、桔梗 10g、杏仁 12g、陈皮 12g、半夏 10g、丹参 15g。方中熟附片辛热，温补脾肾为君药，党参、白术、苡仁健脾，麻黄止喘，车前子、大腹皮行气利水，白芍和营，桔梗、杏仁、陈皮、半夏宣肺止咳理气化痰，丹参活血。若苔薄黄，去附片加前胡、鱼腥草以清肺利痰。

4. 痰蒙神窍证

主症：咳嗽，喘促，嗜睡，精神萎靡，大便秘结。次症：动则喘甚，不能平卧，喉中痰鸣，头痛，烦躁，神志恍惚，昏迷，瘛疭，甚则抽搐，纳呆，舌质红，舌苔白、腻、黄，脉滑数。治法：涤痰开窍，熄风止痉。方药选涤痰汤送服安宫牛黄丸、至宝丹。方药组成：陈皮 10g、半夏 10g、茯苓 15g、桔梗 10g、贝母 10g、胆星 10g、郁金 12g、菖蒲 12g、枳实 10g、栀子 10g、甘草 6g、黄芩 10g。方中陈皮、半夏、茯苓、桔梗、贝母燥湿化痰，胆星、郁金、菖蒲豁痰开窍，枳实、栀子、甘草、黄芩通腑泄热。苔白腻者，另服苏合香丸，每次 1 粒，每日 2 次。若苔黄腻者，同时用 5% 葡萄糖 250mL 加清开灵 40mL 静脉滴注，每日 2 次。

（三）兼证类（血瘀证）

主症：面色晦暗，口唇青紫，爪甲青紫，舌下络脉迂曲、粗乱，舌质紫、瘀点、瘀斑、暗红。次症：胸闷，脉涩、结、代。宜在化痰的基础上，行瘀以消气瘀阻滞，选药如丹参、赤芍、川芎、红花等。

此外，除了中药汤剂外，还可以服用竹沥水，每次 20mL，每日 3 次，用于急性呼吸衰竭有黄痰而不能服汤药者。紫衣胡桃肉 10g，每晚临睡前缓嚼，用淡盐水送服，用于呼吸衰竭缓解期。紫河车粉 1.5g，每日 3 次，开水送服，亦用于呼吸衰竭缓解期。

八、外治法

《灵枢·经脉篇》曰："肺，手太阴之脉……是动则病肺胀满，膨胀而喘咳"；"肾，足少阳之脉……是动则病饥不欲食，面如漆紫，咳唾则有血，喝喝而喘"；"……是主肺所生病者咳，上气、喘喝、烦心、胸满……"均阐明了脏腑病变与经络气血的盛衰有关，经脉"内属于脏腑，外络于肢节"，故通过针灸经络上的腧穴可治疗相应脏腑的病变。《太平圣惠方》云："夫肺者，通行脏之腑气，以荣华于经络也，若肺虚不足，为邪所乘，则气道不利，诸脏之气，上冲胸中，奎滞不通，故令上气喘急也。"它指出肺功能不足兼感冒、呼吸道感染等气道不畅影响肺和组织血气的正常交换和代谢，导致低氧和高碳酸血症，并发生组织的代谢衰竭和脏器功能的异常，临床表现相当于传统医学喘、痉、厥、闭、脱等证的危重症状。针灸治喘，古人积累了丰富经验。《素问·藏气法时论》曰"肺病者，喘颊逆，肩背痛……刺郑中出血。"同书《刺热》篇曰："肺热病者，先渐然厥……刺手太阴、阳明，出血如大豆，立己。"《灵枢》亦云："中热而喘，取足少阴腘中血络。"可见"刺络"法治疗实热喘、平喘效佳。《千金方》谓："上气逆，短气胸满，灸肺俞……"《铜人腧穴针灸图经》曰："……人迎者，治胸满喘呼不得息。"《古今医统》云："取膻中、在两乳中。期门、背中骨节第七椎下穴，灸三壮，立己喘气，神效。"《玉龙歌》云："哮喘一症最难当，夜间无睡气逗逗，天突寻之真妙穴，擅中一灸便安康。"《针灸逢源》曰："气喘不能卧、风冷久嗽，六椎下灵台灸三壮而愈。诸喘气急，七椎下至阳灸三壮。"《针灸甲乙经》谓："咳逆上气，魄户及气舍、德嘻主之。咳逆上气，喘不能言，擅中主之。……咳逆烦闷不得卧，胸中满，喘不得息，背痛，太渊主之……"

临床上以大椎、曲池、肺俞为主穴，痰多壅盛者加天突、膻中，用泻法，点刺，不留针。此法适用于邪实壅塞型呼吸衰竭。以肺俞、内关、丰隆、足三里为主穴，喘而欲脱者加心俞、三阴交，用补法进行针刺治疗。此法适用于肺气亏虚型呼吸衰竭。取耳穴之脑、交感、肺、皮质下、肾，先用毫针针刺捻转数分钟，待病情缓解后再行单耳或双耳埋针 24～48 小时，隔日更换。此法作用缓慢而持久，对呼吸衰竭有一定的疗效。

杨顺益报道用逐增电流强度电针抢救各种原因引起的呼吸衰竭患者 67 例，其中中枢性呼吸衰竭患者 55 例，以素髎、耳穴肾上腺、内关、太冲四穴电针治疗外周性呼吸衰竭患者 9 例，以天突易太冲电针治疗不明原因患者 3 例，呼吸骤停者取膈神经刺激点。疗效观察显效 55 例，有效 5 例，无效 7 例。临床体会电针对脑水肿、颅内高压等引起的中枢性呼吸衰竭、呼吸骤停、呼吸肌麻痹而全身情况较好者及外周性呼吸衰竭疗效较好。张玉玲报道用"醒脑开窍"针刺法治疗肺性脑病呼吸衰竭患者 62 例，疗效显著。以上诸法各有特点，对抢救治疗呼吸衰竭患者均有一定疗效，反映了中医针灸治疗呼吸衰竭的潜在优势。

九、调护

预防呼吸衰竭，主要是针对引起呼吸衰竭的病因、诱因等相关因素，采用积极干预的方式。

（一）早期筛查

早期表现：起病早期仅表现为呼吸频率增快，病情进展后可以出现严重的呼吸困难。

对于低氧血症的患者，口唇、指/趾甲青紫是其最为典型的表现。

血气分析：血气分析可以确诊呼吸衰竭，当患者出现呼吸困难、胸闷等症状时，可以进行血气分析检查。

预防措施：气道阻塞性疾病患者合并有痰液时，可予以化痰、止咳等对症处理，清除气道内的分泌物，并可以用药物解除气道痉挛，必要时予以呼吸机治疗。

存在肺部感染疾病，如肺炎以及肺水肿者，应注意积极进行抗感染治疗，避免引起病情加重的因素。

慢阻肺或者是支气管哮喘等慢性疾病者，应注意加强营养支持，避免出现呼吸做功增加导致的呼吸衰竭。

慢阻肺以及其他慢性疾病者要注意纠正酸碱失衡，维持重要脏器的功能。有条件者可以接种流感疫苗等，不要到人多的地方。

（二）日常调护

呼吸衰竭患者常因肺部基础疾病所致，应注意基础疾病的治疗，必要时规范进行氧疗，避免感染发病因素。

1．家庭护理

（1）积极进行肺功能锻炼，如呼吸操等。

（2）必要时长期进行家庭氧疗。

（3）注意天气变化，及时增减衣物，避免接触粉尘而感染。

2．日常生活管理

（1）饮食：

多食用高蛋白、高热量、易消化的食物，如瘦肉、鸡蛋、牛奶、鱼及豆制品，因为豆制品中含有卵磷脂，对修复损伤的细胞组织有重要作用。

多食用新鲜的蔬菜，如菠菜、萝卜，以及百合、木耳等食材，对祛痰、平喘、润肺等都有一定作用。

禁止抽烟、喝酒以及食用辛辣、寒凉的食物。

（2）运动：

在自身能力允许的前提下，尽早行呼吸肌及肺功能锻炼（如呼吸操、借助工具进行吹气训练），适当进行有氧活动，比如散步、穿衣等。勿到人流量大的地方活动。

（3）生活方式：

禁止吸烟、饮酒。尽量避免吸入花粉及烟雾等，以免吸入肺内导致病情加重。

（4）避免长期卧床：

注意按摩双腿，避免双下肢深静脉血栓形成。

（5）情绪心理：

注意避免压力过大，注意排解压力。注意保持心情平稳，避免起伏过大。

3. 日常病情监测

若咳嗽、咳痰较前加重，包括痰量增多、黄痰，发热，呼吸困难较前加重，需加大药物剂量才能达到之前相同疗效，均提示病情加重，需入院重新评估及调整用药方案。动态复查血常规、肝肾功能，若血常规提示白细胞及中性粒细胞比例增加，提示近期出现感染，可能需要抗感染治疗。注意日常监测血压、心率等情况，若出现血压明显升高、心率加快，提示患者心脏负荷过重，需及时就诊。关注双下肢水肿情况，若患者出现双下肢水肿明显、气促明显加重，可能提示出现心力衰竭，需立即入院治疗。

十、临床经验

中医学并无呼吸衰竭这一病名，呼吸衰竭的患者多以呼吸困难为主要症状，轻则呼吸费力，重则呼吸窘迫，在肺系疾病上慢性阻塞性肺疾病急性发作引起的呼吸衰竭较为常见。吴海雁认为，该病的治疗要点有三个方面：一是清解热毒，豁痰开窍。热毒既是呼吸衰竭形成过程中脏腑功能失调的病理产物，又是加重呼吸衰竭的重要致病因素，因此，清解热毒是治疗本病、防止其进一步恶化的重要措施。因慢性阻塞性肺疾病急性加重期（AECOPD）进展到呼吸衰竭，邪热已上升为致病力更强的热毒，故在运用常规清肺化痰中药的基础上，更应选择兼具解毒功用之品，如红藤、败酱草、金银花、黄芩等以加强疗效。呼吸衰竭之时，痰浊壅盛，阻于气道，致喘促胸闷，而清窍为痰所蒙，则致神志昏糊，故治疗用药须选石菖蒲、全瓜蒌、远志、郁金、冬瓜子等泄浊豁痰、开窍。二是本病夹瘀，不可忽视。《丹溪心法》谓"肺胀而嗽，或左或右，不得眠，此痰夹瘀血碍气而病"，结合本病的发病机理，瘀血内阻是不可忽视的病理因素。临床呼吸衰竭患者常见面唇紫暗、指甲晦滞、肌肤甲错，在中医辨证上，则认为此时瘀血停滞脉中，阻遏气机，故治疗上要配合运用活血化瘀方药，瘀祛脉利，方可使功能调畅，气血归于正化，临床常选用当归、丹参、川芎、凌霄花等。瘀深痰重者加用地龙、全蝎、僵蚕等虫类药材，更可活血通络，祛风止痉。三是兼顾本虚，勿伤正气。本病患者多为久病及年老之人，治疗上应当注意顾护本虚。从发病根源来看，脏腑气虚，病程日久，肺脾肾三脏之气虚损衰弱，造成呼吸肌经常处于疲劳状态，是慢性阻塞性肺疾病（COPD）患者呼吸衰竭发生的重要因素；此外，本病易滋生病理产物，易于感邪，一俟外邪触冒，则内外合邪，病势重笃。故此时虽邪盛标急，仍需兼顾扶助正气，固本防脱，使抗病基础不失。

十一、病案举例

彭某，女，79岁，2019年6月27日就诊。既往有COPD病史10余年。本次因受凉引起咳嗽、气喘再发1周住院。患者痰少色黄，质黏难咯，动则气喘胸闷，不发热，口干口黏，胃纳欠佳，二便调。舌红，苔白腻，脉细弦。查体：神清，精神欠振，口唇无发绀，两肺呼吸音粗，可闻及散在哮鸣音。心率：87 次/分钟，律齐，双下肢无水肿。辅助检查：动脉血气分析：pH：7.350；PaO_2：72.3mmHg；$PaCO_2$：65.5mmHg。血常规：WBC：7.5×10^9/L；N%：78%。西医诊断：慢性阻塞性肺疾病急性加重期，Ⅱ型呼吸衰竭。入院后予静脉滴注左氧氟沙星 0.5g，1 次/天，多索茶碱 0.3g，1 次/天。中医请吴海雁会诊，中医诊断为喘证，辨证属痰瘀阻肺，肺肾两虚，宣降摄纳失司。中药取法肃肺化痰，活血解毒，兼以健脾。处方：炙麻黄9g，款冬花15g，法半夏10g，桑白皮15g，杏仁 15g，金银花 15g，冬瓜子 15g，川芎 6g，丹参 15g，僵蚕 15g，煎服。嘱其随诊。

7月2日：患者诉精神转佳，痰易于咳出，痰出后自觉呼吸通畅，肺部听诊两肺呼吸音粗，可闻及散在哮鸣音。药已收效，予其原方4剂继服。

7月6日：患者咳嗽气喘大为减轻，痰少，易于咳出，食欲增加，肺部听诊两肺呼吸音粗，未闻及明显哮鸣音。舌质红，苔薄白，脉细。复查动脉血气分析：pH：7.370；PaO_2：79.3mmHg，$PaCO_2$：47.5mmHg。7月4日停用抗生素，目前明显好转，转方六君子汤加瓜蒌皮 15g、僵蚕 15g、紫丹参 15g、杏仁 15g，以益气健脾、化瘀调治为主。

（江婷、罗胜）

参考文献

[1] 慢性呼吸衰竭中医证候诊断标准（2012 版）[J]. 中医杂志，2012，53（11）：981 – 983.

[2] 陈丹，石玉丹，陈辰. 中医治疗呼吸衰竭经验体会 [J]. 新中医，2020，52（9）：194 – 195.

[3] 陈秀华，韩云，吴焕林，等. 呼吸衰竭的针灸治疗及研究进展 [J]. 中国针灸，1997（2）：122 – 125.

[4] 赵春华. 中医治疗重症呼吸衰竭的疗效观察 [J]. 中西医结合心血管病电子杂志，2016，4（11）：173.

[5] 林闽，吕德可，张建兰，等. 电针对呼吸衰竭机械通气患者影响的临床研究 [J]. 中国中医急症，2019，28（2）：286 – 289.

[6] 洪广祥. 中医药论治呼吸衰竭 [J]. 中医药通报，2007（4）：6 – 11.

慢性鼻炎

慢性鼻炎

一、定义

慢性鼻炎（chronic rhinitis，CR），是鼻腔黏膜和黏膜下层组织的一种慢性炎症，常见症状有鼻塞、多涕及嗅觉障碍。根据病理及功能紊乱程度，可分为慢性单纯性鼻炎和慢性肥厚性鼻炎。在我国慢性鼻炎的发病率为5%～15%，是门诊的常见病、多发病。其致病因素，西医认为包括：反复的上呼吸道感染和慢性鼻窦炎分泌物的长期刺激，鼻中隔偏曲影响引流，长期滴用血管收缩剂等，全身因素如贫血、结核、便秘、糖尿病、心肝肾的慢性病，营养不良、饮酒过度，维生素缺乏、内分泌或免疫功能的失调，长期受到物理或化学性等环境因素的损害等。

1. 慢性单纯性鼻炎

慢性单纯性鼻炎是由于血管扩张，腺体分泌增加形成的以黏膜肿胀、分泌物增多为特点的慢性炎症。鼻黏膜慢性充血肿胀，鼻底部有黏性分泌物，对血管收缩剂反应比较敏感。

2. 慢性肥厚性鼻炎

慢性肥厚性鼻炎则以持续性鼻塞为主，鼻黏膜肥大，表面不光滑，如桑葚状，对血管收缩剂反应不敏感。

二、病因

慢性鼻炎多由急性鼻炎反复发作或经久不愈，或受邻近器官（鼻旁窦、腺样体、扁桃体等）炎症波及所引起。另外与职业性损害（有毒气体、粉尘等有害物质长期刺激）有关。特别是肥厚性鼻炎患者多数病史长，经久不愈。慢性鼻炎通常病程较长，容易迁延不愈，或者停药后反复发病。慢性鼻炎的发病机制包括以下几个方面：

1. 变应性因素

反复吸入尘螨、花粉等变应原，刺激鼻黏膜引起致敏（特异性IgE产生）和激发（变应原桥连特异性IgE）反应，导致肥大细胞等炎性细胞活化和脱颗粒，引起组胺、白三烯、前列腺素等炎性介质释放和多种Th2类型细胞因子（IL-4、IL-5和IL-13等）合成，出现鼻痒、打喷嚏、流涕和鼻塞等症状。

2. 感染性因素

由于病毒或细菌等的侵袭，激发人体的先天性和后天性免疫应答，导致中性粒细胞聚集和T细胞活化，炎性细胞因子（如IFN-γ）和毒性蛋白合成释放，引起鼻塞、流涕等。

3. 神经性因素

鼻黏膜分布着丰富的感觉神经纤维，在外界各种刺激（环境温度变化/大气污染颗粒刺激等理化因素）作用下，受激惹的神经末梢快速表达瞬时受体电位通道，同时释放高浓度 P 物质、乙酰胆碱或神经激肽等神经递质，使得鼻黏膜反应性增高，出现鼻痒、打喷嚏等症状。

4. 其他因素

黏膜上皮细胞的功能障碍、妊娠期或青春期血管反应性亢进、黏膜下纤维和腺体异常增殖或炎症刺激鼻甲骨质增生等。

三、诊断

（一）慢性单纯性鼻炎

1. 临床表现

（1）鼻塞：分为间歇性或交替性。间歇性鼻塞：一般表现为白天、劳动或运动时减轻，夜间、静坐或寒冷时加重。交替性鼻塞：侧卧时位于下侧的鼻腔常阻塞加重；转卧另一侧后，刚才位于上侧没有鼻塞或鼻塞较轻的鼻腔，转到下侧后出现鼻塞或鼻塞加重，而刚才位于下侧的鼻腔鼻塞减轻。

（2）多涕：常为黏液性或黏脓性，偶呈脓性。脓性者多于继发性感染后出现。

2. 检查

总鼻道或下鼻道有黏液性或脓性分泌物。化验检查鼻黏膜肿胀，表面光滑、湿润，一般呈暗红色。鼻甲黏膜柔软而富有弹性，探针轻压可现凹陷，但移开探针则凹陷很快复原，在下鼻甲尤为明显。若用 1% ~2% 麻黄碱液做鼻黏膜收缩，则鼻甲迅速缩小。总鼻道或下鼻道有黏液性或脓性分泌物。

（二）慢性肥厚性鼻炎

1. 临床表现

鼻塞较重，多为持续性，常张口呼吸，嗅觉多减退。鼻涕稠厚，多呈黏液性或黏脓性。由于鼻涕后流，刺激咽喉致咳嗽、多痰。疼痛，当肥大的中鼻甲压迫鼻中隔时，可引起三叉神经眼支所分出的筛前神经受压或炎症，出现不定期发作性额部疼痛，并向鼻梁和眼眶放射，称筛前神经痛，又称筛前神经综合征。

2. 检查

下鼻甲明显肥大，或下鼻甲与中鼻甲均肥大，常致鼻腔堵塞。鼻腔底部或下鼻道有黏液性或黏脓性分泌物。

黏膜肿胀，呈粉红色或紫红色，表面不平，或呈结节状或桑葚状，尤以下鼻甲前端及其游离缘为明显。探针轻压凹陷不明显，触之有硬实感。

局部用血管收缩剂后黏膜收缩不明显。

四、鉴别

根据鼻塞为交替性和间歇性的特点，结合临床检查，诊断不难。应与下列疾病相鉴别：

1. 肥厚性鼻炎

肥厚性鼻炎持续性鼻塞常较重；鼻涕不多，呈黏液性或黏脓性，一般有不同程度的头痛、头晕和嗅觉减退。

2. 过敏性鼻炎

过敏性鼻炎鼻塞程度轻重不一，多突发性出现，鼻涕清稀，量多，常伴有鼻痒、喷嚏频作等症状。

3. 萎缩性鼻炎

萎缩性鼻炎鼻腔宽大，但因大量脓痂淤积，可产生鼻塞，鼻腔干燥，伴有鼻臭，嗅觉明显减退，常伴有较剧烈的头痛。

五、西医治疗

（一）慢性单纯性鼻炎

1. 去除病因

积极治疗全身疾病；矫正鼻腔畸形，如鼻中隔偏曲、结构性鼻炎等；加强身体锻炼，提高机体抵抗力；养成良好的卫生习惯，避免过劳。有免疫缺陷或长期使用免疫抑制剂者，尽量避免出入人群密集场所，并注意戴口罩。

2. 血管收缩剂滴鼻

1%麻黄碱液或0.05%羟甲唑啉，每日1～2次，或在有明显鼻塞症状时使用。此类药物长期使用可引起药物性鼻炎，因此一般不宜超过7日。儿童最好不用或短期使用浓度较低的此类药物。应禁止使用盐酸萘甲唑啉（滴鼻净）。药物性鼻炎时，鼻黏膜多发生不可逆的增生肥厚，而黏膜纤毛输送功能明显下降，甚至引起鼻甲骨的增生，病情多较顽固，临床上常需手术或激光等治疗。局部皮质激素鼻喷剂是最常使用的鼻内抗炎一线药。

（二）慢性肥厚性鼻炎

1. 常规治疗

鼻黏膜肥厚尚不严重、对血管收缩剂尚能收缩者，治疗同单纯性鼻炎。

2. 下鼻甲硬化剂注射

常用的有5%鱼肝油酸钠、50%葡萄糖、80%甘油等。方法：鼻黏膜表面麻醉后，以细长腰椎穿刺针由下鼻甲前端刺入达后端，保护鼻黏膜完整，回抽无血后边退边注药，每次1~2mL，每周1次，每侧3次为1个疗程，间隔2周后做第2疗程，共2~3个疗程。注意全身慢性病，如动脉硬化、高血压、严重的心脏病患者，不能采用此方法。

3. 物理疗法

如下鼻甲激光、电凝、射频消融术等。局部麻醉后，用针形电极自下鼻甲前端刺入，沿黏膜下刺达后端，打开高频电凝开关，边退针边凝固。肥厚严重处，持续凝固时间稍长。激光可直接凝固、气化肥厚的黏膜，常用的有 CO_2 激光和 YAG 激光。也可用射频消融的方法缩小下鼻甲。

4. 手术治疗

适用于保守治疗无效者。

（1）下鼻甲部分切除术：临床上应用最多。

（2）下鼻甲粘骨膜下切除术：适用于骨性肥大者。

（3）中鼻甲部分切除术：适用中鼻甲肥大者。

（4）下鼻甲骨折外移术：对不需切除部分下鼻甲者，可直接鼻甲骨折后贴于鼻腔外侧壁，使总鼻道截面积增大；也可对鼻甲黏膜稍加分离后紧靠鼻甲骨骨折，此术式相对创伤较轻。

六、中医源流

慢性鼻炎是鼻腔黏膜和黏膜下层的慢性炎症，持续数月以上，或炎症反复发作，间歇期内黏膜功能和形态仍不能恢复正常，且无明确的致病生物感染，伴有不同程度的功能紊乱者，称为慢性鼻炎，为临床常见病及多发症。慢性鼻炎属中医"鼻窒"范畴，中华医学认为伤风鼻塞失治误治，或外邪犯鼻窍，邪滞不去，迁延不愈，日久邪浊入脉，壅阻气血，气血运行不畅所致。"鼻窒"一名最早见于《素问·五常政大论》，曰："少阳司天，火气下临，肺气上从……咳嚏鼽衄鼻窒，疮疡，寒热胕肿"；"大暑以行，咳嚏鼽衄鼻窒"。金元时期刘完素在《素问玄机原病式》中将鼻窒的症状特点与发生机制做了较为精辟的解释与记载，刘氏不仅认识到了鼻窒的主要症状是鼻塞，而且观察到了"侧卧则上窍通而下闭塞"这一交替性鼻塞的临床特征。其论据与今日之鼻窒基本一致，从而为人们认识与使用"鼻窒"一名起到了决定性的引领作用。现代中医与此有了系统的论述，中医界法定文件中都沿用此名，达到了高度的统一认识。对于鼻窒病因病机的认识主要包含以下几方面：

1. 肺经蕴热，郁结鼻窍

《素问·五脏别论》中提到"心肺有病，而鼻为之不利也"。热郁则肿，故鼻窍受热则肌膜肿滞，肌肿窍壅则鼻失宣通，窍失清利，气息出入受制而窒塞。

2. 肺虚卫弱，寒滞鼻窍

《灵枢·本神》曰："肺气虚则鼻塞不利，少气。"寒浊留滞，则更伤阳气，凝脉滞血，鼻窍既失卫阳之温煦，复受寒浊之凝滞，致鼻窍肌膜间气血周流不畅，渐壅不通而成窒塞之患。

3. 肺脾虚弱，痰湿留结

《医学入门·卷四·鼻》曰："鼻塞久不愈者，必内伤脾胃，清气不能上升，非外感也。"一则清阳不升，鼻窍失养；二则水湿不化，湿邪上犯，流滞鼻窍。二者皆能使鼻窍窒塞。

4. 气血瘀滞，鼻脉受阻

鼻脉受阻，瘀滞肌膜，则肌膜肿厚，鼻甲肿实，清窍阻塞，气息出入咽喉不畅。

七、辨证论治

虽然本病西医诊断明确，在治疗上也取得了很大的进步，但所采用的方法多数会破坏鼻腔正常的生理结构，且远期疗效不能令人满意。目前，利用中医治疗慢性鼻炎，既能改善患者的临床症状，又不会破坏患者鼻腔的生理结构。

慢性鼻炎辨证多以热、虚、瘀三种为主。肺属上焦，司呼吸，肺气有宣发肃降、通调水道的生理功能，肺主鼻，鼻为肺之窍，病程初期感受外邪，肺经瘀滞，致肺的宣发肃降功能失司，久病失治，肺脾气虚、邪滞鼻窍，随着病情的发展，邪毒久留鼻腔，最终导致气滞血瘀。辨证分型中，气虚证与慢性单纯性鼻炎关系最为密切，病理变化也多表现为慢性鼻炎早期变化，从病理学角度说明了气虚证病变多属慢性鼻炎的早期。血瘀证与慢性肥厚性鼻炎关系最为密切，病理变化也多表现为慢性鼻炎中、晚期变化，从病理学角度说明了血瘀证病变多属慢性鼻炎的后期。慢性单纯性鼻炎日久将转化为慢性肥厚性鼻炎，而慢性鼻炎气虚证日久将转化为血瘀证。慢性鼻炎病初期多实证。病久易见虚证，通常以虚实夹杂为多见，故在治疗时采用扶正祛邪的方法。

（一）肺经蕴热证

肺经蕴热型慢性单纯性鼻炎临床表现为鼻塞呈间歇性，语声重浊，涕黄浊，头晕胀，咽干，咳痰黄少，鼻黏膜暗红肿大，舌红或淡红，苔薄黄，脉略数。治疗上以疏风清热，通窍化湿为治疗原则，常用方剂为苍耳子散加减，主要药物组成为苍耳子10g、辛夷9g、川芎12g、白芷9g、细辛3g、薄荷6g、防风6g。随症加减，鼻涕量多加苍术12g、白术12g；有头痛的症状加蔓荆子10g；胆经郁热加黄芩10g、栀子10g、柴胡9g；肺经风热加金银花、菊花各12g。苍耳子散出自《济生方》，苍耳子能防止鼻腔细菌生长，促进鼻黏膜血管收缩，减少水肿和渗出。方中辛夷通鼻窍、清浊涕、发散风寒；苍耳子具有祛湿止痛、宣肺开窍等效果；薄荷辛散祛风、消肿止痛、清除分泌物；白芷能引经清脑、祛风；防风有祛痰、祛风、镇痛的功效；川芎具有活血行气、祛风止痛的功效；细辛具有祛风散寒、通窍止痛的功效；苍术、白术都是健脾燥湿的药物，具有调节胃肠功能的作用；蔓荆子具有疏散风热、清利头目的功效；栀子、黄芩具有清热燥湿、泻火解毒的作用；柴胡有疏散退热、疏肝解郁的功效；菊花、金银花具有清热解毒的作用。杨培树等采用苍耳子散加减治疗慢性鼻炎患者 78 例，总有效率为 91.03%，高于对照组（采用常规西医治疗）的 88.46%，提示苍耳子散加减能改善慢性鼻炎临床症状，在临床运用中颇有疗效。杨培培等在运用常规西医治疗的对照组基础上加用苍耳子散加减治疗慢性鼻炎（外感风寒兼内蕴湿热型）患者 40 例，总有效率为 92.5%，优于对照组的总有效率 77.5%。外感风寒兼内蕴湿热型慢性鼻炎为临床常见兼证，苍耳子散加减外散风寒、内清湿热、舒畅肺卫气机，调和表里寒热，治疗此型慢性鼻炎具有较好的临床疗效。谭周立等采用苍耳散加减治疗慢性鼻炎患者 63 例，其中 46 例为慢性单纯性鼻黏膜炎，总有效率为 100%；17 例为慢性肥厚性鼻炎，总有效率为 82%。

（二）肺脾气虚证

肺脾气虚型慢性单纯性鼻炎主要是机体抵抗力下降，外感风寒之邪，使肺失宣降，津液凝滞停聚，阻塞气道，出现鼻塞、鼻痒、打喷嚏、流清涕、嗅觉失灵等症状。临床表现为鼻塞时轻时重或交替发作，鼻涕呈粘白或清涕、量多，遇冷遇风会加重，同时伴有嗅觉减退、头晕、恶风，或伴气短乏力、大便溏薄等症，鼻黏膜肿胀、色淡红，舌苔白，脉细弱。鼻腔检查鼻黏膜肿胀、色淡红，双下鼻甲肿大，下鼻道内黏涕。肺为娇脏，不耐风寒，当肺气得以补益，卫表得以巩固，则邪无以入侵，正所谓"正气存内，邪不可干"。故本证型常以玉屏风散为主方，在此基础上加桂枝、茯苓、苍耳子、白芷等药。玉屏风散以黄芪大补肺脾元气，白术健脾，防风祛风，如此配伍，黄芪得防风则祛而外无所扰，得白术则补脾而内存所据，犹如在人体表面形成一道屏障，邪自去，表自固。肺脾气虚型鼻鼽易受到风寒感染，导致出现鼻窍不通、流清涕等现象，对于体质较弱患者，玉屏风散是帮助预防感冒的良药，该类患者使用后，卫表得固，避免外邪入侵，并改善鼻窍不通、呼吸不畅等症状。现代研究表明玉屏丸可提高 IgG 含量及巨噬细胞的吞噬功能，用药后白细胞吞噬指数明显上升，可提高机体的细胞免疫功能，延迟和减轻卵蛋白致敏豚鼠的超敏反应对 IgG 和 IgM 抗体的产生，对增强细胞免疫功能有显著作用。中桂枝扶阳散寒、温通血脉以通鼻窍，茯苓补益心脾，淡渗利湿，苍耳子、白芷通鼻窍。江苏省扬州市中医院耳鼻喉科张慕然医师将肺脾气虚慢性鼻炎患者 120 例随机分为治疗组和对照组各 60 例，治疗组用玉屏风散合桂枝茯苓丸加减治疗，对照组用西医常规治疗，结果提示玉屏风散合桂枝茯苓丸加减治疗慢性鼻炎疗效较好。王永成等采用中西医结合方法（西医治疗方法加玉屏风滴丸）治疗 36 例肺脾气虚型慢性单纯性鼻炎患者，治疗效果明显优于单纯西医治疗，且疗效稳定、不易复发。高世超总结慢性鼻炎多为肺脾气虚，邪滞鼻窍气滞血瘀，益气通窍汤（黄芪25g，白术、陈皮、川芎、赤芍、桔梗、辛夷、炒苍耳子各10g，细辛3g，白芷6g）功擅益气固卫，行滞化瘀，疏通鼻窍。该方为治疗肺脾气虚、邪滞血脉之慢性鼻炎的有效方剂。

（三）气血瘀滞证

气血瘀滞型慢性鼻炎临床表现的鼻塞多为持续性，鼻涕黏稠，不易擤出，嗅觉迟钝，伴头昏、耳鸣、记忆力减退等症，鼻黏膜充血，呈暗红或深红色，鼻甲肿大，表面不平滑，如桑葚样，触之较硬，缺乏弹性，对一般滴鼻剂收缩反应较差。舌质紫暗或有瘀点，脉涩。慢性鼻炎应重点抓住"慢"字，中医认为，无论是热还是虚，久病必伤气血，造成气血功能紊乱，终致气滞血瘀。故治疗上以行气活血、化瘀通窍为治疗原则，予通窍活血汤合四物汤加减，药物组成：桃仁12g，红花12g，牡丹皮12g，赤芍10g，川芎12g，苍耳子9g，辛夷12g，白芷10g，薄荷（后下）9g，石菖蒲20g，路路通20g，甘草3g。李平等通过检测慢性鼻炎患者的血液流变学指标，发现慢性鼻炎患者全血黏度低切，红细胞比容较正常增高，有极显著性差异；慢性肥厚性鼻炎的血液流变学指标较慢性单纯性鼻炎普遍增高，并得出结论：慢性单纯性鼻炎和慢性肥厚性鼻炎均存在血液流变性的异常。这为中医采用活血化瘀药治疗慢性鼻炎提供了重要的理论依据。杨戈运用加减通窍活血冲剂治疗气血瘀滞型鼻窒，观察组的总有效率为90.00%，临床疗效显著。林昌孝采用活血通窍法（加味通窍活血汤）治疗慢性肥厚性鼻炎血瘀型患者70例，证明中医活血化瘀法与微波治疗均是治疗慢性肥厚性鼻炎的有效办法，中医活血化瘀法接近于微波治疗。

八、外治法

1. 熏鼻

熏法是传统中医外治法之一，起源时间可追溯至汉代，《五十二病方》中对熏法已有记载。中药熏鼻是选用具有芳香通窍、疏风宣肺作用的药物，煎水趁热用鼻吸入药物蒸汽，以润通鼻窍，是常用的鼻病外治法之一。慢性鼻炎有瘀阻鼻窍，故以行气通窍医治，常诸药合用，使肺气宣通，血脉通利，则鼻窍清利，气息通畅，嗅觉灵敏。刘素琴等用苍耳子散加味合中药雾化治疗76例慢性鼻炎患者，治疗组总有效率为80.26%，比对照组略高些，结果显示该中药雾化组有一定疗效，且利用超声能够使雾滴均匀，直接作用于患处，达到局部给药提高疗效的目的。陈葵等报道了应用熏蒸治疗50例鼻炎患者，总有效率98%，研究发现鼻腔负压吸引配合熏蒸，操作简便，疗效突出。吴海雁采用自拟鼻炎方口服及中药煎剂熏鼻的综合治疗法，有祛风除湿、解毒活血、行滞通窍之功。李颖运用辛芷熏鼻散［辛夷10g，白芷10g，薄荷10g，细辛3g，藿香10g，红花10g，冰片1g（后下）］治疗肺经蕴热型慢性单纯性鼻炎疗效显著，且无不良反应，煎煮快速方便，易于为患者接受。

2. 滴鼻

中医滴鼻法是将中药液体制剂滴入鼻中治疗疾病的外治法，系中医鼻疗法之一。现代临床药物滴鼻多是使药物作用于鼻腔表面起到局部治疗的作用。研究表明，鼻黏膜可增加药物吸收的有效面积，对药物代谢又很微弱，且血管丰富，药物生物利用度更好。以单味中药或复方配成滴鼻剂滴鼻，使药物直接作用于鼻黏膜表面，起到疏风宣肺、活血通窍作用，所选药物如宣肺通鼻窍的鹅不食草、苍耳子，以及活血化瘀通窍的丹参等，取得较好的效果。崔威等通过临床观察喜炎平注射液滴鼻治疗慢性单纯性鼻炎，发现喜炎平滴鼻可缓解慢性单纯性鼻炎患者症状体征，缩短鼻黏膜纤毛清除时间，疗效确切。刘建峰等就黄柏滴鼻液临床治疗慢性单纯性鼻炎的临床效果进行分析，黄柏滴鼻液可以促进黏膜纤毛活动，有利于鼻窦内与鼻腔异常分泌物的排出，而且对鼻黏膜刺激性比较小，长期使用也不会造成鼻黏膜的干燥，没有血管收缩的作用，可以缓解或消除鼻塞、流涕、鼻黏膜充血、鼻甲肿大等症状，改善咽干咽痛与头痛等症状，可长期用来治疗慢性鼻炎，具有良好的临床应用价值。

3. 冲洗法

鼻腔血运丰富，渗透性强，敏感度高，吸收快，使用中药冲洗鼻腔，中药直接与病变部位接触，可避免药物经肝脏的首过效应及胃肠道对药效的干扰，使局部达到较高的血药浓度，能减轻黏膜水肿，并能使呼吸道湿润，使鼻腔分泌物得以稀释，降低黏稠度，使分泌物更易于排出，从而改善鼻腔通气，促进纤毛功能恢复。对鼻腔进行冲洗的使用方法简单易懂无创，指导后可自行进行操作。

张继芝等自拟鼻炎汤，采用冲洗法治疗慢性鼻炎患者98例。方药组成：辛夷10g，苍耳子6g，白芷10g，鹅不食草10g，金银花10g，连翘10g。加减：鼻干者加玄参、生地等；鼻腔充血、分泌物多者加大黄；若对冷、热、花粉过敏者加地龙，总有效率为95%。刘静将92例慢性单纯性鼻炎患者随机分为观察组与对照组，各46例，其中观察组采用中药苍耳散煎剂冲洗，对其临床疗效进行分析，发现可快速解除慢性单纯性鼻炎患者症状，缩短鼻黏液纤毛清除时间，恢复鼻腔自然防御能力，提高慢性单纯性鼻炎的治疗效果。肖波等采用中药颗粒鼻腔冲洗治疗儿童慢性鼻炎260例，其中治疗组使用中药颗粒（金银花、鱼腥草、黄芩、薄荷、苍耳子、辛夷、黄芪）溶于500mL、37℃、0.9%氯化钠溶液进行鼻腔冲洗，观察发现治疗组总有效率明显高于对照组，儿童慢性鼻炎临床症状明显改善，疗效显著。罗莹将50例慢性单纯性鼻炎患者随机分为实验组与对照组，各25例，其中实验组采用中药冲洗鼻腔法治疗，观察发现实验组总有效率86%，中药冲洗鼻腔法能有效改善患者鼻塞、流涕等症状。

4. 鼻甲注射

局部注射后可改善鼻黏膜的异常循环，加速静脉和淋巴回流，减轻黏膜肿胀，使鼻甲缩小，改善鼻腔通气。洪育明采用复方丹参注射液下鼻甲注射治疗慢性鼻炎有效率为

89.8%。局部不产生疼痛，无反应性肿胀等不良反应，治疗后下鼻甲黏膜颜色粉红、湿润，弹性好，无瘢痕形成，具有疗效满意、无毒副作用、方法简单、安全实用、药价便宜、患者乐于接受等特点，值得推广应用。陈祥静等采用消痔灵下鼻甲注射治疗慢性鼻炎，具有可靠的疗效，总有效率为92.26%。消痔灵可以收缩肥大的鼻甲，改善鼻腔的通气情况，尤其是对单纯性鼻炎效果更明显。消痔灵下鼻甲注射具有价格低廉、易于推广等优点，尤其是易于被慢性鼻炎尚不具备手术指征或惧怕手术者接受。

5. 贴压穴位

耳穴贴压等中医外治法辅助治疗慢性单纯性鼻炎具有操作简便、疗效良好等优点。迟春艳等认为人体某一组织器官有异常或病变时，可以通过经络和神经体液等反映到耳廓相应穴位上，故取王不留行籽的小胶布贴在耳部适当穴位，可直达病变所在部位，起到炎症消退、宣肺开窍、改善鼻黏膜营养等功能，其用上法治疗慢性鼻炎患者20例取得满意效果。李盼盼等采用穴位贴敷联合耳穴贴压治疗慢性单纯性鼻炎，可以改善慢性单纯性鼻炎患者的症状，提高生活质量，改善睡眠质量，降低复发率。

6. 针刺治疗

《针灸甲乙经》载："鼻鼽不利，窒洞气塞……迎香主之。"《针灸大成》载："鼻塞……合谷、迎香。"近代临床实践也证明，针灸治疗鼻炎确有良效。慢性鼻炎针刺治疗常选用的穴位有鼻通、迎香、印堂、合谷、风池、蝶腭穴等，印堂、双迎香三穴合用称为"鼻三针"，是靳瑞教授所创的一组主要用于治疗有关鼻部疾病的常用针灸穴位。鼻三针以调理肺及大肠经络为主，具有开窍通经、固卫止涕之功。印堂穴位于督脉循行线上且接近鼻，刺之可宣通鼻窍；迎香穴位于鼻翼旁，为手阳明大肠经的终止穴，又是手阳明大肠经与足阳明胃经的交会穴，阳明经乃多气多血之经，因此针刺迎香不仅可以直接宣通肺气，利鼻通窍，还可促进鼻部气血循环，加强祛邪外出之功；蝶腭穴可调节鼻腔内自主神经。赵丽娜运用脐针（离位、艮位、兑位）配合迎香穴针刺治疗慢性鼻炎患者32例，愈显率为90.63%。刘国庆取合谷（双）、囟会、印堂、迎香（双）穴位针刺治疗慢性鼻炎患者58例，总有效率94.8%，效果显著，无不良反应。余静认为鼻内自主神经支配黏膜、血管的舒缩和腺体的分泌，交感神经来自颈内动脉交感神经丛组成的岩深神经，副交感神经来自面神经分出之岩浅大神经，二者在翼管内组成的翼管神经，经蝶腭神经节后入鼻腔，针刺蝶腭穴可调节鼻腔内自主神经，取效显著，故选取蝶腭穴及印堂、迎香、鼻通、天柱、翳风、列缺、合谷、肺俞、风门等穴位治疗慢性鼻炎患者172例，总有效率92.44%。

九、调护

1. 日常洗漱

指导患者每日晨起、睡前用冷水洗鼻腔。具体步骤：洗脸时取适量冷水，经鼻腔吸入，后用力擤出，反复 4~5 次，长期坚持。冷水洗鼻可以增加鼻部对冷刺激的抵抗力，同时能加强血液循环的速度，使鼻甲及鼻腔鼻窦黏膜收缩，以利鼻腔鼻窦的通气和引流，可促进鼻炎的康复。长期使用还可以起到预防感冒的作用。

2. 运动疗法

一周至少 4 次慢跑，每次 3 千米左右。长期锻炼身体不仅对鼻黏膜的收缩以及充放血能力有所加强，而且可以有效地缓解慢性鼻炎的症状。跑步时还要关心以下几点：距离不能太短以及频率不能太低，少了起不到锻炼鼻黏膜以及呼吸系统的作用；空气质量差或雾霾严重时切记戴口罩，以防刺激鼻黏膜；尽量不要用嘴呼吸，实在透不过气就放慢脚步。

3. 饮食疗法

一般进食主要以清淡为主，少吃辛辣或有刺激性的食物，禁烟酒，平时可以多吃些蔬菜和水果。

十、临床经验

慢性鼻炎属于中医"鼻窒"范畴。中医学认为，肺主皮毛，开窍于鼻，风邪上受，首先犯肺。如果肺气虚弱，卫气不固，外感之邪易犯肺卫，肺气失去清肃功能，以致邪滞鼻窍；或脾气虚弱，运化不健，失去升清降浊之职，湿浊滞留鼻窍，雍阻脉络，气血运行不畅而致鼻塞不通，流清涕，鼻黏膜及鼻甲肿胀，如湿邪久滞化热，则鼻腔潮红。如肺中本有伏热兼以邪毒久留不去，阻于脉络，以致痰火结聚，滞于鼻窍，气滞血瘀，鼻窒加重，鼻塞持续无歇，鼻甲肿实黯红，呈桑葚样。湿浊停留于鼻窍，内犯于肺则见多涕或多痰。邪浊蒙蔽清窍，则致耳鸣不聪。单纯性鼻炎的主要病因是邪气湿浊滞留鼻窍，雍阻脉络，气血运行不畅，治疗原则为祛风除湿、化浊通窍。肥大性鼻炎的主要病因是邪毒久留，气滞血瘀，滞于鼻窍，治疗原则为解毒除湿、行滞化瘀。两方均使用苍耳子、辛夷、白芷、菖蒲、皂角刺五药祛风通窍止涕。车前子、茯苓、苡仁、党参健脾除湿，桃仁、丹皮、赤芍行气去瘀，鱼腥草宣肺泄热，甘草清热泻火、调和诸药，共收祛风除湿、解毒活血、行滞通窍之功。因慢性鼻炎患者有部分是过敏性鼻炎久治不愈转变而来，加上患慢性鼻炎者多是肺脾气虚、卫气不固者，易感受外邪而致病发。维丁胶性钙作穴位注射，一方面药物有抗过敏作用，另一方面穴位注射作为一种良性刺激，能使交感神经系统产生新兴奋，提高其活动能力，发挥调节作用，改善肺脾功能。

十一、病案举例

何某，女，38 岁，2017 年 3 月 9 日初诊。患者体弱多病易感冒，4 年前曾患鼻炎，表现为鼻塞、呼吸困难，口服中药治疗未再复发。后每年春季出现鼻部不适。现鼻炎症状发作，求中医治疗。症见：呼吸略显困难，无涕，无喷嚏，头昏蒙不适，受风后加重，偶感口干，大便稀溏，倦怠乏力，舌淡红有齿痕、苔白，脉细弱。辨证为脾肺气虚证。药用：黄芪20g，炒白术15g，党参、蔓荆子、升麻、葛根、黄柏、白芍、当归、陈皮各10g，柴胡、炙甘草各6g。7剂，每日1剂，水煎服，分早、晚2次温服。二诊：用药后症状均改善，头昏症状改善明显，原方加减后继服7剂，病情好转。

按：患者患病日久，伤及肺气，宣降失职则鼻塞、呼吸困难，肺气虚，不能输布津液，则口干；脾气虚，运化失职，则便溏；气虚，全身脏腑功能减退，故少气懒言、神疲乏力；舌淡，苔白，脉弱为气虚之征。治宜温肺补脾散寒。临证可随证加减，如鼻塞症状明显，加辛夷、白芷、苍耳子、细辛，皆具有辛散走窜之性，善开通鼻窍；如患者嗅觉减退明显，可加丹参、通草、王不留行等；如头痛症状明显可加藁本、白蒺藜。

（胡韵莹）

参考文献

［1］张会利，李丽，历茂刚，等. 浅谈慢性鼻炎患者的诊断与治疗［J］. 世界最新医学信息文摘，2014，14（15）：107，110.

［2］李华斌，王向东，王洪田，等. 鼻炎分类和诊断及鼻腔用药方案的专家共识［J］. 中国耳鼻咽喉颅底外科杂志，2019，25（6）：573－577.

［3］赵丽，苗兰兰. 中医治疗慢性鼻炎临床研究进展［J］. 光明中医，2019，34（16）：2583－2586.

［4］祝孙蓉，叶晓珍，林梅. 慢性鼻炎患者的发病原因分析及健康指导［J］. 黑龙江科技信息，2017（18）：63.

［5］杨培树，郝文立. 苍耳子散加减治疗慢性鼻炎的临床观察［J］. 内蒙古中医药，2020，39（10）：18－19.

胃食管反流性
咳嗽

一、定义

慢性咳嗽（chronic cough，CC）是指时间超过 8 周，胸片无明显异常，以咳嗽为主或唯一症状的咳嗽。其中胃食管反流性咳嗽（gastroesophageal reflux cough，GERC）是慢性咳嗽常见病因之一，为胃食管反流病的一种特殊类型，占慢性咳嗽的 20% ~ 41%。胃食管反流性咳嗽，是指胃酸及其他胃内容物反流入食管，导致以咳嗽为突出表现的临床综合征。具体临床表现多为刺激性干咳，白天比夜间明显，但与其他病因引起的慢性咳嗽相比，咳嗽的特征和发生的时间上无明显特点，且大部分的胃食管反流性患者一般无反酸和烧心等典型反流症状，因此只凭临床症状难以诊断胃食管反流性咳嗽，具体明确诊断需结合相关辅助检查，如 24 小时食管 pH 监测等。

二、病因

目前胃食管反流性咳嗽的临床研究对其发病机制尚不明确，但大部分学者一般认为与高位反流学说、低位反流学说、气道高敏感性学说和食管细菌定植学说相关。但在临床上胃食管反流性咳嗽患者的发病机制都无法用其中一种学说来完全解释，具体的发病原因与机制可能是多方面、多因素导致的。

1. 高位反流学说

食管下端的结构和功能发生异常，导致胃内容物反流，经上消化道至咽喉，有时还会反流至气管误吸入肺，刺激咳嗽感受器而引起咳嗽。其中胃内容物高位反流至气管被误吸入肺时，会引发误吸性炎症，炎症物质会刺激迷走神经引起下呼吸道黏液分泌增加。而且 pH 值小于 4 的酸性反流物误吸入下呼吸道，使下呼吸道黏膜表面的 pH 值降低，激活瞬时感受器电位香草素 I 型受体，引起 Ca 离子内流，产生动作电位，神经冲动可上传咳嗽中枢。而胃内容物高位反流至咽喉部，刺激咽喉部咳嗽感受器，通过迷走神经反射引起下呼吸道黏液分泌增加。此外，有临床研究显示，咽部在食管反流状态下会呈鸟嘴状，当含气液体反流物的量不多且流速较缓时，会引起咽部喷洒或喷雾（spraying），会使反流的气液体微滴被吸入呼吸道，导致呼吸道处于激惹和后继高敏状态，通过神经反射途径或免疫炎症途径诱发或加重咳嗽等呼吸道症状。

2. 低位反流学说

低位反流较于高位反流，胃内容物反流位置低，仅反流入食管下端。气管和食管均受迷走神经支配，刺激可传入共同的神经中枢——孤束核。胃食管反流的胃内容物以反流物 pH 值是否小于或等于 4，分为酸性反流和非酸性反流。其中酸性反流物主要刺激的是食管黏膜感受器的化学感受器，从而通过食管—支气管反射兴奋咳嗽中枢引起咳嗽。非酸性反流物主要刺激的是食管黏膜感受器中的机械牵张感受器，通过 Aδ 纤维传递冲动而引起咳嗽。

3. 气道高敏感性学说

有相关研究显示上述的高位反流或低位反流刺激引起的神经冲动是咳嗽发生的始动因素，而引发咳嗽的直接原因可能是气道高敏感性。有研究显示若有长期的反流物刺激会引发咳嗽感受器结构发生改变，使气道咳嗽感受器数量增加，对刺激的敏感度提高，咳嗽中枢的兴奋性也会随之增强。且有调查显示，胃食管反流性咳嗽患者气道传入神经的细胞中空泡型 $H^+ - K^+ - ATP$ 酶活跃度增加。空泡型 $H^+ - K^+ - ATP$ 酶具有排出细胞内氢离子的作用，而细胞内氢离子排出使得细胞器中 pH 值降低，导致神经细胞的兴奋性增加，使支气管出现高度敏感的状态。此外还有学者研究表明，通过质子泵抑制剂治疗胃食管反流性咳嗽的患者，可降低其气道出现的高敏感状态，这项研究也间接证明了上述观点。

4. 食管细菌定植学说

胃食管反流内容物使得食管和口咽有产酸菌如链球菌类及乳酸菌定植，这两类细菌会产酸，使细胞的 pH 值下降，从而使神经细胞发生兴奋，刺激咳嗽中枢。

上述四种学说大部分学者较为认同，此外还有学者认为胃食管反流性咳嗽发病机制与情志因素也有一定相关性。关于胃食管反流性咳嗽的病因与发病机制仍在研究阶段，目前可以肯定的是胃食管反流性咳嗽与反流的胃内容物 pH 值相关，发病机制可能与上述四种学说有一定联系，具体确切的发病机制还有待研究。

三、诊断

临床上以食管 24 小时 pH 监测为诊断胃食管反流性咳嗽的金标准。若临床上由于现实的各种因素无法进行食管 24 小时 pH 检测，可适当使用抗反流药物治疗，若患者病情缓解则大概率可判断为胃食管反流性咳嗽。但须注意的是，抗反流性药物对于病情较轻的患者无效，所以临床上若使用药物而患者症状无缓解时，也不能立刻排除其不是胃食管反流引发的慢性咳嗽。常用的实验室检查有以下几方面：

（1）24 小时食管 pH 监测：通过将电机经鼻腔置于下食管括约肌上 5 厘米处，记录 24 小时食管内的 pH 值。24 小时食管 pH 监测实验 Demeester 积分超过 12.70 分和/或反流与咳嗽症状相关概率（SAP）≥75%，且患者有相关胃食管反流性咳嗽的临床症状出现，即可明确诊断。抗酸治疗后咳嗽明显改善或消失。局限在于对于非酸性反流与酸性或弱酸性合并碱性反流的患者较难判断。若临床上考虑为胆汁反流，也可进行食道胆汁反流监测，对胆汁反流的患者更为灵敏。

（2）食管内压力监测：通常采用充满水的连续灌注导管系统测定食管腔内压力，将导管插入胃内，之后以 0.5 ~ 1.0cm/min 的速度抽出导管，以此测定食管内压力。检查前 6 小时禁食，前 48 小时禁服硝酸甘油、钙通道拮抗剂、H_2 受体拮抗剂、胃肠促动药、抗胆碱能药、镇静药、止痛药、抗抑郁药等药物。正常人静止时 LES 压力约 2～4kPa（15～30mmHg），或 LES 压力与胃腔内压力比值 > 1。当静止时 LES 压力 < 0.8kPa（6mmHg），或 LES 压力与胃腔内压力比值 < 1，则提示 LES 功能不全，或有胃食管反流存在。此外通过该项检查可精确观察咳嗽与反流的时间关系，但也有将吞咽、清咽等动作误判为咳嗽的可能。

（3）食管内镜检查：采用纤维食管镜，直视胃食管反流对食道黏膜造成的损害，但局限在于对食管黏膜正常或损伤较小的胃食管反流性咳嗽患者难以判断。

（4）多通道食管腔内阻抗联合 pH 监测：多通道食管腔内阻抗技术是将金属环放置在食管监测导管上，相邻金属环在有物质通过时会形成电环路，以此达到监测物质流动的目的。且通过观察电环路的阻抗变化可分辨反流物性质及区别反流和吞咽。此外还可以放置 pH 电极，可判断反流物质的酸碱性质。检查前 7 天停用 PPI、检查前 24 小时停用抗酸药、检查前 6 小时禁食。该项技术可以较为明确诊断胃食管反流性咳嗽，且能够根据反流物理性质和反流酸碱度进行精确化的抗反流治疗。检查具体步骤：先检查并更换设备电池，根据临床具体情况选择合适的阻抗电极，随后校准电极，进行插管并用胶带固定导管，之后便可开始检测并填写开始时间。用记录仪自动记录 24 小时反流的时间和次数。但由于技术不成熟、成本过高以及诊断标准不完善，目前临床上较少使用，若要普及推广还需日后不断完善。

除上述辅助检查外，临床上还会采用食道钡餐检查、鼻咽部 pH 监测、胃食管核素扫描联合肺部显像、无线便携式食管 pH 监测等。虽然这些辅助检查对于胃食管反流性咳嗽诊断也有一定的作用，但由于对人体有辐射或临床上操作过于烦琐，因此在临床实践中使用较少。

四、鉴别

1. 咳嗽变异性哮喘

咳嗽变异性哮喘也是慢性咳嗽的常见病因之一，与胃食管反流性咳嗽一样，临床上以咳嗽为主要症状。但咳嗽变异性哮喘以持续或反复发作、多集中在夜间及清晨发作为特征，伴随气道高反应性。辅助检查——支气管激发试验阳性或支气管舒张试验阳性，据此可与胃食管反流性咳嗽相鉴别。

2. 上气道咳嗽综合征（UACS）

鼻腔或者鼻窦在慢性炎性反应下，产生的分泌物经鼻腔倒流，从后鼻孔倒流进鼻咽、口咽部，以刺激性干咳为主要症状。虽然其临床表现与胃食管反流性咳嗽相似，但该病患者有鼻、咽、喉等基础病病史，且经过治疗其相关基础疾病后，咳嗽可缓解。

3. 嗜酸性粒细胞性支气管炎

嗜酸性粒细胞性支气管炎是一种非哮喘性的支气管炎。主要症状为刺激性干咳，咳嗽无昼夜规律，无喘息、呼吸困难等。主要诱因与变应原接触相关，如尘螨、花粉等。可通过实验室检查与胃食管反流性咳嗽相鉴别，嗜酸性粒细胞性支气管炎诱导痰细胞学检查可见嗜酸性粒细胞比例≥2.5%。

五、西医治疗

对于胃食管反流性咳嗽的患者，目前临床上大部分学者认为以内科治疗为主，外科手术治疗为辅。但临床上不少学者对于外科手术治疗胃食管反流性咳嗽的疗效存在争议，大多学者认为内科治疗无效的患者，进行外科手术治疗也不一定会有疗效，因此对于外科手术治疗是否适合胃食管反流性咳嗽的问题尚无定论，仍需日后进行相关的临床研究来作出判断。内科治疗多采用药物治疗，配合日常健康的生活作息和饮食习惯。胃食管反流性咳嗽患者要戒烟酒和高脂肪、高热量的食物，控制自身体重，减少自身摄入食管下端括约肌张力降低的食物，如咖啡、巧克力、大蒜、辣椒等。避免饱食，餐后不要立即平卧。

（一）药物治疗

胃食管反流性咳嗽的药物治疗与胃食管反流的抗反流药物治疗相近，一般采用药物联合治疗。药物治疗起效慢，治疗疗程较长，治疗2~4周方可起效，一个疗程通常为3个月。但由于抗反流药物只能减少胃酸分泌或促进胃排空来减少向食管的反流，不能使已发生结构改变与功能异常的食管下端恢复正常，因此不能根治胃食管反流性咳嗽，且容易复发。

1. 质子泵抑制剂

临床上质子泵抑制剂一般使用奥美拉唑、泮托拉唑、埃索美拉唑等，且大多时候与其他药联合使用。质子泵抑制剂具有较强的抑制 $H^+ - K^+ - ATP$ 泵作用，能有效抑制胃酸的分泌，从而减少胃酸对咽喉和气道黏膜的刺激，可快速缓解和促进食管炎愈合。具体用法：奥美拉唑20mg/次，1次/天，或雷贝拉唑钠肠溶胶囊，20mg/次，1次/天等。但根据现在临床研究及治疗经验显示，单用质子泵抑制剂相较于联合用药来说，效果较差。质子泵抑制剂临床上常与胃动力药联合使用，如相关学者临床研究显示，马来酸曲美布汀联合雷贝拉唑治疗胃食管反流性咳嗽临床疗效显著。具体治疗方法：雷贝拉唑钠肠溶胶囊，20mg/次，1次/天，联合马来酸曲美布汀缓释片0.3g/次，2次/天，餐前口服，疗程12周。也可联合应用奥美拉唑和莫沙比利治疗胃食管反流性咳嗽，莫沙比利对胃肠运动有调节作用，还可增加食管下段括约肌张力，有效防止反流，利于气道炎症愈合，联合雷贝拉唑，对于胃食管反流性咳嗽具有明显的疗效。具体治疗方法：奥美拉唑20mg/次，2次/天；莫沙比利5mg/次，3次/天，总疗程8周。还有学者通过铝碳酸镁片联合雷贝拉唑治疗胃食管反流性咳嗽。由于铝碳酸镁片能有效直接中和胃酸，阻碍幽门螺杆菌侵入胃黏膜上皮，配合雷贝拉唑钠肠溶片对胃酸分泌具有持久的抑制性，联合运用减少胃酸反流次数，并且能有效解决胆汁反流状况，缓解反流物对食管黏膜的损伤，在临床上对胃食管反流性咳嗽患者有良好的疗效。具体治疗方法：铝碳酸镁片，1g/次、每日 3 次，联合雷贝拉唑钠肠溶片，20mg/次、每日 2 次，饭后嚼服铝碳酸镁片，饭前 0.5 小时内服用雷贝拉唑钠肠溶片。4 周为 1 个疗程，治疗 3 个疗程。此外有学者运用布地奈德联合奥美拉唑治疗胃食管反流性咳嗽也取得不错的临床疗效。根据相关文献提示，胃食管反流性咳嗽患者气道中伴有不同程度的中性粒细胞性炎症，而布地奈德作为一种具有高效抗炎作用的糖皮质激素，可有效治疗胃食管反流性咳嗽中的气道炎症。具体治疗方法：奥美拉唑，每次 20mg，每日 1 次；布地纳德气雾剂每次吸入 200ug，每日 3 次。持续治疗 8 周。

2. γ - 氨基丁酸受体激动剂

γ - 氨基丁酸是中枢神经系统的一种抑制性神经递质，可抑制一过性食管下括约肌松弛，从而减少胃内容物反流。常用药物为巴氯芬，具体用法：每次 20mg，每日 3 次。但临床上一般不单用，通常与上述质子泵抑制剂联合使用。

（二）外科手术治疗

一般在临床上胃食管反流性咳嗽症状较严重且内科治疗无效者，进行外科手术治疗。但目前对于手术治疗疗效是否优于内科药物治疗尚无结论。治疗胃食管反流性咳嗽的外科手术主要有三种：传统开腹手术、腹腔镜手术、内镜治疗。传统开腹手术由于手术切口较大，且在治疗效果上也无明显优势，已很少使用。现腹腔镜手术技术成熟，手术切口小，术后恢复时间短，在临床上较为常用。常用的有 Nissen 胃底折叠术、Toupet 部分胃底折叠术、Hill 修补术和 Belsey Mark IV 术式。内镜治疗包括内镜下折叠或缝合、射频治疗、内镜下注射治疗或黏膜下植入可膨胀假体等。根据临床研究显示，胃底折叠术抗反流效果较好；射频消融术对于治疗咳嗽症状有明显优势，可能是由于射频消融破坏了食管黏膜下神经，阻止了食管—支气管反射。虽手术短期内对于治疗胃食管反流性咳嗽是有效的，但长期疗效现还有待研究，有报道显示经手术治疗的胃食管反流性咳嗽患者根治率未达一半。关于外科手术治疗胃食管反流性咳嗽，还需时间去研究、开发更加成熟的技术，以提高手术治疗的疗效与根治率，减少术后并发症。

六、中医源流

中医关于咳嗽很早就有记载，《素问·咳论》："五脏六腑皆令人咳，非独肺也。""咳皆聚于胃，关于肺。"由此可知，关于咳嗽，中医很早就认为不单单是肺脏的问题，五脏六腑的病变都会导致咳嗽。书中还记载了："脾咳不已，则胃受之，胃咳之状，咳而呕，呕甚则长虫出。肝咳之状，咳则两胁下痛。肝咳不已，则胆受之，胆咳之状，咳呕胆汁。"详细论述了脾咳、胃咳、肝咳等五脏六腑咳的临床症状。中医学并无完全与胃食管反流性咳嗽相应的病名记载，但现大部分临床医家根据《素问·咳论》的论述，认为胃食管反流性咳嗽与"胃咳"较为类似，将其归为"咳嗽""胃咳"等范畴。

七、辨证论治

胃食管反流性咳嗽主要症状为咳嗽，病位在肺，但发病的根本原因在脾、胃、肝。胃食管反流性咳嗽的病因较为复杂，现认为外邪犯胃、饮食不洁、情志失调为主要病因。病机为肺胃气机上逆，肝失疏泄。疾病性质一般为"因滞而虚"，致虚实夹杂。肺为五脏六腑之华盖，主气、司呼吸，具有宣发肃降、调畅气机的功能。脾胃为后天气血生化之源，主腐熟与运化，位于人体中焦，是人体气机升降的枢纽。其中肺主宣发肃降的功能与胃以降为和的特性相呼应，肺的宣发肃降功能正常时，能调理气机，利于胃气的和降，而胃气的通降也有利于肺气机的肃降，两者相辅相成。若外邪侵袭或平日饮食不洁，则会损伤脾胃，使胃失和降，胃气上逆，出现泛酸、呕吐等症状。肺胃在气机调节上相辅相成，胃失和降影响了肺的肃降功能，肺的肃降功能失常则会导致肺的气机失降，肺气上逆，出现咳嗽。因肺失宣降，影响了肺通调水道的功能，使得体内津液输布失常，聚湿成痰，阻遏气机，出现久咳不愈。在五行相生关系中，肺为脾之子，肺病会影响脾母，使脾的运化功能受损，导致痰湿更加难以运化。此外，若情志过于激动或抑郁，易导致肝郁气滞。肝主疏泄，具有调畅气机的基本功能。《临证备要·吞酸》："胃中泛酸，嘈杂有烧灼感，多因于肝气犯胃。"

肝失调达，肝气郁滞多会影响同在中焦的胃，也会使得胃失和降，胃气上逆。肺与肝是人体气机通畅的关键环节，肝主升，肺主降。肝郁气滞除了影响胃外也会影响肺，使肺气机升降失常，肺气上逆。临床上一般分为胃气上逆、痰气交阻、肝胃不和、肺胃阴虚四种证型。

（一）胃气上逆

《黄帝内经》："五脏者，皆禀气于胃，胃者五脏之本也。"脾胃为全身气机升降的枢纽，脾为脏，以升为要，胃为腑，以降浊为要。胃气上逆型胃食管反流性咳嗽通常由于外邪客胃，致胃气失和，胃气上逆，气机失调，浊气不降，上扰犯肺。具体临床症状：反复咳嗽，可伴或不伴咳痰。恶心呕吐、嗳气，上腹部有胀闷感。烦躁，不思饮食，舌淡苔白或苔微黄腻，脉弦。治法：辛开苦降、和胃降逆。具体方药：半夏泻心汤加减（《伤寒论·辨太阳病脉证并治》）。具体药物：半夏、黄芩、干姜、人参、黄连、大枣、炙甘草。方解：半夏和胃降逆，燥湿化痰；干姜性味辛温，可温胃散寒而除痞；黄连、黄芩性味苦寒，行清热解读、泄热消痞之效；干姜辛开，黄连、黄芩苦降，三药相配寒热平调，共奏辛开苦降、和胃消痞、调畅脾胃气机之效。人参、大枣补脾益胃，使其升降之职得复。佐以炙甘草，调和诸药。药物加减：若咳嗽较甚者，可加用杏仁、百部、紫菀等降气止咳；若恶心呕吐症状较甚者，可加用代赭石、煅瓦楞子、生姜等降逆止呕、制酸止痛；若出现上部腹胀闷感较甚等气机不畅症状，可加用枳实、陈皮、青皮、香附等理气消痞；若兼见食积，可加用神曲、山楂、麦芽、鸡内金等消食化积。

河南省新安县中医院王北辰运用半夏泻心汤联合质子泵抑制剂治疗胃食管反流性咳嗽，收治患者 78 例，根据随机数字表法将患者分为实验组和对照组，各 39 例。其中对照组采用西医常规 PPI 治疗，雷贝拉唑钠肠溶片，口服 10mg/次，2 次/天，多潘立酮片，口服 10mg/次，3 次/天。实验组在对照组的治疗基础上加用半夏泻心汤加减治疗煎服，1 剂/天，早、晚各服 1 次，10 天为 1 个疗程。两组都治疗两个疗程，记录数据分析。经治疗后，实验组咳嗽症状评分较对照组明显降低，且实验组总治愈率为 74.1%，远高于对照组 41% 的总治愈率。广州医学院荔湾医院田峰、范永强、梁少红、饶芳等使用半夏泻心汤联合抗反流药物治疗胃食管反流性咳嗽，收治患者 50 例，采用简单数字抽签方式将患者随机分成研究组和对照组，研究组 28 例，对照组 22 例。研究组口服奥美拉唑肠溶片 20mg/次，每天 2 次，枸橼酸莫沙必利分散片 5mg/次，每天 3 次，联合口服半夏泻心汤，根据具体临床辨证加减，1 天 1 剂，水煎服，每天 3 次。对照组口服奥美拉唑肠溶片 20mg/次，每天 2 次，枸橼酸莫沙必利分散片 5mg/次，每天 3 次。两组治疗疗程均为 12 周。结果显示，经治疗后两组症状缓解时间和不良反应方面都比较优秀，无明显差异，但在症状消失时间与复发率上，使用了半夏泻心汤治疗的患者明显低于单纯用西医治疗的患者，由此可得，运用中医半夏泻心汤治疗胃食管反流性咳嗽在长期疗效上具有明显优势。北京中医药大学、北京四季青医院岳园、梁艳霞、马卉等记录王书臣教授以半夏泻心汤为基本方进行辨证加减治疗胃食管反流性咳嗽，取得不错的临床疗效。半夏泻心汤不仅对成人的胃食管反流性咳嗽治疗有效，对儿童患者也同样适用。江苏省常州市武进中医医院张建玉、顾骅运用半夏泻心汤加减治疗儿童胃食管反流性咳嗽，27 例患儿治疗后，慢性咳嗽症状均得到有效缓解，经过 1 个疗程治疗后显效 19 例（70.31%），好转 7 例（25.93%），无效 1 例（3.70%），总有效率 96.30%。

除了运用半夏泻心汤治疗胃气上逆型胃食管反流性咳嗽，临床上还有不少学者使用旋覆代赭汤治疗。虽两者均可治疗胃气上逆型胃食管反流性咳嗽，但也有区别。旋覆代赭汤主要治疗的是因胃虚痰阻所导致的胃气上逆型胃食管反流性咳嗽。天津中医药大学卢炳、朱振刚临床上运用旋覆代赭汤加减治疗胃食管反流性咳嗽患者，取得良好的临床疗效，具体用药：旋覆花、代赭石、党参、清半夏、甘草、荆芥、牛蒡子、苦杏仁、桔梗、茯苓、竹茹、黄连、陈皮、苡仁。江西中医药大学薛汉荣根据多年临床经验，运用旋覆代赭汤治疗胃食管反流性咳嗽同样取得显著的临床疗效。此外也有不少学者将半夏泻心汤与旋覆代赭汤配合使用。台州市立医院程茹运用半夏泻心汤合旋覆代赭汤加减治疗胃食管反流性咳嗽，临床上收治 98 例患者，按随机数字表法分为对照组与观察组，各49 例。对照组给予多潘立酮片及奥美拉唑肠溶片口服治疗，观察组采用半夏泻心汤合旋覆代赭汤加减治疗，两组疗程都为12周。经治疗后，两组临床数据显示，观察组临床疗效优于对照组，且咳嗽症状评分也低于对照组。

（二）痰气交阻

《素问·咳论》："其寒饮食入胃，从肺脉上至于肺，则肺寒，则外内合邪，因而客之，则为肺咳。"据此可知，痰气交阻型胃食管反流性咳嗽患者多由于饮食不当，积聚蕴积胃脘，脾胃运化无力，酝酿成痰停结中焦，影响气机升降，导致胃气失和。胃气不和，气机不利，则又会引起津液布散障碍，聚而为痰，冲逆犯肺，作咳作呕，出现痰阻气逆。痰湿与气逆互为因果，恶性循环，病程缠绵。具体临床症状：长期咳嗽，咳痰，如有物在咽喉之间，咯不出，咽不下。呕逆恶心，纳呆。舌苔白润或白腻，脉弦缓或弦滑。治法：化痰降气。具体方药：半夏厚朴汤加减（《金匮要略》）。具体药物：半夏、厚朴、茯苓、生姜、紫苏。方解：半夏性温，能燥湿化痰，降逆止呕，为君；厚朴性温味又兼辛，能理气降逆，其力不但下行，又能上升外达，为臣；佐以生姜止咳化痰，温中止呕；配合茯苓既能健脾以助运化痰湿，还能渗湿利水以防痰湿积聚体内；紫苏性味芳香辛散，能上行入肺，以宣肺气，宽胸和中。诸药配伍使用，可奏燥湿化痰、理气降逆之功。药物加减：若患者呕吐胃酸较甚，可加用海螵蛸、煅瓦楞子等制酸止呕；若患者咳嗽咳痰较甚，可加用苍术、陈皮、杏仁、贝母等化痰止咳；若患者不思饮食，痰饮停聚中焦较甚，脾胃运化不力，可加用白术、党参、甘草等补气健脾。

广东省佛山市禅城区朝阳医院车彦贞运用半夏厚朴汤治疗胃食管反流性咳嗽，收治70例患者，随机分为对照组和观察组，各35例。对照组行常规西医治疗，口服奥美拉唑20mg/次，一天2次；餐前服用莫沙必利5mg/次，一天3次。观察组予半夏厚朴汤加用中药煅瓦楞子制酸止呕、瓜蒌皮化痰宽胸、款冬花止咳化痰，温水煎服，取汁300mL，1天1剂，每天服用2次，餐前服用。两组患者疗程均为12周，详细记录治疗期间数据。分析数据显示，观察组治疗后咳痰、咳嗽、嗳气、反酸等症状积分均低于对照组。观察组35例患者，治愈19人，显效12人，有效2人，无效2人，总有效患者为33人，总有效率94.29%，远高于对照组总有效率71.43%，两组患者均无出现并发症及不良反应。山西省晋城市晋城大医院中医科武旭梅同样也是运用半夏厚朴汤加减治疗胃食管反流性咳嗽。其选取85例患者为研究对象，以不同治疗方案将患者分为中药组与西药组，其中中药组43例，西药组42例。西药组采用西医治疗，口服奥美拉唑20mg/次，2次/天，早、晚各1次；口服莫沙必利5mg/次，3次/天，餐前服用。中药组采用中药治疗，中药方以半夏厚朴汤为基础，加用海螵蛸、煅瓦楞子制酸止呕，枇杷叶、浙贝母止咳化痰，郁金行气开郁。1天1剂，上药清水煮沸，文火熬制30分钟，取汁300mL，分2次，早、晚餐前服用。两组均连续治疗12周。经治疗后，中药组43例患者，治疗有效总人数为40人，总有效率为93.02%，症状评分由治疗前的3.12，下降到0.56。西药组42例患者，总有效人数为34人，总有效率为80.95%，症状评分由治疗前的3.11，下降到

1.23。根据临床治疗数据可得出结论，无论是治疗前后症状评分的下降幅度，还是在治疗的总有效率上，使用半夏厚朴汤加减治疗的中药组都优于使用常规西医治疗的西药组。青岛市崂山区北宅卫生院高正颜使用加味半夏厚朴汤治疗胃食管反流性咳嗽观察组 29 例患者，治疗后与对照组 29 例患者对比，同样取得与上述学者大致相同的结论。

由此可得，中药方半夏厚朴汤在临床上治疗痰气交阻型胃食管反流性咳嗽优势明显，且大部分患者使用后无并发症与明显不良反应，可在临床上推广运用。临床上半夏厚朴汤不仅在单独使用时疗效显著，与其他方药合用也具有良好的临床疗效。成都市第六人民医院呼吸内科代平、郭华、胡玲三位学者在半夏厚朴汤的基础上联合使用左金丸治疗胃食管反流性咳嗽患者，将临床门诊 66 例患者纳入研究，将其分为中药组与西药组，中药组 34 例，西药组 32 例。西药组根据咳嗽诊治指南，给予抗酸抗反流治疗，具体治疗方案：雷贝拉唑片 20mg，每天 1 次，早餐前半小时口服；枸橼酸莫沙必利片 5mg，每天 3 次，三餐前半小时服用；疗程为 4 周。中药组用左金丸合半夏厚朴汤加减，具体方药：黄连、吴茱萸、莱菔子、旋覆花、法半夏、茯苓、苏叶、厚朴、胆南星、海螵蛸、瓦楞子、紫菀。1 天 1 剂，水煎 500mL，分 3 次服用，疗程 4 周。临床疗效：中药组共 34 例患者，治愈 18 例，显效 8 例，好转 5 例，总有效率为 91.18%；西药组共 32 例患者，治愈 10 例，显效 5 例，好转 9 例，总有效率为 75%。两组比较，中药组总有效率高于西药组，左金丸合半夏厚朴汤加味对胃食管反流性咳嗽患者治疗有效，且疗效明显优于西药抗酸抗反流治疗。

（三）肝胃不和

肝胃不和型胃食管反流性咳嗽中医基本病机是由于饮食失节，导致脾胃功能受损，脾运化失职，胃失和降，肝失疏泄，肝胃不和，痰湿内生，停聚体内，上扰袭肺，从而引发咳嗽。临床症状：咳嗽迁延不愈；脘胁胀闷疼痛，嗳气，嘈杂吞酸；精神烦躁，喜怒无常，不思饮食；舌质红，苔薄黄，脉弦数。治法：疏肝和胃，化痰止咳。具体药物：四逆散加减（《伤寒论》）。具体用药：柴胡、枳实、芍药、炙甘草。方解：柴胡奏疏肝解郁之功，且能升发阳气，用为君药；芍药养血柔肝，敛阴止痛，有平降肝阳之效，用为臣，与柴胡相配一升一敛，可起疏肝和胃之效；佐以枳实行气散结，与柴胡相配，一升一降，使肝气得以疏泄调达，脾胃气机升降调和，以增强疏畅气机之效；炙甘草缓急和中，又能调和诸药为使。药物加减：咳痰较甚者，可加用川贝母、枇杷叶等化痰止咳；胸胁胀痛明显者，可加用木香、香附、郁金、荔枝核、玫瑰花等疏肝行气；胃脘胀闷较甚者，可加用陈皮、茯苓、白术等理气健脾消胀；寒凝腹痛较甚者，可加用干姜、附子、高良姜等温中止痛。

山东省淄博市桓台县起凤镇中心卫生院周同光运用四逆散加味治疗胃食管反流性咳嗽，收治来院治疗且符合条件的患者 180 例。按照随机方法分为观察组和对照组，各 90 例。观察组以四逆散为基础方，加用枇杷叶、川贝母止咳化痰，五味子收敛止呕，陈皮理气化痰，瓜蒌宽胸祛痰，砂仁温胃止呕，针对不同患者辨证加用香附、郁金、生地、海螵蛸等。煎水400mL，1天1剂，分早、晚2次服用，1周为1个疗程，服用4个疗程。对照组给予100mg果胶铋与10mg吗丁啉，配合20mg法莫替丁进行治疗，咳嗽症状较为严重者，则给予咳特灵服用，若合并感染，加用阿莫西林，疗程4周。经治疗后，观察组90例患者，87例有效，治疗总有效率96.67%。对照组90例，75例有效，治疗总有效率83.33%，观察组远高于对照组。甘肃省庆阳市镇原县第一人民医院郭麦荣同样运用四逆散治疗胃食管反流性咳嗽，将来院就诊的136例患者随机分为2组，观察组和对照组各68例。对照组给予西医常规治疗：奥美拉唑胶囊20mg/次，每日1次，服用1个月；吗丁啉片10mg/次，每日3次，餐前服，配合硫糖铝悬液0.25g/次，每日3次，连服8周。观察组给予四逆散配合煅乌贼骨、煅瓦楞子制酸止呕，党参补气健脾，麦冬滋阴养胃，百部降气止咳，黄连清热止呕。每日1剂，水煎分2次温服，连服8周。根据临床数据得出结论，观察组总有效率为94.1%，对照组为82.3%，观察组远高于对照组有统计学意义。且在胃镜分级下，观察组改善情况也明显优于对照组。海南省中医院呼吸科冯超亦运用四逆散加味治疗胃食管反流性咳嗽，收治68例患者作为研究对象，根据随机法分为对照组和研究组，各34例。对照组均给予常规西医治疗：奥美拉唑肠溶片20mg/次，每日2次（早、晚各1次），口服；吗丁啉10mg，每日3次，餐前15~30分钟服用。研究组则给予四逆散加味治疗，临床上根据患者症状加减沙参、麦冬、海螵蛸、旋覆花等。用水煎服，每日1剂，分2次服用（早、晚各1次）。两组疗程均为4周。两组治疗过程中均无明显不良反应。研究组治疗后的咳嗽症状积分显著低于对照组，且LCQ评分显著高于对照组，总有效率94.12%，远胜于对照组76.43%。临床上还有不少学者使用四逆散为基础方治疗胃食管反流性咳嗽，取得优于西医常规治疗的疗效。因此可得出中药四逆散治疗肝胃不和型胃食管反流性咳嗽有独特优势。此外还有学者临床上使用和胃止咳汤治疗肝胃不和型胃食管反流性咳嗽，也取得不错的疗效。王会仍教授根据多年临床治疗经验，由旋覆代赭汤、左金丸、芍药甘草汤、二陈汤等经方化裁得出和胃止咳汤，在临床上治疗肝胃不和型胃食管反流性咳嗽，收效颇著。组方为旋覆花、茯苓、太子参、姜半夏、化橘红、生白芍、川黄连、吴茱萸、前胡、甘草。旋覆花降气消痰为君；半夏燥湿化痰、降逆止呕，前胡止咳化痰，黄连、吴茱萸合用清肝胃之火，白芍平肝抑木，化橘红理气化痰，茯苓健脾渗湿、杜生痰之源，诸药共为臣；佐以太子参补气健脾润肺，甘草调和诸药，为使。诸药合用治肺、治脾、治胃、平肝并举。长春中医药大学潘业明同样运用和胃止咳汤治疗肝胃不和型胃食管反流性咳嗽，且设置了西医常规治疗对照组。经过30天的治疗，使用和胃止咳汤治疗的观察组在症状、体征的缓解程度上明显优于对照组。

（四）肺胃阴虚

肺胃阴虚型胃食管反流性咳嗽病机为外邪入里或饮食不节，邪热内郁，熏灼肺胃，导致肺胃津液亏虚，虚火上炎，肺胃之气失降，肺失清肃，肺气上逆所致。临床症状：长期干咳，无痰或少痰，质黄稠；盗汗，饥不欲食，口舌干燥，口渴喜冷饮；舌红少津，脉细数。治法：滋阴润肺，生津养胃。具体方药：麦冬汤加减（《伤寒论》）。具体药物：麦冬、半夏、人参、甘草、粳米、大枣。方解：麦冬养阴生津，润肺止咳，能滋养肺胃津亏，为君；配合半夏燥湿化痰，降逆止呕；佐以人参、粳米、大枣健脾益气，以资气血生化之源，培土生金，益脾胃之气以养肺胃之阴。药物加减：痰黄质稠，肺郁化热较甚者，加用黄芩、地骨皮等清泻肺热；口干口渴，肺胃津亏较甚者，加用沙参、玉竹等滋阴生津；易饥不欲食，胃脘灼热较甚者，加用白芍、石斛等滋阴养胃。

云南省玉溪市中医医院内分泌消化科张晋云、陈建芬运用麦门冬汤加味治疗胃食管反流性咳嗽。收治患者 140 例，随机分为 2 组，治疗组 80 例，对照组 60 例。对照组给予奥美拉唑肠溶片 20mg，每日 2 次（早、晚各一次），口服。治疗组给予麦门冬汤加味，在麦门冬汤的基础上，加用浙贝母、炙枇杷叶止咳化痰，海螵蛸制酸止痛，枳壳降逆止咳。此外再根据患者症状不同，进行辨证加减。每日 1 剂，水煎分 3 次服。两组均治疗 8 周。经治疗后，治疗组 80 例患者，总有效率 92.5%，明显高于对照组 73.33% 的有效率。肇庆市高要区中医医院黄恩流、马长注、焦明钊同样运用加味麦门冬汤治疗胃食管反流性咳嗽，择取 68 例符合研究条件的患者，随机分成两组，各 34 例。其中观察组给予中药加味麦门冬汤，具体药物：麦冬、党参、法半夏、大枣、枇杷叶、石斛、柴胡、白芍、代赭石、甘草、牡蛎、海螵蛸、粳米，每日 1 剂，水煎至 300mL，每次 150mL，分 2 次，于早、晚餐后半小时服用。对照组给予奥美拉唑 10mg/次，每日 2 次，莫沙必利 5mg/次，每日 3 次。两组均治疗 4 周。两组在治疗过程中都没有发生明显的不良反应。治疗后两组的临床症状评分和咳嗽评分均较治疗前显著降低，且观察组降低更明显，有效率也远高于对照组。根据上述学者的临床研究，可知麦门冬汤对于肺胃阴虚型胃食管反流性咳嗽治疗有效，且治疗效果优于常规西医治疗，可在临床上推广运用。

（五）其他

除了上述证型外，还有不少中医学者通过不同方面去解释胃食管反流性咳嗽的病因病机，采取了不同的治法方剂治疗。广州中医药大学深圳医院张智伟、黄晶、门九章运用五味异功汤加味治疗胃食管反流性咳嗽，他们认为胃食管反流性咳嗽中医病机为脾胃气虚所致的胃气上逆，故用五味异功汤加味健脾益气，和胃止咳，具体方药：人参、白术、茯苓、陈皮、苏子、款冬花、炙甘草。方中人参性味甘温，可大补元气，健脾以资后天之本，为君药；白术、茯苓补气健脾祛湿，共为臣；佐以陈皮理气化痰，苏子、款冬花降气止咳；炙甘草健脾补中，调和诸药为使。研究收治 100 例患者，按照随机数字法分为对照与观察两组，各 50 例患者。其中对照组给予 20mg 奥美拉唑肠溶片空腹口服治疗，每日 2 次，早、晚各 1 次。观察组在对照组治疗的基础上，给予五味异功汤加味治疗，加水煎煮 400mL 药液，每日 1 剂，分早、晚 2 次，饭后温服。两组均连续用药 4

周。治疗后观察组有效率为98%，复发率为6.1%。对照组有效率为78%，复发率为25.6%。在复发率与有效率上，观察组都具有显著优势。且在西医咳嗽症状评分与中医咳嗽症状评分的缓解程度上，观察组治疗前后评分下降幅度都较对照组大，患者症状缓解更为明显。北京中医药大学刘智霖、史利卿等通过临床观察与查阅相关文献，提出了可从肾阴、肾气的角度解释胃食管反流性咳嗽病机。肾阴有着濡养五脏六腑的功能，且胃喜润恶燥，肾阴不足，则胃失濡养。《素问·水热穴论》有云："肾者，胃之关也。"无肾阴濡养，胃关失权，阳明胃土不得阴气收敛必反逆于上，发为呕逆等症，胃气上逆犯肺，则发为咳嗽。肾气不足，则肾主纳气功能失常，气不得纳降，气上逆于胃，胃失和降，反随肾气上冲，出现胃食管反流性咳嗽的症状。治法为纳肾填精，大补肾水兼以益胃。临床上可用熟地黄、黄精、枸杞子、天冬、知母、石斛等滋阴补肾，肾阴足则胃有所养；磁石、紫石英、沉香、胡桃肉、五味子等沉降收涩之品助肾纳气，肾气得以收纳，不上冲犯胃，则胃气和降，而致和平。

八、外治法

在临床上，除了使用中医方剂和西医治疗胃食管反流性咳嗽，还可配合中医外治法治疗，如针刺、捏脊、拔火罐、艾灸等，能显著提高临床疗效，还具有操作简便、治疗费用低等优点。胃食管反流性咳嗽基本病机为肺胃气逆，胃失和降，其核心为气机升降失调。而中医外治法大多是通过疏通人体经络，调整脏腑气机阴阳，达到治疗目的，适合运用在胃食管反流性咳嗽的临床治疗上。

1. 针灸

针灸是中医外治法中重要的组成部分，分为针法与灸法。《灵枢·根结》："用针之要，在于知调阴与阳，精气乃光，合形与气，使神内藏。"其中针法可通过针刺适当穴位配合临床辨证后的补泻手法来治疗胃食管反流性咳嗽。

甘肃省中医院孙其斌、肖国民针刺配合捏脊疗法治疗胃食管反流性咳嗽患者31例，取得显著的临床疗效。孙其斌、肖国民认为胃食管反流性咳嗽病机为本虚标实，其标在肺而本在肝、在胃，主要是肝胃不和，气机失调，胃气上冲犯肺所致。故治疗上主要选取上脘、期门、不容等具有和胃止呕、疏肝理气之功的穴位。具体治疗：在上脘、期门、不容等穴位用75%酒精常规消毒，选用1寸毫针，随后在穴位上垂直进针至得气。用平补平泻手法，留针15分钟，每5分钟行针一次。配合捏脊疗法，在针刺结束后两手沿脊柱两旁，由下而上连续挟提肌肤，边捏边向前推进，自患者尾骶部开始，至颈项部大椎穴结束，且在提捏到脏腑背俞穴"肺俞、肝俞、胃俞、大肠俞"时行提拿手法，重复3次。针刺与捏脊疗法每周进行3次，4周为1个疗程。治疗结果，根据临床制定的标准，显效：咳嗽症状基本消失；有效：咳嗽发作次数减少70%～80%；缓解：咳嗽发作次数减少50%以上；无效：咳嗽发作次数减少≤50%。31例患者中，治疗效果使发作次数减少50%以上者28例，总有效率为90.3%。新疆维吾尔自治区中医医院郭慧、刘娟、杨欢、李永凯学者在西医质子泵抑制剂治疗基础上配合针刺治疗胃食管反流性咳嗽，收治患者90例，随机分为观察组和对照组，每组45例。对照组采用西医常规方案——质子泵抑制剂联合用药治疗：泮托拉唑肠溶胶囊40mg，每日早晨餐前口服；枸橼酸莫沙必利胶囊5mg，每日3次，于饭前口服；铝碳酸镁片0.5mg，每日3次，于餐后1~2小时口服。观察组则在使用泮托拉唑肠溶胶囊的基础上，配合针刺治疗。针刺选取督脉背段T3（身柱）、T4（非穴位）、T5（神道）、T6（灵台）、T7（至阳）、T8（非穴位）、T9（筋缩）棘突下等位置，采用0.30mm×40mm毫针，45°向上斜刺进针，进针深度15mm，行平补平泻法约15分钟，留针30分钟。隔日治疗1次，每周治疗3次。对照组与观察组均治疗8周，观察对比两组治疗前后食管功能、咳嗽症状评分、中医证候评分、有效率、不良反应及复发率等。治疗后，使用针刺治疗的观察组在食管功能、中医证候评分、有效率、复发率方面均明显优于单纯使用西医治疗的对照组，具有统计学意义。

《医学入门》："药之不及。针之不到，必须灸之。"除了针刺治疗，临床上灸法对于胃食管反流性咳嗽也有显著疗效。河南中医药大学第一附属医院李彬、白辉辉、张一运用中医热敏灸配合质子泵抑制剂治疗胃食管反流性咳嗽。热敏灸即通过艾条在选择的艾灸穴位中，采用回旋灸、雀啄灸、温和灸等手法进行探查，患者有灸感反应的部位即是热敏穴，然后在热敏穴上进行艾灸手法。李彬、白辉辉、张一收治了78例患者，随机分为观察组和对照组，每组39例。对照组使用口服奥美拉唑肠溶胶囊，每次20mg，每日早、晚各服1次；口服莫沙比利分散片，每次5mg，每日3次。观察组在对照组的治疗方案基础上，加用热敏灸治疗。首先探出足阳明胃经、足太阳膀胱经、足太阴脾经、手太阴肺经循行部位及脐周相关区域（内关、梁丘、足三里、中脘、公孙、神阙、脾俞、胃俞、列缺、尺泽等）的热敏穴具体部位，后在热敏穴上行回旋灸2分钟，再行雀啄灸1分钟，随后往返循经灸2分钟，最后行温和灸，不断重复上述操作，每次治疗1小时，每日1次。两组患者都按照治疗方案治疗4周，记录数据。数据显示，观察组总有效率为89.5%，对照组为78.4%，观察组高于对照组。在生活质量评分、咳嗽等主要症状缓解程度上，观察组也明显优于对照组。海口市中医医院潘小丹、卢保强、杨丽燕运用艾灸配合半夏泻心汤治疗胃食管反流性咳嗽，同样取得良好的临床疗效。他们将108例胃食管反流性咳嗽患者随机分为治疗组和对照组，各54例。对照组采用常规西医治疗：枸橼酸莫沙必利片10mg，每日3次，三餐前服用；雷贝拉唑钠肠溶胶囊20mg，每晚服用1次；铝碳酸镁片500mg，每日3次，三餐后1小时服用。治疗组采用中医艾灸治疗配合半夏泻心汤加减。艾灸治疗选取足三里、中脘穴，距穴位皮肤约3cm处进行悬灸，每穴灸25分钟左右，隔日1次。两组疗程均为10天。经过10天治疗对比后发现，治疗组咳嗽症状明显缓解，咳嗽症状评分下降，且下降程度大于对照组。治疗组总有效率96.3%，远高于对照组79.6%的总有效率。除上述几位学者运用中医外治法针灸治疗取得成功外，也有不少学者通过针灸成功帮助胃食管反流性咳嗽患者解除或减轻疾病困扰，在临床上应用针灸治疗胃食管反流性咳嗽患者值得推广与继续研究。

2. 拔罐

拔罐，又名火罐气、吸筒疗法。通过燃烧的热力排去罐中空气以产生负压，吸附于人体表面皮肤，以此达到治疗目的。江西省泰和县红十字会医院中医内科肖锷、罗珍华通过半夏泻心汤加减配合拔罐法治疗 40 例胃食管反流性咳嗽患者，其中拔罐治疗：穴位采用大肠俞、胃俞、肺俞、大椎、定喘，每次 3~5 罐，15 分钟后起罐。相较于使用西医治疗（奥美拉唑肠溶胶囊，每日 2 次，每次 20mg；多潘立酮，每日 3 次，每次 10mg）的对照组，在总有效率上与患者症状缓解时间上，使用半夏泻心汤加减配合拔罐法治疗的实验组具有明显优势。此外，河南省睢县中医院内二科黄冠华同样运用半夏泻心汤加减配合拔罐法治疗胃食管反流性咳嗽，也取得相似的临床疗效与结果。

九、调护

《黄帝内经》："正气内存，邪不可干。""恬淡虚无，真气从之，精神内守，病安从来。"患者平时要适当加强锻炼，增强体质，提高免疫力。平日里要保持心情舒畅，避免过喜、过悲等较大的情志波动。有研究表明，大部分胃食管反流性患者嗜食肥甘厚腻及辛辣刺激性食物，还有饭后立马卧床等不良生活习惯。应嘱患者忌进食过饱，尽量避免睡前进食，减少酸性、油腻的食物摄入，健康饮食。戒烟，禁酒，保持良好的生活作息，保持正常体质量指数，避免各种引起胸腹压增高的因素，这些都有利于胃食管反流性咳嗽的症状减轻以及病情的好转。

十、临床经验

吴海雁将胃食管反流性咳嗽归为中医"胃咳"范畴，病位在胃及食管，与肺、肝、脾、胃密切相关，认为发病原因主要有两个。一是脾胃为人体气机的枢纽，脾主升，胃主降。若饮食不节引发的脾胃受损，则会导致脾胃气机失常，胃失和降，使浊气上犯于肺。二是由于情志因素，肝气郁滞，肝失疏泄。而肝肺生理功能密切相关，肝生于左，肺藏于右，左升右降，气机调畅。因此肝失疏泄，会导致肺宣发肃降功能失常，肺失肃降，肺气上逆。在治疗上，根据上述理论，主要运用半夏泻心汤合小柴胡汤进行治疗，且临证时常加用枳实、厚朴、青皮、陈皮等具有行气宽胸、理气化痰作用的中药，意在调畅脾胃、肝肺气机，使人体气机大小循环通畅，则咳自止。加用代赭石、煅瓦楞子重镇降逆、制酸止痛。此外，咽痒者，可加木蝴蝶、蝉蜕利咽止痒；口干者，可加百合、黄精、生地黄养阴润燥；鼻塞流涕质稠者加辛夷、白芷、苍耳子、蜂房等通利鼻窍；痰黄黏稠者加用浙贝母、鱼腥草等清热化痰；肝郁脾虚者常加当归、白芍、柴胡、茯苓等疏肝健脾。

十一、病案举例

汪某，女，65 岁。主因反复咳嗽半年余，于 2020 年 8 月 19 日就诊。患者 2018 年 5 月因反酸、烧心曾就诊于当地医院，查电子胃镜：反流性食管炎，浅表性胃炎（活动期），予雷贝拉唑钠肠溶片治疗 2 周，患者症状好转，自行停药；半年前无明显诱因出现反酸、烧心加重，于当地医院就诊，口服枸橼酸莫沙必利、奥美拉唑肠溶胶囊，症状未减轻，遂前来就诊。刻下症：咳嗽，少痰，日间为主，无发热、鼻塞、流涕、打喷嚏，反酸、烧心餐后加重，同时伴有嗳气呃逆，夜间不能平卧，胸胁两侧时有胀满，按之痛甚，口干，咽部异物感，不欲饮食，眠欠佳，小便调，大便干结，两日一行。查体：两肺呼吸音粗，未闻及明显干湿啰音。舌红，苔黄腻，脉弦。辅助检查：胸部 CT 显示无异常改变；肺功能示肺通气功能大致正常；支气管舒张试验阴性；FENO：22ppb。中医诊断：胃咳。辨证为：肝脾不和、肺气上逆。西医诊断：胃食管反流性咳嗽。治法：舒肝健脾、降逆止咳。处方如下：党参 30g、白术 20g、旋覆花 10g、煅赭石 30g、茯苓 20g、柴胡 10g、郁金 12g、黄芩 20g、黄连 10g、干姜 10g、姜半夏 12g、海螵蛸 30g、煅瓦楞子 12g、厚朴 15g、夏枯草 20g、枳实 10g、槟榔 12g、炙甘草 10g、陈皮 10g。7 剂，水煎服，每日 1 剂，分早、晚温服。嘱患者服药期间禁食辛辣刺激、生冷油腻之品，宜少食多餐，睡前 2 小时不宜进餐。嘱其畅情志，睡觉时将床头抬高。

2020 年 8 月 26 日复诊。患者服药后自觉较前舒适，反酸、呃逆症状较前明显好转，咳嗽次数减少，口干较前改善，大便两日一行，但仍有便干，舌淡红，苔黄微腻，脉弦数。处方以原方加瓜蒌 15g、牛蒡子 10g，柴胡加至 20g。7 剂，水煎服，每日 1 剂，分早、晚温服。

2020 年 9 月 2 日三诊。服药后患者咳嗽、反酸基本消失，大便正常，偶有咽部异物感，舌红苔黄，脉弦。二诊方加金银花 12g、木蝴蝶 10g、麦冬 12g。7 剂，水煎服，每日 1 剂，分早、晚温服。电话随访至今，基本不咳，反酸未再发作。

病案分析：该患者咳嗽迁延不愈，病程超过 8 周。伴有反酸、烧心，胸部 CT 无明显异常，有胃炎病史，可初步诊断为胃食管反流性咳嗽。中医方面，患者有胸胁胀满，伴有嗳气乏力。患者平素急躁易怒，更年期丧偶。可诊断为"胃咳"肝脾不和证。吴海雁认为患者是由于此前生活出现变故，情志不佳，导致肝气郁滞，肝失疏泄，出现胸胁胀满；肝气郁结日久，可化火耗伤津液出现口干，肝气横逆犯胃则见反酸、烧心；根据五行相克理论，肝过旺可克脾，脾胃受损，中焦枢机不利以致胃失和降、肺失宣肃、肺气上逆，发而为咳。治疗要以疏肝理气、调畅中焦脾胃气机为要，配以宣肺止咳。运用半夏泻心汤加减治疗。方中党参、白术、茯苓，健脾益气，培本固中，治疾病之本；旋覆花与煅赭石搭配使用，共奏降逆化痰、益气和胃之功；厚朴、槟榔、枳实、柴胡、郁金疏肝解郁、理气行滞；佐以夏枯草以去肝郁气结之火；煅瓦楞子、海螵蛸合用以增制酸止痛之功。复诊时根据辨证，增加柴胡的用量，以增强疏肝理气解郁之功；患者咳嗽、呃逆日久，消耗气血津液较多，且有大便干结的症状，加瓜蒌、牛蒡子润肠通便。三诊见诸证缓解，予以金银花、木蝴蝶、麦冬滋阴清热、利咽止痒，如此阴阳平衡，疾病向愈。

（郑拓、罗胜）

参考文献

[1] 王北辰. 半夏泻心汤加减联合质子泵抑制剂治疗胃食管反流性咳嗽的临床观察 [J]. 中国现代药物应用, 2015, 9 (7)：156-158.

[2] 岳园, 梁艳霞, 马卉, 等. 王书臣教授治疗胃食管反流性咳嗽经验撷英 [J]. 现代中医临床, 2022, 29 (1)：25-28.

[3] 卢炳, 朱振刚. 旋复代赭汤加减治疗胃—食管反流性咳嗽验案2则 [J]. 中国保健营养, 2016, 26 (6)：344.

[4] 田峰, 范永强, 梁少红, 等. 半夏泻心汤联合抗反流治疗胃食管反流性咳嗽的临床研究 [J]. 医药前沿, 2012, 2 (22)：101-102.

[5] 程茹. 半夏泻心汤合旋复代赭汤加减治疗胃食管反流性咳嗽临床观察 [J]. 新中医, 2018, 50 (12)：104-106.

[6] 车彦贞. 半夏厚朴汤治疗胃食管反流性咳嗽临床观察 [J]. 中国民族民间医药, 2017, 26 (20)：89-90.

[7] 武旭梅. 半夏厚朴汤加减治疗胃食管反流性咳嗽43例临床观察 [J]. 中国民族民间医药, 2018, 27 (7)：122-123.

[8] 高正颜. 加味半夏厚朴汤治疗胃食管反流性咳嗽的临床效果研究 [J]. 健康大视野, 2020 (5)：140.

[9] 代平, 郭华, 胡玲. 左金丸合半夏厚朴汤治疗34例胃食管反流性咳嗽疗效观察 [J]. 医药前沿, 2018, 8 (10)：339-340.

[10] 周同光. 四逆散加味治疗胃食管返流性咳嗽的可行性研究 [J]. 中国保健营养, 2021, 31 (8)：232.

[11] 郭麦荣. 四逆散治疗胃食管反流性咳嗽68例 [J]. 西部中医药, 2015, 28 (8)：79-81.

[12] 冯超. 中药四逆散加味治疗胃食管反流性咳嗽的疗效 [J]. 临床与病理杂志, 2017, 37 (7)：1423-1428.

[13] 孙欢欢, 陈伟琼, 李晓娟, 等. 王会仍运用和胃止咳汤治疗胃食管反流性咳嗽经验 [J]. 浙江中医杂志, 2019, 54 (1)：20-21.

[14] 张晋云, 陈建芬. 麦门冬汤加味治疗胃食管反流性咳嗽80例疗效观察 [J].

河北中医, 2008, 30 (6): 612 - 613.

[15] 黄恩流, 马长注, 焦明钊. 加味麦门冬汤治疗胃食管反流性咳嗽的临床观察 [J]. 内蒙古中医药, 2016, 35 (14): 59 - 60.

[16] 张智伟, 黄晶, 门九章. 五味异功汤加味治疗胃食管反流性咳嗽的临床观察 [J]. 中国中医药科技, 2022, 29 (3): 454 - 456.

[17] 刘智霖, 史利卿, 马建岭, 等. 胃食管反流性咳嗽之脏腑相关证治探析 [J]. 吉林中医药, 2020, 40 (4): 469 - 473.

[18] 孙其斌, 肖国民. 针刺配合捏脊疗法治疗胃食管反流性咳嗽 31 例 [J]. 甘肃中医, 2011, 24 (2): 42 - 43.

[19] 郭慧, 刘娟, 杨欢, 等. 针刺配合质子泵抑制剂治疗胃食管反流性咳嗽疗效观察 [J]. 上海针灸杂志, 2020, 39 (12): 1546 - 1551.

[20] 李彬, 白辉辉, 张一. 热敏灸配合质子泵抑制剂治疗胃食管反流性咳嗽疗效观察 [J]. 上海针灸杂志, 2019, 38 (6): 597 - 600.

[21] 潘小丹, 卢保强, 杨丽燕. 艾灸配合半夏泻心汤治疗胃食管反流性咳嗽疗效观察 [J]. 上海针灸杂志, 2018, 37 (8): 883 - 886.

[22] 肖锷, 罗珍华. 半夏泻心汤加减配合拔罐法治疗胃食管反流性咳嗽 40 例临床疗效观察 [J]. 中国民族民间医药, 2014 (22): 64.

毛细支气管炎

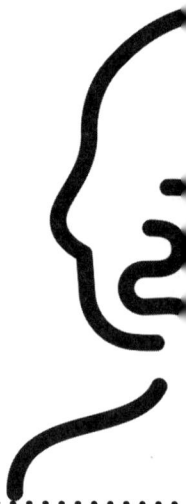

一、定义

毛细支气管炎是一种婴幼儿较常见的下呼吸道感染，主要发生于 2 岁以下的婴幼儿，常见于 1~6 个月的小婴儿，以喘憋、三凹征和气促为主要临床特征。由于小气道的上皮炎症使呼吸道管腔易因黏稠分泌物堵塞，黏膜水肿及光滑肌痉挛（1 岁半之内）而发生堵塞，并可引起肺气肿或肺不张。本病多发于冬春两季，呈发散性或流行性发病，后者称流行性毛细支气管炎，又因该病是以喘憋为主要特征的一种特别种类肺炎，故又称喘憋性肺炎。发病季节以每一年的 12 月至次年的 3 月为主。国内外研究表明，生命早期发生毛细支气管炎的患儿，有 1/3 在日后会反复喘息甚至哮喘，严重影响其日后的生活质量。

二、病因

毛细支气管炎最常有的病原体为呼吸道合胞病毒（RSV），据统计 90% 的婴幼儿在 2 岁内感染过 RSV，其中约 40% 发展为下呼吸道感染。90% 的婴幼儿毛细支气管炎由 RSV 引起；其他依次为腺病毒、副流感病毒、鼻病毒、流感病毒等。极少数的病例是由肺炎支原体感染引起的。患儿感染病毒后，细小的毛细支气管充血水肿，黏稠分泌物增多，加上坏死的黏膜上皮细胞脱落所引起的管腔淤堵，导致肺气肿和肺不张明显，炎症常常累及肺泡、肺泡壁和肺间质，是一种特殊性肺炎。

三、诊断

（一）辅助检查

外周血白细胞总数及分类大多在正常范围内。

采集鼻咽拭子或分泌物，使用免疫荧光技术、免疫酶技术及分子生物学技术可明确病原。

肺功能：RSV 感染后多可检测到肺功能异常，常表现为小气道限制性通气障碍。

血气分析可了解患儿缺氧和 CO_2 潴留程度。典型病儿可显示 PaO 下降和 $PaCO$ 正常或增高。pH 值与疾病严重性相关。病情较重者可有代谢性酸中毒，由于通气/灌流（V/Q）不均而出现低氧血症。严重者可发生 I 型或 II 型呼吸衰竭。

胸部 X 光：大部分病例表现有全肺程度不等的阻塞性肺气肿，约半数有支气管周围炎影像或有肺纹理增厚，可出现小点片阴影。10% 的病例出现肺不张。

（二）诊断标准

1. 临床表现

常在上呼吸道感染以后 2~3 日出现持续性干咳和发作性呼吸困难。咳与喘憋同时发生为本病特点。症状轻重不等，重者呼吸困难，发展甚快，咳嗽略似百日咳，初起时呼吸症状远较中毒症状严重，出现发作性喘憋。体温高低不一，低热（甚至无热）、中等度发热及高热约各占 1/3，体温与一般病情并无平行关系。一般虽有呕吐，但不严重，也多无严重腹泻。由于肺气肿及胸腔膨胀压迫腹部，常易影响吮奶及饮食。喘憋发作时呼吸快而浅，常伴有呼气性喘鸣，呼吸频率约 60~80 次/分，甚至达到 100 次/分以上，脉快而细，常达 160~200 次/分。有明显鼻扇及三凹征，重症病儿有明显的梗阻性肺气肿、苍白及发绀。胸部体征常有变异。叩诊每呈鼓音。每当毛细支气管接近于完全梗阻时，呼吸音明显减低，或听不见。在喘憋发作时往往听不到湿啰音，当喘憋稍缓解时，可有弥漫性细湿啰音或中湿啰音，喘鸣音往往很明显，偶有笛音等干啰音。发作时每有肋间增宽、肋骨横位，横膈及肝、脾因肺气肿推向下方。由于过度换气引起的不显性失水量增加和液体摄入量不足，部分患儿可发生比较严重的脱水，小婴儿还可能有代谢性酸中毒。重度喘憋者可有 CO_2 潴留，出现呼吸性酸中毒，动脉血氧分压降低。经过正确治疗后，发展成心力衰竭者已较少见。

2. X 线检查

可见全肺有不同程度的梗阻性肺气肿，摄片可显现支气管周围炎征象，或有肺纹理粗厚。不少病例肺泡亦明显受累，有小的点片状阴影，但无大片实变，与腺病毒肺炎不同。

3. 实验室检查

白细胞总数及分类多在正常范围。病情较重的小婴儿血气分析检查可有代谢性酸中毒，约 1/10 的病例可有呼吸性酸中毒。病毒快速诊断用免疫荧光技术、酶标抗体染色法或 ELISA 等法进行，有条件的单位可进行病毒分离及双份血清检查，以确定各种病毒感染。鼻咽拭子细菌培养与健康儿无明显不同（二者均可有带菌情况）。

四、鉴别

1. 儿童哮喘

婴儿的第一次感染性喘息发作，即为毛细支气管炎，但若多次反复发作，则应考虑有发展为婴幼儿哮喘的可能。毛细支气管炎发展为哮喘的危险因素包括过敏体质、哮喘家庭史、抗 RSV-lgE 升高、先天性小气道、被动吸烟等，需结合发作次数、过敏史、家族史、家庭环境，必要时结合肺功能检查作出诊断。

2. 原发型肺结核

常伴有喘息，可闻及哮鸣音，可根据结核接触史、结核中毒症状、结核菌素试验和胸部 X 线改变予以鉴别。

3. 其他疾病

如纵隔占位、充血性心力衰竭、心内膜弹力纤维增生症、异物吸入及先天性气管支气管畸形等均可发生喘息，应结合病史和体征及必要的检查作出鉴别。

五、西医治疗

1. 基础管理

毛细支气管炎是一种婴幼儿时期常见的下呼吸道感染性疾病，急性期患儿尤其是 1 岁以下的患儿多数需要住院治疗。

（1）护理：合理衣着，避免受凉。加强室内空气流通，以温度 18℃～20℃、湿度 60% 为宜。注意隔离，以防交叉感染。经常变换体位，以减少肺部淤血，促进炎症吸收。咳嗽痰多者可以合适的力量拍背促进排痰。

（2）营养管理：由护士对患者的营养状况进行初始评估，记录在《住院患者评估记录》中。总分≥3，有营养不良的风险，需在 24 小时内通知营养科会诊，根据会诊意见采取营养风险防治措施；总分 <3，每周重新评估其营养状况，病情加重应及时重新评估。根据需要给予营养丰富的饮食，进食困难重症患儿，可给予鼻饲或肠道外营养。注意水和电解质的补充，纠正酸中毒和电解质紊乱，适当的液体补充还有助于气道的湿化。但要注意输液速度，过快可加重心脏负担。

2. 对症治疗

（1）喘憋的治疗：①喘憋较重者，应抬高头部和胸部，以减轻呼吸困难。缺氧明显时最好雾化给氧。②使用高渗盐水（3%）射流雾化可以减轻支气管黏膜水肿，减轻喘憋症状，用法：<2 岁，2～4mL/次，轻症患儿每日 3～4 次，直至出院，重症患儿可采取连续 8 次雾化后改为每日 3～4 次，直至出院。③射流雾化器雾化乙酰半胱氨酸可以帮助祛痰，用法：每次 3mL，每日 1～2 次。④喘憋发作期间，宜用异丙嗪镇静并缓解支气管痉挛（>2 岁患儿使用），一般口服，每次 1mg/kg，每日 2 次；或口服氯苯那敏（≤2 岁使用）。烦躁明显者可加用水合氯醛灌肠。一般雾化可与给氧同时进行，雾化后及时予以拍背、吸痰以保持呼吸道通畅。应用加温湿化有时可使病儿安静下来。至于直接冲洗咽喉部及从喉支气管吸出痰液的办法，只能在耳鼻喉科配合下对个别病例应用喉镜进行。

（2）解痉平喘：①使用支气管扩张剂如 β_2 受体激动剂（首选吸入应用）、抗胆碱能药物（吸入）、茶碱类药物。硫酸镁静滴亦可止喘，可以试用。②雾化药物一般使用射流雾化器雾化吸入，可单用硫酸沙丁胺醇（万托林）或联合使用抗炎药物布地奈德混悬液（普米克令舒）、异丙托溴铵（爱全乐）。（药物用量参考：普米克令舒：0.5～1mg/次，每日 2 次，或遵医嘱。万托林：2.5 ~ 5.0mg/次，每日 3 ~ 4 次，或遵医嘱，初始剂量以 2.5mg 为宜。爱全乐：< 6 岁，250ug/次；6 ~ 12 岁，250 ~ 500ug/次）③喘鸣严重时可静脉滴注甲泼尼龙 1 ~ 2mg/（kg·d），或口服泼尼松 1mg/（kg·d），连用 3 ~ 7 天。

（3）频繁干咳影响睡眠和休息，可服少量镇咳药物，如复方福尔可定糖浆，每日 2 ~ 3 次，应注意避免用药过量及时间过长，会影响纤毛的生理性活力，使分泌物不易排出。

（4）保持呼吸道通畅，保证液体摄入量，纠正酸中毒，并及时发现和处理呼吸衰竭及其他生命体征危象。

3. 抗病原体药物治疗

如系病毒感染所致，可用利巴韦林静脉滴注或雾化吸入，亦可试用 a - 干扰素肌注。但其疗效均不肯定。支原体感染者可应用大环内酯类抗生素，有细菌感染者应使用适当的抗生素。

4. 生物制品治疗

重症患儿可静脉注射免疫球蛋白（IVIG）400mg/（kg·d），连续 3 ~ 5 天，能够缓解临床症状，减少患儿排毒量和缩短排毒期限。静脉注射抗呼吸道合胞病毒免疫球蛋白的疗效与 IVIG 相当，抗 RSV 单克隆抗体对高危婴儿（早产儿、支气管肺发育不良、先天性心脏病、免疫缺陷病）和毛细支气管炎后反复喘息发作者的预防效果确切，但容易导致 RSV 发生基因突变，而对该单克隆抗体产生抗性。

5. 并发症的处理

（1）对出现呼吸衰竭者，应保持呼吸道通畅，排除分泌物，必要时行气管插管进行机械通气。

（2）并发心力衰竭时，应及时给予吸氧、镇静、利尿、强心及血管活性药物等治疗。

（3）合并中毒性脑病时及时给予脱水疗法、改善通气、扩血管、止痉、糖皮质激素、促进脑细胞恢复等治疗。

（4）合并中毒性肠麻痹时，应禁食和胃肠减压，亦可使用酚妥拉明。

（5）合并稀释性低钠血症的治疗原则为限制水入量，补充高渗盐水。

六、中医源流

毛细支气管炎临床以暴喘、哮鸣为特征，中医根据本病的发生、发展及所表现出的临床证候特点——其发作时与马脾风相似而分属于"马脾风"，持续期和恢复期与肺炎喘嗽相似而分属于"肺炎喘嗽"疾病范畴来论治。

《素问》中所说的"乳子中风热，喘鸣息肩者，脉实大"，是关于毛细支气管炎最早的中医文献记载。清代之前关于小儿喘嗽的症状描述多散于肺胀、马脾风各章节中。如《小儿药证直诀·肺盛复有风冷》说："胸满短气，气急咳嗽上气。"《幼科全书》云：

"胸高气促肺家炎。"症状与病名皆具备。《儿科萃精》中说："小儿暴喘，俗谓之马脾风，因寒邪客于肺俞，寒化为热，闭于肺经，故胸高气促，肺胀喘满，两胁煽动，陷下作坑，鼻翼煽张，神气闷乱。"《全幼心鉴》也载有"马脾风"候，症状描述详尽，治疗方法迄今仍有临床价值。《婴童百问·第五十六问》云："小儿有因惊暴触心，肺气虚发喘者，有伤寒肺气壅盛发喘者，有感风咳嗽肺虚发喘者，有因食咸酸伤肺气发虚痰作喘者，有食热物毒物冒触三焦，肺肝气逆作喘者。"提出小儿喘憋发病原因有感受外邪、体虚、饮食不当等原因。唐宋以前对小儿喘嗽的描述，大多以"喘鸣""肺胀"命名。《幼科金针·肺风痰喘》云："小儿感冒风寒，入于肺经，遂发痰喘，咳嗽不舒畅，喘急不止，面青潮热，啼哭惊乱，若不早治，则惊风立至矣，唯月内芽儿犯此，肺风痰喘。"这提示本病需及早治疗，与本病在发病后 2～3 日会出现的喘憋症状相似。关于本病的治疗，《证治准绳·幼科》云："无价散治风热喘促，闷乱不安，俗谓之马脾风。"《医宗金鉴·幼科杂病心法要诀·喘证门》指出："暴喘传名马脾风，胸高胀满胁作坑，鼻窍扇动神闷乱，五虎一捻服最灵。"提出无价散治疗风热犯肺，与五虎汤合一捻金治疗痰热闭肺重证效果佳。

七、辨证论治

小儿形气未充，脏腑娇嫩，卫表不固，易感寒热，又饮食不节，易伤脾胃，脾不运化，蕴生痰浊，阻滞气机，致咳喘气急。本病发生的原因有外因和内因两大类。外因责之于感受风邪，或由其他疾病传变而来，小儿寒温失调，风邪外袭而为病，风邪多夹热或夹寒为患，其中以风热为多见。内因责之于小儿形气未充，肺脏娇嫩，卫外不固，如先天禀赋不足，或后天喂养失宜，久病不愈，病后失调，则致正气虚弱，腠理不密，而易为外邪所中。正气不足，毛细支气管炎的发生与小儿时期机体各器官的形质和生理功能不完善、不成熟有关。《素问》中曾提及婴幼儿存在"肉脆，血少，气弱"的生理特点，中医认为小儿肺气始用、娇嫩尤甚，其主气、司呼吸功能稚弱，易感邪致病，且病情易于传变和恶化，如《育婴家秘》描述肺脏"难调而易伤也"。

《东医宝鉴》中所说："五脏传变，皆痰为患，痰为火苗，火动壅肺，痰火交作，咳嗽喘急。"痰火是本病的病理产物，病变部位主要在肺，病机关键为肺气郁闭。肺脏为娇脏，性喜清肃，外合皮毛，开窍于鼻。外感风邪由口鼻或皮毛而入，侵犯肺卫，致肺气失展，宣降失司，清肃之令不行，郁闭不宣，化热灼津，炼液成痰，阻于气道，肃降无权，也可因内热伤肺，肺卫失展，宣降失司，气郁不宣，正邪交争而出现咳嗽、气促、痰壅、鼻扇、发热、恶寒等证候。患儿肝常有余，肝火热引起肝火旺盛，木侮肺金，风痰相搏而致咳嗽喘息。"脾为生痰之源，肺为贮痰之器。"小儿脾常不足，若运化失常，水饮则易成痰，暗藏于肺，而"肺为清虚之府，一物不容，毫毛必咳"，痰阻肺络则见咳嗽、咳痰、气促等症。故本病病变常累及肝、脾，重者亦可内窜心肝。

本病辨证重在辨寒热虚实：

（1）辨风寒风热：病初起时与感冒相似，多有表证，但很快入里化热，主要表现为发热、咳嗽、气喘。根据全身及局部症状辨风寒风热，凡恶寒发热，无汗，咳嗽气急，痰多清稀，舌质不红，苔白，为风寒闭肺；若发热恶风，咳嗽气急，痰多黏稠或色黄，舌质红，苔薄白或黄，为风热闭肺。

（2）辨虚实：发作期喘憋痰鸣，气急喘息，以邪实为主。后期哮喘已平，以正虚为主，辨其肺脾肾三脏之不——气短多汗，易感冒，多为肺气虚；形寒肢冷，面白，动则喘息，为肾虚；形体消瘦，倦怠乏力，纳差便溏，多为脾虚。

本病的治疗，以开闭清肺、化痰平喘为基本法则。具体治法：若痰多壅盛者，首先降气涤痰；喘憋严重者，治以平喘利气；病久气阴耗伤者，治以补气养阴，助正达邪；出现变证者，观其脉证，随证施治。或随证加减。本病除内服药物外，还常使用中药注射液静脉滴注及外治等方法治疗。出现危重证，可中西医结合救治。

（一）风寒闭肺型

证候分析：感风寒之邪，肺气为风寒所束，肺气壅遏不宣，故喘憋气急。风寒之邪与正气相争，则发热无汗。苔薄白、疾少色白均为寒痰阻于肺络之象。浮紧脉为风寒之脉象。

症状：发病前一般有打喷嚏、流涕、咳嗽等症状，2～3日内出现咳嗽气促，喉中痰鸣，痰白清晰，发热无汗，喘憋气急，口不渴，面色淡白，色淡苔白，脉浮紧。

治疗原则：本证为风寒之邪郁闭，导致肺气不宣，证属早期，温肺开闭，化痰止咳。方药：射干麻黄汤加减。具体药物：射干、麻黄、紫菀、款冬花、细辛、法半夏、五味子。方中麻黄、射干宣肺平喘，细辛温肺化饮，紫菀、款冬花化痰止咳，半夏化痰燥湿，五味子收敛肺气。呼吸急促加葶苈子、苏子，痰白而多加胆南星、浙贝母。唇口出现青紫，加桃仁、红花。发热无汗，加苏叶、薄荷（后下）。

（二）风热闭肺型

证候分析：感风热之邪，邪阻肺络，肺气郁闭，故咳嗽喘憋。风热之邪与正气相争，则发热恶风。风邪郁而化热，烁津为痰，故痰少色黄。邪热伤阴则可见烦渴。咽红、苔薄黄、脉浮数，均为感风热之象。

症状：咳嗽喘憋，喘促气粗，喉中痰鸣，咯痰黄稠，发热恶风，面红，咽红烦渴，面色苍白，烦躁不安，大便干结，小便少，色红，苔黄而干，脉浮数。

治疗原则：证属风热之邪郁闭肺气，宜辛凉解表，化痰平喘。方药：麻杏石甘汤加减。方中麻黄止咳平喘，杏仁降气化痰，生石膏清泄肺热，甘草甘润护肺。咽红疼痛，加板蓝根、蒲公英；痰黏色黄，加海蛤壳、天竺黄；发热怕冷，加荆芥、防风。

（三）痰火壅肺型

证候分析：因风热犯于肺脾，化热入营，灼津为痰，痰浊挟热，风邪与痰火互结，壅闭于肺，阻塞气道，形成"内有壅塞之气，外有非时之感，隔有胶固之痰"，故气逆暴喘。气急鼻煽，喉间痰鸣。邪正相争，痰火内盛则发热口渴，精神烦躁。气滞则血瘀，肺气痹阻，气血瘀滞，故唇周青紫。肺与大肠相表里，肺气痹阻则大肠传导失司，故大便秘结。舌红苔黄，脉细滑数，均为痰火壅肺之象。

症状：发热口渴，精神烦躁，喉间痰鸣，喘憋明显，气急鼻煽，唇周青紫，呼吸肋凹，或见便秘，舌质红，舌苔黄，脉细滑数。

治疗原则：宜清热豁痰，宣肺止哮平喘。方药：五虎汤加减。方中麻黄乃喘家圣药，能宣肺气平咳喘；杏仁降肺气，平喘止咳，助麻黄止咳平喘，疏肺利气，宣降相应；石膏功在清泄肺热；细辛，解表散寒，温肺化饮，亦可通窍，皂角通上下关窍，两药合用治疗痰涎壅塞，效果显著；桑白皮泻肺平喘，利水消肿；黄芩清热泻肺，平喘止咳；干姜温中散寒，回阳通脉，温肺化饮，又可制约石膏苦寒；少佐白豆蔻行气温中，调和脾胃，与干姜、细辛、白豆蔻共同温补肺脾肾，固护肺脾肾真气虚之本；甘草镇咳平喘，调和诸药。痰黏难咯，加陈胆星、黛蛤散；气急唇紫，加丹参、红花；大便秘结，加全瓜蒌、生大黄；喘憋不止，加地龙、僵蚕。病情危重，出现心率增快（＞160 次/分钟），心音低钝，面色苍白，四肢发冷，脉细数，肝脏进行性增大等，为并发急性充血性心力衰竭，可配合运用参附龙牡救逆汤温阳固脱。

（四）外寒内热型

证候分析：畏寒，鼻塞，打喷嚏，为风寒在表。发热，口渴，咽红，痰黄，大便干，为里有痰热。此属外寒里热、寒热夹杂之候。多由哮喘发作时里热未清，又感风寒所致。

症状：咳喘气急，畏寒发热，鼻塞，流清涕，打喷嚏，吐痰多黏稠色黄，口渴引饮，大便干结，舌红，苔薄白，脉滑数。

治疗原则：开壅祛痰，散寒清肺。方药：定喘汤加减。方中炙麻黄宣肺平喘；银杏降气平喘；款冬花、半夏化痰平喘；苏子降气平喘；青礞石豁痰平喘；桑白皮、黄芩清肺平喘；炙甘草调和诸药。胸闷较甚者，加厚朴、枳壳；痰黄稠难咯出者，加瓜蒌、胆南星、前胡；热重者，加黄芩、鱼腥草；咳喘哮吼甚者，加射干、桑白皮；痰多者，加半夏、陈皮、苏子辛温化痰，或用葶苈子泻肺涤痰；痰热明显者，加地龙、僵蚕、黛蛤散、竹沥清化痰热。

（五）上盛下虚型

证候分析：哮喘发作不止，喉间有痰，兼发热口干，此为实证。病程较长，反复发作不已，面色欠华，脉搏细弱，此为虚证。乃肺虚邪恋，肾虚失纳，水泛为痰，为上盛下虚之候。

症状：病程较长，面色欠华，常伴发热，咳嗽，喉间有痰，久喘不止之痰涎壅盛，喘咳短气，痰质稀白量多，胸膈满闷或倦怠乏力，或夜尿增多，舌苔白腻或白滑，苔少，脉细弱。

治疗原则：祛邪扶正，开壅祛痰。方药：射干麻黄汤逐饮降气，止咳平喘；都气丸敛肺益肾，平喘降逆。两方合用补虚扶正，标本同治。常用山茱萸、熟地黄、补骨脂益肾培元；山药、茯苓健脾益气；款冬花、紫菀温润化痰；半夏、细辛、五味子化饮平喘；麻黄、射干宣肺祛痰平喘。痰涎壅盛，喘咳气逆难卧者可酌加沉香、代赭石、莱菔子、白芥子，兼表证者加杏仁，气虚加人参；若喘逆多汗者，重用五味子敛汗平喘；虚喘抬肩，面色青灰，阳气欲脱者，加黑锡丹温肾纳气；畏寒肢冷者，加附片、淫羊藿温肾散寒；畏寒腹满者，加川椒、厚朴温中除满；痰多者，加银杏、芡实补肾健脾化痰；发热、咯痰黄稠者，加黄芩、冬瓜子、金荞麦清泄肺热。

（六）中成药

（1）射麻口服液：清肺化痰，止咳平喘。用于热邪犯肺，入里化热，咳嗽痰多，喘憋。每次 3~5mL，每日 2~3 次。

（2）小儿肺咳颗粒：健脾益肺，止咳平喘，用于小儿脾肺不足，痰湿内盛。每次 2~3g，每日 3 次。

如患儿精神尚可，无高热不退，无缺氧表现，只需对症口服中药加顺尔宁、沙丁胺醇之类的药物，一般 3~5 天方可缓解，疗效不错。但需家长们注意的是，如口服药物疗效欠佳，小孩情况欠佳时，需及时于儿科专科就诊，以免延误病情。

八、外治法

中医外治疗法历史悠久，早在外科专著《理瀹骈文》就有"外治之理即内治之理，外治之药即内治之药……虽治在外，无殊治在内也……与内治并行而能补内治之不及"的记载。外治法与内治法可互为补充，相互协调。中医外治法具有安全、经济、简便、依从性好的优点。

1. 中医小儿推拿

本病患儿年龄偏小，以婴幼儿为主，中药饮片喂食较困难，明龚廷贤认为小儿保健最好的方法是小儿推拿。他在《小儿推拿秘诀》中写道："盖因体骨未全，汤药难施，惟推拿一法。一有疾病，效验立见。"国伟婷在西医常规治疗的基础上加入小儿推拿治疗，治愈率为87.5%。推拿组方：主穴清肺经，运内八卦，揉掌小横纹；配穴痰热闭肺型配清大肠，痰湿闭肺型揉膻中、乳根、乳旁。徐浩岑等在西医治疗的基础上加入小儿推拿治疗风寒闭肺型毛细支气管炎，总有效率为92.5%。推拿组方：补脾经、清肺经，揉小横纹，推三关，揉外劳宫，揉膻中、乳根、乳旁。钟挺等在西医治疗基础上加入小儿推拿治疗脾虚型毛细支气管炎，有效率为95.6%。推拿组方为：补脾经，推四横纹，捣小天心，掐五指节，按压静宁、威灵。

2. 拔罐疗法

取穴肩胛双侧下部，拔火罐。每次5~10分钟，每日1次，3~5日为1个疗程。用于后期湿啰音久不消失者。

3. 贴敷疗法

（1）双柏散：大黄、黄柏、泽兰、侧柏、薄荷各等份，茶水调药末，外敷胸部啰音密集处，每天换药1次，用于迁延性肺炎，一般1周左右啰音消失。

（2）三黄膏：黄芩、黄连、大黄各等份，烘干研细末，过筛后用酒调膏，敷胸背啰音密集处，有退热、消炎之功。

4. 隔姜灸

取穴百会、神阙、气海，有回阳固脱作用。

九、调护

调护方面，三分在治，七分靠养，平素要秉着"未病先防，既病防变，瘥后防复"的原则，积极锻炼身体，提倡户外活动，多晒太阳，增加小儿抗病能力。衣着要寒暖适宜，注意气候变化。冬春季节，少带小儿去公共场所，避免受凉及交叉感染而引发疾病。保持卧室清洁，空气流通，避免直接吹风。发热时以流质、半流质饮食为宜，给予富有营养的清淡食品，忌食油腻及刺激食品，以防助热生痰。病情极期，加强巡视观察，密切注意体温、呼吸、神情、面色等变化。患儿呼吸急促时，应保持气道通畅，随时吸痰。咳嗽剧烈时可抱起小儿轻拍其背部，伴呕吐时应防止呕吐物吸入气管。

十、临床经验

《黄帝内经·素问·四气调神大论》中说："是故圣人不治已病治未病，不治已乱治未乱，此之谓也。夫病已成而后药之，乱已成而后治之，譬犹渴而穿井，斗而铸锥，不亦晚乎。"吴海雁认为"未病先防、既病防变"这一重要理念奠定了中医理论基础。这一理念也能很好解决毛细支气管炎患儿反复喘息容易发展为小儿哮喘这一难题。

1. 未病先防

《素问·至真要大论》中说："夫百病之生也，皆生于风寒暑湿燥火，以之化之变也。"《黄帝内经》中认识到人类和自然界是一个不可分割的整体，提出了适应四时气候的养生概念，如："春三月……夜卧早起，广步于庭，被发缓形，以使志生……夏三月……夜卧早起，无厌于日，使志无怒……秋三月……早卧早起，与鸡俱兴，使志安宁……冬三月……早卧晚起，必待日光……去寒就温，无泄皮肤……使气亟夺……"《诸病源候论·养小儿候》曰："小儿始生，肌肤未成，不可暖衣……宜时见风日。"《育婴家秘》指出："乳为血化，美如饧。"故家长应根据天气变化适时给孩子增减衣物，天气适宜时多带孩子到户外活动以增强抵抗力，婴儿期提倡母乳喂养。

2. 既病防变

吴海雁认为疾病发生及加重是有一定发展过程的。在疾病初期尚无明显症状之前就采取措施能更好更快地消灭疾病。这就要观察、掌握某些疾病出现的前兆。本病患儿疾病初期为风寒或风热证，均是感受风邪发病的。《素问太阴阳明论》说："伤于风者，上先受之。"《临证指南医案》卷五说："盖六气之中，惟风能全兼五气，如兼寒则曰风寒，兼暑则曰暑风，兼湿则曰风湿，兼燥则曰风燥，兼火则曰风火。盖因风能鼓荡此五气而伤人，故曰百病之长……由是观之，病之因乎风起者自多也。"这都说明风为百病之长，一是指风邪常兼它邪合而伤人，为外邪致病的先导。因风性开泄，凡寒、湿、暑、燥、热诸邪，常依附于风而侵犯人体，风为阳邪，轻扬开泄，易袭阳位属于阳邪。风邪易使腠理宣泄开张而有汗出。故风邪侵袭，常伤及人体的上部（头、面）、阳经和肌表，使皮毛腠理开泄，出现头痛、汗多、恶风、打喷嚏等症状。故需提醒本病患儿家长，当患儿出现汗多、打喷嚏、轻微咳嗽等轻微感冒症状时，应及时就医。用药方面清代医家叶天士据此传变规律提出了"务在先安未受邪之地"的防治原则。根据本病特点，在疾病初期，中医体质不同予以不同的药物提前预防治疗，偏寒的予细辛、芥子、荆芥，偏热的予板蓝根、蒲公英、鱼腥草，偏湿的予茯苓、白术、苡仁，偏脾虚的予神曲、山药、麦芽等。做到早发现、早诊断、早治疗，及时把疾病消灭在萌芽或初期阶段，从而避免其发展为咳喘阶段。

十一、病案举例

黄某某，1岁8月，1月7日初诊，因反复咳嗽气喘1年，再发2周就诊。家长述患儿在2月龄时曾因"肺炎、气喘"在外院住院治疗（具体不详），治疗后症状缓解，但每次感冒均会出现气促、气喘，2周前患儿再次出现初期打喷嚏、流涕等感冒症状，后慢慢加重出现咳嗽、气喘并伴有发热，遂到外院就诊，诊断为毛细支气管炎，服药治疗无明显效果后来我院就诊。症见：咳嗽、痰量多、喉间痰鸣、打喷嚏、流黄涕、气促，严重时喘憋，发热，纳差，大便干、舌红苔黄，指纹紫。查体：咽充血（＋＋＋），双侧扁桃体肿大（Ⅱ°），口腔黏膜未见疱疹，双肺呼吸音粗，双肺可闻少许湿啰音及哮鸣音。血常规：白细胞 7.76×10^9/L，血小板 197×10^9/L，中性粒细胞百分数 47.00%，淋巴细胞百分数 42.20%，超敏 CRP < 3.0 mg/L，肺炎支原体 IgM 抗体阴性（－），血清淀粉样蛋白 A < 5.0mg/L。胸片：毛细支气管炎。结合病史、体征、辅助检查，诊断为毛细

支气管炎。辨证为痰火壅肺，治当补脾敛肺，方用五虎汤加味。拟方如下：麻黄 5g，苦杏仁 5g，石膏 6g（先煎），桑白皮 10g，干鱼腥草 5g，前胡 5g，甘草（片）3g，瓜蒌子 10g，毛冬青 10g，天竺黄 10g，白芥子 5g，紫菀 5g，苍耳子 3g，细辛 1g，羌活 5g，白芷 5g。水煎分服，每日 1 剂。服药 3 天后，喉间痰鸣、气促、喘憋临床症状体征明显改善，仍有咳嗽，偶有鼻塞流涕，去紫菀、细辛加炒莱菔子、辛夷再进服 5 天，诸症体征消失，并嘱家长患儿有任何轻微感冒症状需立刻来医院就诊。患儿于 2 月 14 日出现打喷嚏、流黄涕 1 天就诊，无咳嗽、咳痰，吴海雁知其素体痰火盛易加重，虽然患儿病初并无咳嗽、咳痰，拟方时在解表药物基础上加用天竺、桑白皮、毛冬青清热化痰药物以防加重。拟方如下：连翘 5g，金银花 3g，甘草（片）3g，苍耳子 3g，辛夷 5g，岗梅 10g，羌活 5g，白芷 5g，六神曲 5g，天竺黄 10g，桑白皮 10g，毛冬青 10g，水煎分服，每日 1 剂，服药 3 天后患儿痊愈。随访半年，患儿偶有感冒但均在发病前 3 天及时就诊，无再出现气喘复发。

（陈紫明）

参考文献

[1] 胡亚美，江载芳. 诸福棠实用儿科学 [M]. 7 版. 北京：人民卫生出版社，2002：99 - 1163.

[2] 中国医师协会儿科医师分会儿童呼吸专业委员会，中华医学会儿科学分会呼吸学组，《中国实用儿科杂志》编辑委员会. 儿童常见喘息性疾病抗病原微生物药物合理应用专家共识 [J]. 中国实用儿科杂志，2020，35（12）：918 - 926.

[3] 中华医学会儿科学分会呼吸学组，《中华儿科杂志》编辑委员会. 儿童社区获得性肺炎管理指南（2013 修订）[J]. 中华儿科杂志，2013，51（10）：745 - 752.

[4] 中华人民共和国国家健康委员会，国家中医药局. 儿童社区获得性肺炎诊疗规范（2019 年版）[J]. 中华临床感染病杂志，2019，12（1）：6 - 13.

[5] 丁翔宇，冯超，张古英，等. 儿童毛细支气管炎指南的系统评价 [J]. 中国循证医学杂志，2016，16（10）：1207 - 1215.

[6] 洪菲萍. 降气化痰法治疗痰湿蕴肺型毛细支气管炎的临床观察 [D]. 福州：福建中医药大学，2020.

[7] 沈湘妹，王艳玲，陈萍萍，等. 经络调理辅助治疗婴幼儿毛细支气管炎的临床疗效分析 [J]. 浙江中医杂志，2022，57（4）：283 - 284.

[8] 肖赟鹏，井夫杰. 中西医治疗毛细支气管炎临床研究进展 [J]. 江西中医药大学学报，2020，32（1）：121 - 124.

[9] 王晓敏，张迎春，姚国晋. 胡成群教授应用中医理论辨治小儿急性毛细支气管炎（痰热闭肺型）的临床经验 [J]. 时珍国医国药，2022，33（2）：484 - 485.

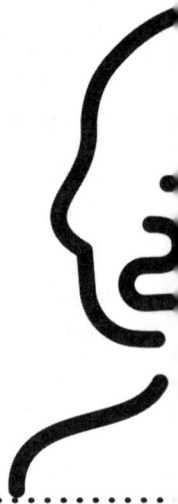

小儿哮喘

一、定义

支气管哮喘是一种以慢性气道炎症和气道高反应性为特征的异质性疾病，以反复发作的喘息、咳嗽、气促、胸闷为主要临床表现，常在夜间和（或）凌晨发作或加剧。呼吸道症状的具体表现形式和严重程度具有随时间而变化的特点，并常伴有可变的呼气气流受限。支气管哮喘（以下简称哮喘）是儿童时期最常见的慢性气道疾病，20 余年来我国儿童哮喘的患病率呈明显上升趋势。

二、病因

哮喘的发病机制极为复杂，尚不完全清楚，与免疫因素，神经、精神和内分泌因素，遗传学背景和神经信号通路密切相关。

（1）免疫因素。气道慢性炎症被认为是哮喘的本质。自 19 世纪 90 年代以来，通过大量临床病理研究发现，无论病程长短、病情轻重，哮喘患者均存在气道慢性炎症改变。

（2）神经、精神和内分泌因素。哮喘患儿 β 肾上腺素能受体功能低下和迷走神经张力亢进，或同时伴有 α 肾上腺素能神经反应性增强，从而发生气道高反应性（AHR）。气道的自主神经系统除肾上腺素能和胆碱能神经系统外，尚存在第三类神经，即非肾上腺素能非胆碱能（NANC）神经系统。NANC 神经系统又分为抑制性 NANC 神经系统（i－NANC）及兴奋性 NANC 神经系统（e－NANC），两者平衡失调，可引起支气管平滑肌收缩。一些患儿哮喘发作与情绪有关，其原因不明。更常见的是因严重的哮喘发作影响患儿及其家人的情绪。约 2/3 的患儿于青春期哮喘症状完全消失，于月经期、妊娠期和患甲状腺功能亢进时症状加重，均提示哮喘的发病可能与内分泌功能紊乱有关，具体机制不明。

（3）遗传学背景。哮喘具有明显的遗传倾向，患儿及其家庭成员患过敏性疾病和特应质者明显高于正常人群。哮喘为多基因遗传性疾病，已发现许多与哮喘发病有关的基因（疾病相关基因），如 IgE、IL－4、IL－13、T 细胞抗原受体（TCR）等基因多态性。但是，哮喘发病率 30 余年来明显增高，不能单纯以基因变异来解释。

（4）神经信号通路。研究发现，在哮喘患者体内存在丝裂素活化蛋白激酶（MAPK）等神经信号通路的细胞因子、黏附因子和炎性介质对机体的作用，参与气道炎症和气道重塑。

哮喘易受多种因素影响而发作，如：①吸入过敏原（室内：尘螨、动物毛屑及排泄物、蟑螂、真菌等；室外：花粉、真菌等）；②食入过敏原（牛奶、鱼、虾、鸡蛋和花生等）；③呼吸道感染（尤其是病毒及支原体感染）；④强烈的情绪变化；⑤运动和过度通气；⑥冷空气；⑦药物（如阿司匹林等）；⑧职业粉尘及气体。以上均为诱发哮喘症状的常见危险因素，有些因素只引起支气管痉挛，如运动及冷空气；有些因素可以突然引起哮喘的致死性发作，如药物及职业性化学物质。

三、诊断

哮喘的诊断主要依据呼吸道症状、体征及肺功能检查，证实存在可变的呼气气流受限，并排除可引起相关症状的其他疾病。

（1）反复喘息、咳嗽、气促、胸闷，多与接触变应原、冷空气、物理刺激、化学性刺激、呼吸道感染、运动以及过度通气（如大笑和哭闹）等有关，常在夜间和（或）凌晨发作或加剧。

（2）发作时双肺可闻及散在或弥漫性，以呼气相为主的哮鸣音，呼气相延长。

（3）上述症状和体征经抗哮喘治疗有效，或自行缓解。

（4）除其他疾病所引起的喘息、咳嗽、气促和胸闷。

（5）临床表现不典型者（如无明显喘息或哮鸣音），应至少具备以下 1 项：①证实存在可逆性气流受限：支气管舒张试验阳性，吸入速效 β_2 受体激动剂（如沙丁胺醇压力定量气雾剂 $200 \sim 400\mu g$）后 15 分钟第一秒用力呼气容积（FEV1）增加 $\geq 12\%$；抗感染治疗后肺通气功能改善：给予吸入糖皮质激素和（或）抗白三烯药物治疗 4～8 周，FEV 增加 $\geq 12\%$；②支气管激发试验阳性；③呼气流量峰值（PEF）日间变异率（连续监测 2 周）$\geq 13\%$。

符合第（1）～（4）条或第（4）、（5）条者，可诊断为哮喘。

四、鉴别

临床工作中有很多疾病需与哮喘鉴别，常见的有毛细支气管炎、喘息性支气管炎、先天性喉喘鸣、异物吸入、先天性气道畸形等。

1. 毛细支气管炎

由呼吸道合胞病毒及副流感病毒所致，好发于 26 个月婴儿，常于冬春季流行。

2. 喘息性支气管炎

发生在 3 岁以内，临床表现为支气管炎伴喘息，常有发热、喘息，随炎症控制而消失，一般无呼吸困难，病程约 1 周。大部分到四五岁时发作停止。

3. 先天性喉喘鸣

因喉部发育较差引起喉软骨软化，在吸气时喉部组织陷入声门而发生喘鸣及呼吸困难。于出生时或数天后出现持续吸气性喘鸣，重者吸气困难，并有胸骨上窝及肋间凹陷。在俯卧位或被抱起时喘鸣有时可消失。喘鸣一般发生在 6 个月到 2 岁。

4. 异物吸入

好发于幼儿及学龄前期，有吸入异物史，呛咳可有可无，有时胸部 X 线摄片检查无异常，应做吸气及呼气相 X 线透视或摄片，可有纵隔摆动，或由于侧气体滞留而两肺透光度不一致。如 X 线检查阴性，仍不能除外异物，可做支气管镜检查。笔者曾见一气道异物幼儿，肺部有发作性喘鸣，但无异物吸入史，X 线检查阴性后做支气管镜检查在支气管壁取出西瓜子皮后喘息消失。偶有食道内异物压迫气道引起喘息。

5. 先天性气道畸形（喉蹼、血管瘤、息肉等）

先天性气道发育异常造成喉部狭窄，若喉部完全阻塞可因窒息而死亡。若喉部部分阻塞，哭声减弱、声嘶或失声，有呼吸困难及青紫，体检局部无炎症表现，喉镜检查可见喉蹼，对息肉和血管瘤进行 X 线及支气管镜检查有助于诊断。

五、西医治疗

小儿哮喘如果没有得到及时有效的治疗，随着病程的持续发展，进一步形成呼吸衰竭或者心力衰竭等症状，会对患儿的生命安全造成一定的威胁。特别是在每年的春冬两季，季节更替气温变化较大的时候，可能会因为接触了刺激物或者受到感染等发病，或者在原有的症状上出现病情加重现象。在临床治疗中主要以改善临床症状、缓解气流受限问题和调整低氧血症的现象为主。治疗目标：①达到并维持症状的控制；②维持正常活动水平，包括运动能力；③维持肺功能水平尽量接近正常；④预防哮喘急性发作；⑤避免因哮喘药物治疗导致的不良反应；⑥预防哮喘导致的死亡。

哮喘控制治疗应尽早开始。要坚持长期、持续、规范、个体化治疗原则。治疗包括：①在急性发作期，快速缓解症状，如平喘、抗感染治疗；②在慢性持续期和临床缓解期，防止症状加重和预防复发，如避免触发因素、抗炎、降低气道高反应性、防止气道重塑，并做好自我管理。具体治疗措施如下：

（1）氧疗：有低氧血症者，采用鼻导管或面罩吸氧，以维持血氧饱和度 > 0.94。

（2）吸入速效 β_2 受体激动剂：是治疗儿童哮喘急性发作的一线药物。雾化吸入应为首选治疗，可使用氧驱动（氧气流量 6~8L/min）或空气压缩泵雾化吸入。常用药物及剂量：雾化吸入沙丁胺醇或特布他林，体重 ≤20kg，每次 2.5mg；体重 >20kg，每次 5mg；第 1 小时可每 20 分钟 1 次，以后根据治疗反应逐渐延长给药间隔，根据病情每 1~4 小时重复吸入治疗。经吸入速效 β_2 受体激动剂及其他治疗无效的哮喘重度发作患儿，可静脉应用 β_2 受体激动剂。药物剂量：沙丁胺醇 15μg/kg 缓慢静脉注射，持续 10 分钟以上；病情严重需静脉维持时剂量为 1~2μg/（kg·min）[≤5μg/（kg·min）]。静脉应用 β_2 受体激动剂时，容易出现心律失常和低钾血症等严重不良反应，使用时要严格掌握指征及剂量，并作必要的心电图、血气及电解质等监护。

（3）糖皮质激素：糖皮质激素是治疗儿童哮喘重度发作的一线药物，早期使用可以减轻疾病的严重度，给药后 3~4 小时即可显示明显的疗效。可根据病情选择口服或静脉途径给药。药物及剂量：①口服：泼尼松或泼尼松龙 1~2mg/（kg·d），疗程 3~5 天。口服给药效果良好，副作用较小，但对于依从性差、不能口服给药或危重患儿，可采用静脉途径给药。②静脉：注射甲泼尼龙 1~2mg/（kg·次）或琥珀酸氢化可的松 5~10mg/（kg·次），根据病情可间隔 4~8 小时重复使用。若疗程不超过 10 天，可无需减量直接停药。③吸入：早期应用大剂量 ICS 可能有助于哮喘急性发作的控制，可选用雾化吸入布地奈德悬液 1mg/次，或丙酸倍氯米松混悬液 0.8mg/次，每 6~8 小时 1 次。但病情严重时不能以吸入治疗替代全身糖皮质激素治疗，以免延误病情。

（4）抗胆碱能药物：短效抗胆碱能药物（SAMA）是儿童哮喘急性发作联合治疗的组成部分，可以增加支气管舒张效应，其临床安全性和有效性已确立，尤其是对 β_2 受体激动剂治疗反应不佳的中重度患儿应尽早联合使用。药物剂量：体重≤20kg，异丙托溴铵每次 250μg；体重 >20kg，异丙托溴铵每次 500μg，加入 β_2 受体激动剂溶液作雾化吸入，间隔时间同吸入 β_2 受体激动剂。如果无雾化条件，也可给予 SAMA 气雾剂吸入治疗。

（5）硫酸镁：有助于危重哮喘症状的缓解，安全性良好。药物及剂量：硫酸镁 25~40mg/（kg·d）（≤2g/d），分 1~2 次，加入 10% 葡萄糖溶液 20mL 缓慢静脉滴注（20 分钟以上），酌情使用 1~3 天。不良反应包括一过性面色潮红、恶心等，通常在药物输注时发生。如过量可静脉注射 10% 葡萄糖酸钙拮抗。

（6）茶碱：由于氨茶碱平喘效应弱于短效 β_2 受体激动剂，而且治疗窗窄，从有效性和安全性角度考虑，在哮喘急性发作的治疗中，一般不推荐静脉使用茶碱。如哮喘发作经上述药物治疗后仍不能有效控制时，可酌情考虑使用，但治疗时需密切观察，并监测心电图、血药浓度。药物及剂量：氨茶碱负荷量 4~6mg/kg（≤250mg），缓慢静脉滴注 20~30 分钟，继之根据年龄持续滴注维持剂量 0.7~1mg/（kg·h），如已用口服氨茶碱者，可直接使用维持剂量持续静脉滴注。亦可采用间歇给药方法，每 6~8 小时缓慢静脉滴注 4~6mg/kg。

（7）经合理联合治疗，但症状持续加重，出现呼吸衰竭征象时，应及时给予辅助机械通气治疗。在应用辅助机械通气治疗前禁用镇静剂。

六、中医源流

哮喘是儿科最常见的一种肺系多发病、常见病，易反复发作，迁延难愈，病程较长。哮喘这个病由来已久，中医很早就有关于哮喘的记载。《黄帝内经》中就有类似哮证的零散记载，如《素问·通评虚实论》云："乳子中风热，喘鸣肩息。"此处描写的"喘鸣"，就属哮喘范畴。《素问》太阴阳明论及阴阳别论中所述"喘呼""喘鸣"均似哮喘之症状。此外，《黄帝内经》对哮喘的病机亦有涉及。其中《素问·阴阳别论》中曰：

"阴争于内，阳扰于外，魄汗未藏，四逆而起，起则熏肺，使人喘鸣。""哮喘"病名最早见于宋代王执中《针灸资生经·第四·喘》："因此与人治哮喘，只缪肺俞，不缪他穴。"明虞抟《医学正传》明确指出，"哮以声响名，喘以气息言"，并进一步指出，"喘促喉中如水鸡声者，谓之哮"。儿科医籍《幼科发挥》中认识到哮喘有反复发作的特点。《幼科发挥·哮喘》云："小儿素有哮喘，遇天雨而发者。发则连绵不已，发过如常，有时复发，此为宿疾，不可除也。"清李中梓在《证治汇补》中指出："哮即痰喘之久而常发者，因内有壅塞之气，外有非时之感，膈有胶固之痰，二者相合，闭阻气道，搏击有声，发为哮病。"《金匮要略》也有关于哮喘发作症状的描述，并提出了治疗方药。《丹溪心法》进一步明确了哮喘发作期及缓解期的不同治疗观点。

七、辨证论治

哮喘的发作，内因责之于肺、脾、肾不足，痰饮内伏，以及先天禀赋遗传因素，是哮喘之夙根；外因多因感受外邪、接触异物、饮食不慎、情志失调以及劳倦过度诱发，触动伏痰，痰随气升，气因痰阻，相互搏结，阻塞气道，宣肃失常，气逆而上，出现咳嗽、气喘哮鸣、呼吸困难等症状。正如《证治汇补·哮病》曰："哮即痰喘之久而常发者，因内有壅塞之气，外有非时之感，膈有胶固之痰，三者相合，闭拒气道，搏击有声，发为哮病。"

哮喘患儿，本为肺脾肾三脏先天不足之体质，本病长期反复发作，易导致患儿肺的气阴耗伤、脾的气阳亏虚、肾的阴阳亏耗，因而形成缓解期痰饮伏肺，表现为肺脾气虚、脾肾阳虚、肺肾阴虚的不同证候。发作期以邪实为主，迁延期邪实正虚，缓解期以正虚为主，形成三期邪正虚实演变转化的复杂证候。

（一）发作期

1. 寒性哮喘

古代医家很早就认为寒邪是导致肺病的重要原因。在《灵枢·百病始生》中提到"重寒伤肺"，是指肺外受寒邪，脾胃内受寒邪，内外合邪，导致肺病。《伤寒论》第40条："伤寒，表不解，心下有水气，干呕，发热而咳，或渴，或利，或噎，或小便不利，少腹满，或喘者，小青龙汤主之。"此为太阳之表寒邪闭遏，太阴之里痰饮内伏，表里之邪共同为病，导致喘息。任辉认为，哮喘是因患者受寒而形成陈寒痼疾，又新感外寒而引发，寒邪为导致哮喘的直接病因。寒性哮喘多因于外感风寒，或内伤生冷，或素体阳虚、寒痰内伏，致痰气交阻，阻塞气道而发病。小儿脏腑娇嫩，形气未充，肺常不足，易受外邪侵袭，而现代儿童在生活与学习过程中长时间使用空调、恣食生冷，导致此类证候在临床中更为常见。其特点是气喘咳嗽，喉间哮鸣，痰白清稀，呈黏沫状，鼻流清涕，形寒无汗，多同时伴面色淡白，四肢不温，口不渴，或渴喜热饮，舌质淡红，苔白，脉浮紧。

治疗上，则以温肺散寒、涤痰定喘为法。常选方药为小青龙汤合三子养亲汤加减。常用药：炙麻黄9g、桂枝6g、干姜3g、芍药9g、炙甘草6g、细辛3g、法半夏9g、五味子3g、苏子9g、莱菔子9g、炒白芥子6g等。可根据临床症状酌情加减，若哮鸣音明显，可加射干、地龙、僵蚕；如咳嗽剧烈，可加紫菀、款冬花。方中麻黄、桂枝相须为君，发汗散寒解表邪，麻黄又能宣发肺气而平喘咳，桂枝化气行水以化里饮。干姜、细辛为臣，温肺化饮，兼助麻、桂解表祛邪。然肺失宣降，并兼阳弱津乏，若纯用辛温发散，恐耗伤肺气，故佐以五味子敛肺止咳、芍药养血和营。半夏燥湿化痰，和胃降逆，亦为佐药。炙甘草益气和中，调和于辛散酸收之间，是兼佐使之用。八味相配，散中有收，开中有合，使表解饮去，肺复宣降，则诸症自平。三子养亲汤中，白芥子温肺化痰、利气散结，苏子降气化痰、止咳平喘，莱菔子消食导滞、下气祛痰，三者相伍，消痰降气、温肺通肠，尤能止咳平喘。两方合用，共奏温肺散寒、化痰定喘之功。

2. 热性哮喘

热性哮喘多因外感风热，或风寒化热，引动伏痰，痰热相结，阻于气道而咳嗽哮鸣。小儿为稚阴稚阳之体，加之小儿发病容易、传变迅速的病理特点，外感寒邪，在邪正交争的过程中，易出现寒证邪炽化热的演变，临床更易见到热性哮喘这一证候。热性哮喘的特点是咳喘明显，哮鸣音声高，呼吸急促，咯痰黏稠，痰色发黄，同时伴发热面红、咽喉疼痛，渴喜冷饮，小便黄赤，大便干燥或秘结，舌质红，舌苔黄腻，脉象滑数或指纹紫等表实热证。

热性哮喘的治法为清热化痰，止咳定喘，常选方药麻杏石甘汤合苏葶丸加减。麻杏石甘汤偏辛凉宣肺，适用于哮喘肺热有表证者。常用药物：炙麻黄9g、杏仁9g、生石膏18g、炙甘草6g、苏子9g、葶苈子9g。麻杏石甘汤出自《伤寒论》，是治疗热性哮喘的主方，具有辛凉宣泄、清肺平喘之功效。方中以麻黄为君药，炙麻黄辛温，既能定喘，又能解表，具有宣肺之功，为解表散邪止喘良药。以杏仁为臣药，杏仁气微温且味苦，归入肺和大肠经，有小毒，具有平喘止咳、润肠通便的功效。麻黄主升，杏仁主降，一升一降通调肺气，杏仁还能润肠通便，肺与大肠相表里，大肠通，肺气亦通。以炙甘草为佐药，可顾护胃气。同时以石膏诸合各药，石膏辛甘大寒，与麻黄相配既能宣肺，又能泄热，并可助麻黄泻肺热，总之诸药合用可共奏辛凉宣泄、清肺平喘之功。同时现代药理学研究证实，麻黄所含有的麻黄碱为 β_2 受体激动剂，具有舒张支气管平滑肌作用；而杏仁可抑制咳嗽中枢而镇咳；甘草具有镇咳祛痰作用，同时还具有激素样作用，可减轻炎症反应，石膏具有抗感染作用。近年来研究证实，麻杏石甘汤作用广泛，其解热、抗炎、抗病毒作用显著，尤以治疗呼吸系统疾病见长。苏葶丸，出自《医宗金鉴》卷三十。本方所治乃饮邪上攻于肺所致。饮停上焦，肺气肃降无力而反上逆，故喘息满闷不得平卧；水饮泛溢肌肤，则颜面头身水肿；饮停而水道失于通调，膀胱气化不利，故小便不利。治宜泻肺化饮，降逆平喘。方中葶苈子苦寒，泻肺降气，祛痰平喘，利水消肿；

苏子辛温，降气祛痰，止咳平喘。二药均能化痰平喘，且寒温互制，使痰除喘停而肿消。

3. 外寒内热证

外寒内热证多因风寒束表，内有痰热内蕴，亦有素体痰热内蕴，外寒引动体内伏痰，痰气搏结，故见喘促气急，咳嗽哮鸣，恶寒无汗。小儿肺常不足，易受外寒侵袭，同时又是纯阳之体，外寒入里容易化热，故外有鼻塞清涕的外寒之症；里有痰热则咯痰黏稠色黄，口渴，小便黄赤，大便干结。

哮喘外寒内热证候特点为喘促气急，咳嗽哮鸣，痰稠色黄，恶寒无汗，鼻塞，打喷嚏，流清涕，或恶寒发热，咽红咽痛，口干口渴，大便干结，小便黄，舌质红，苔薄白或薄黄，脉浮紧或滑数，指纹浮红或沉紫。其治则解表清里，定喘止咳。主方常以大青龙汤加减。常用药物：炙麻黄 5g、杏仁 6g、炙甘草 5g、生石膏 12g、桂枝 6g、生姜 9g、大枣 3 枚。大青龙汤是由麻黄汤倍用麻黄，再加石膏、生姜、大枣组成。主治外有风寒表实证而兼里有郁热者。方中倍用麻黄，故其发汗之力尤甚；喘促气急，痰稠色黄为郁热在里，故加石膏清热除烦，杏仁降气平喘；生姜与麻黄、桂枝组合，外散风寒以解表，加大枣、炙甘草则益中健脾，化生津液，促汗外排，祛邪外出，以达到寒热并除的功效。

4. 虚实夹杂证

儿童哮喘虚实夹杂型在临床较为多见，约占儿童哮喘分型的 30% 以上。现代医家叶德铭认为，哮喘为本虚标实之证，宿痰内伏、肺气壅盛为实，脾虚不运、肾虚不纳为虚。"脾为生痰之源"，脾脏不能正常运化水液；"肺为贮痰之器"，肺脏不能正常输布津液，凝聚成痰，存于肺部，导致"伏痰"。而小儿先天脾胃之气虚弱，脾虚则运化失职，升降功能失常，磨谷消食作用减弱，使油腻厚重之味内停。加之饮食偏嗜，不能自我调节控制，容易导致饮食积滞，内生痰湿，而致痰食互结，气逆于上，使痰气阻于肺络，触动宿痰，痰随气升而致喉中痰鸣音明显；喘促经久不愈，或反复发作，久病必虚，必损耗肺肾之气，肾阳已虚，失于摄纳，温煦，故致动则喘甚；表现为正虚邪恋，肺实肾虚之证。

虚实夹杂证特点为病程较长，反复难愈，喘促胸闷，脾虚痰湿蕴肺，肺气上逆，因而导致咳嗽痰多，喉中痰鸣如吼；肾不纳摄，故动则喘甚；肾阳亏虚，故面色少华，畏寒肢冷，神疲纳呆，小便清长。舌质淡，苔薄白或白腻，脉细弱，指纹淡滞。其治法为泻肺平喘，补肾纳气。偏于上盛者，用苏子降气汤加减。偏于下虚者，用射干麻黄汤合都气丸加减。常用药物：苏子 9g、半夏 9g、厚朴 9g、陈皮 5g、当归 6g、射干 9g、蜜麻黄 9g、五味子 6g、细辛 3g、款冬花 6g、熟地黄 6g、山茱萸 6g、山药 12g 等。苏子降气汤方中以紫苏子为君，降气化痰，止咳平喘。半夏、厚朴降逆化痰，为臣药。陈皮理气祛痰；当归养血补虚兼制半夏之辛燥，共为佐药。诸药合用，既能降气化痰，又能温肾纳气。故善治上盛下虚、痰涎壅盛所致喘咳。射干麻黄汤，由小青龙汤去掉桂枝、白芍、甘草，加上射干、紫菀、款冬花、大枣组成，其中麻黄、细辛解表散寒，射干、五味子祛痰敛肺，款冬花、紫菀润肺止咳，半夏化痰，大枣健脾和中，共奏降下气祛痰之功。

偏于下虚者，肾气不足，可合用都气丸，此方用地黄、山药补肾之不足，丹皮泄相火之余，三药补虚泄热，调理阴阳，令其阴平阳秘；再以山茱萸、五味子摄纳肾气；并用淡渗降泻的茯苓、泽泻通调三焦，使气机升降之路畅通，利于肺气下降，肾气归根，共奏补肾纳气之效。

（二）缓解期

哮喘"久发中虚，又必补益中气"，强调健脾的重要性。小儿哮喘缓解期的治疗，不光要注重肺脏的调理，更应注重脾脏，健脾益气。脾脏运化正常，则能使痰湿运化，使痰之生化无源。因此，小儿哮喘多涉及多个脏腑功能失常，以脾、肺为甚。小儿哮喘的治疗，多倾向于分期治疗，尤其重视缓解期的治疗。因此，本病为本虚标实之证，脾胃虚弱是本病发生的关键因素，从脾胃论治是预防和治疗本病的重要方法，应重视标本兼治，以益气健脾化痰为法。

临床上，哮喘的长期控制治疗原则主要是避免诱发因素，控制气道慢性炎症，降低气道高反应性，预防哮喘复发，达到哮喘症状控制良好，维持正常的活动水平，减少急性加重风险，减轻疾病对肺功能发育的损伤以及减少药物不良反应。临床缓解期（肺脾气虚、脾肾阳虚、肺肾阴虚）以正虚为主，当扶正以治其本，以补肺固表、补脾益肾为主，调整脏腑功能，去除生痰之因。

1. 肺脾气虚

肺脾气虚证的哮喘患儿多无喘促发作，常晨起咳嗽，咳嗽无力，偶尔痰鸣，因肺气亏耗，表虚不固，平素易气短自汗，稍动即汗出，神疲乏力，气短懒言，反复感冒，加之脾虚运化无力，多面白少华或萎黄，形体消瘦，纳差，大便溏薄，舌质淡，苔白，脉细缓。清代程国彭在《医学心悟·咳嗽》中描述到："久咳不已，当补脾以生金，土旺金生，则肺气不虚而肝气不亢，咳嗽自愈。"故治疗方面，以培土生金法治之，以益气固表之人参五味子汤合玉屏风散为主方加减。常用药物：人参5g、五味子5g、茯苓10g、白术10g、甘草5g、黄芪8g、防风8g、半夏6g、橘红6g。其中五味子、人参敛肺益气；防风、白术、黄芪固表益气；茯苓健脾。伴咽痒流涕者，加辛夷、乌梅、白芍消风宣窍；咽痒者，加蝉蜕、僵蚕；伴痰多者，加浙贝母燥湿化痰；伴纳差者，加焦六神曲、炒谷芽、焦山楂消食助运；腹胀者，加莱菔子、枳壳、槟榔；伴出汗多者，加煅牡蛎、煅龙骨固涩敛汗；便溏者，加淮山药、炒扁豆。诸药合用补中有行，行中有止，补而不滞，行而不泄，药力平和，共达补脾益气、除湿化痰等效果。现代药理学证明，人参醇可增加人体外周血白细胞数量，以增强人体免疫力；白术内酯Ⅰ是健脾的有效成分，能增强免疫力。

2. 脾肾阳虚

脾肾阳虚证的主要证候为患儿稍动则喘促明显，咳嗽无力，气短懒言，心慌心悸，面色苍白或㿠白，四肢不温，手脚冰凉怕冷，腿脚萎软无力，脘腹胀满，纳差，大便溏，夜尿频多，遗尿，发育迟缓，五迟五软，舌质淡，舌苔薄白，脉细弱，指纹淡。中医认为，脾虚湿邪内生为痰，肺、脾、肾三脏不足，必然导致痰饮留伏，若正虚邪实，又脾肾阳虚，易引起肺气虚，且阳虚正气不足，肺虚卫外不固，则出现咳嗽、喘息等喘证。肾者五脏六腑之本，久病必伤肾；肺主气司呼气，肾主纳气，肺之呼吸功能需赖肾之纳气功能协助。是故哮喘之病"其标在肺，其本在脾肾"。临证所见尤以脾肾阳虚证候为多，肺肾阴虚者甚少，即有亦常合并有脾肾阳虚之证候。脾阳虚，则运化无力，故腹胀，纳差，便溏；肾阳虚，则肾不纳气，纳摄无权，故稍动及喘促气急，咳嗽无力；阳虚则形寒肢冷，面色苍白，夜尿频多等。故温补脾肾为治疗慢性哮喘、恢复机体阴阳平衡之大法也。选方为金匮肾气丸加减。方药：附子8g、肉桂6g、淫羊藿8g、熟地黄10g、山茱萸10g、杜仲12g、山药15g、茯苓12g、胡桃肉15g、五味子6g、银杏5g。方中，附子大辛大热，为温阳诸药之首；肉桂辛甘而温，是温阳要药；二药相合，温补肾阳，共为君药。熟地黄滋阴补肾，配伍淫羊藿、胡桃肉、杜仲、山茱萸、山药补肝脾而益精血，共为臣药。君臣配位，温肾助阳，补肾益精，不仅可以阴中求阳，温阳之药还可以得到滋阴之药平衡，使温阳而不燥热。再配以茯苓等利水渗湿，五味子收敛固涩，银杏敛肺定喘。虚喘明显者，加蛤蚧、冬虫夏草；咳嗽者，加款冬花、紫菀；夜尿多者，加益智仁、菟丝子、补骨脂。

3. 肺肾阴虚

肺肾阴虚的主要证候为喘促气急，气短乏力，间断性咳嗽，干咳或黏痰，咳痰不爽，面色潮红，形体消瘦，潮热盗汗，口干口渴，五心烦热，便秘，舌红少津，舌苔花剥，脉细数，指纹淡红。小儿稚阴稚阳，久咳易伤肺阴，母病及子，肾阴亦亏，出现气阴两虚，肺肾阴虚。同时，素体阴虚，或热性哮喘日久不愈，或用药过于温燥伤及肺肾之阴，也是肺肾阴虚的主要原因。肺阴虚则干咳少痰。肾阴虚则喘咳无力，面色潮红，手足心热，形体消瘦，夜间盗汗，肾阴亏虚不能上濡于肺，使呼吸吐纳失常，故喘促不能平卧。肾虚于下，痰逆于上，故痰鸣、胸闷、咳嗽。阴虚失于润泽，故口干、便结。舌质红、苔花剥、脉细数等也同样为阴虚夹痰之征。

《杂病源流犀烛·咳嗽哮喘源流》有云："盖肺不伤不咳，脾不伤不久咳，肾不伤火不炽，咳不甚其大较也。"肺肾阴虚者其治法为补肾敛肺，养阴纳气。选方为麦味地黄丸加减。方药：麦冬12g、百合10g、山茱萸8g、熟地黄12g、枸杞子10g、山药12g、紫河车10g、五味子5g、茯苓10g。常用五味子、山茱萸敛肺益肾；山药、熟地黄、枸杞子补益肾阴；茯苓健脾；紫河车补肾益精、益气养血；麦冬、百合清退虚热。

八、外治法

1. 药物外敷

白芥子散：白芥子、延胡索、甘遂、细辛，按一定比例共研细末，分成3份，每隔

10 日使用 1 份，用时取药末 1 份，加生姜汁调稠如 1 分硬币大，分别贴在肺俞、心俞、膈俞、膻中穴，贴 2～4 小时揭去。若贴后皮肤发红，局部出现小疱疹，可提前揭去，贴药时间为每年夏天的初伏、中伏、末伏 3 次，连用 3 年。

2. 针灸疗法

取穴肺俞、大椎、风门、定喘，外感配合谷，咳嗽配尺泽、太渊，痰多配丰隆、中脘、足三里，痰壅气道配天突、膻中，肾虚配肾俞、关元、太溪，虚寒配以艾灸条，虚热或合并感染者可针后拔火罐于大椎与肺俞之间，发作期 1 天 1 次，喘平后隔日 1 次，10 次 1 个疗程。

九、调护

哮喘的预防调护，应遵循"未病先防，既病防变，瘥后防复"的理念，调动患儿及家长的抗病积极性，鼓励患儿日常积极参加体育锻炼，多晒太阳，增强身体素质；注意天气变化，做好防寒保暖，尤其是做好换季时或流感暴发季节的防护；如果有过敏史，应避免各种过敏原；生病后积极治疗，及时前往正规医院就医；病情缓解或者恢复后，仍应坚持饮食清淡而富有营养，忌食过多煎烤油炸、辛辣刺激之品；居家应保持房间空气流通，新装修的房子先通风再入住；少吹空调，禁止冷风直吹，空调温度不宜太低，最好保持在 26℃以上。

小儿哮喘大部分患儿年龄较小，因其生理病理特点，"两有余，三不足""脏腑娇嫩，形气未充""发病容易，传变迅速"，疾病很容易反复。同时，小儿心理尚未发育成熟，没有自我管理能力，无法及时防寒保暖，也无法及时注意避免禁忌食物，所以在治疗期间，需要对患儿及家长普及防治知识，加强患儿的自我管理教育，养成良好的生活习惯，改掉不良的行为习惯，少吃或者不吃容易诱发哮喘的食物，更好地配合治疗，提高治疗效果，同时避免反复发作。

十、临床经验

基于多年临床经验，吴海雁认为，湿热的岭南地区的小儿哮喘，相较于寒性哮喘，热性哮喘更多见。热性哮喘多因外感风热，或风寒化热，引动伏痰，痰热相结，阻于气道而咳嗽哮鸣。小儿为稚阴稚阳之体，发病容易、传变迅速，再加上南方多湿热，夏季较长，长期吹空调，长期外感寒邪，在邪正交争的过程中，易出现寒证邪炽化热的演变，同时，喘息气促，引动伏痰，故临床更易见到热性哮喘这一证候。热性哮喘的特点是咳喘明显，哮鸣音声高，呼吸急促，咯痰黏稠，痰色发黄，同时伴发热面红，咽喉疼痛，渴喜冷饮，小便黄赤，大便干燥或秘结，舌质红，舌苔黄腻，脉象滑数或指纹紫等表实热证。

吴海雁认为，中医学的辨证论治，是从整体上去把握患者的情况，了解疾病发展的规律，始终把人看成一个有机的整体，从局部症状的变化，认识到整体的改变。既重视与之直接相关的脏腑，又能看到病变脏腑与他脏之间的相互影响，从整体上把握哮喘的病机及其传变。而整体观在小儿哮喘的辨治过程中尤为重要。吴海雁解释，热邪袭肺，病邪在表，治当解表。但是哮喘是反复持续的发作，应该与初病、暴病等区别开来，此时病邪留恋，时间较长，小儿正气不足，治疗当标本同治，既要以轻清之品透解表邪，也不能忽视治标固本、扶正祛邪。再者，患儿外感风热，很容易传变入里，因此小儿用药，既要既病防变，又需中病即止，在临床中，需要灵活把握，随症加减。同时结合"热者寒之""热痰则清之"等中医理论，可予自拟处方。干鱼腥草、毛冬青、天竺黄、瓜蒌子、桑白皮清热化热；苦杏仁、前胡、白芥子、苏子、炒莱菔子等性善主降之品，下肺气、理中气、消痰涎、肃肺平喘；酌加山药平补肺脾肾、顾护正气；甘草调和诸药。诸药合用，肃肺降气，止咳平喘，清热化痰，以达到咳喘自平的目的。

十一、病案举例

黎某，男，5岁，因反复气喘、咳嗽1年余，多次于外院就诊治疗，诊断考虑"支气管哮喘"，予雾化、止咳、化痰等相关治疗，症状可改善，但易反复发作，后因气喘、咳嗽明显于吴海雁门诊就诊。症见：气喘，阵发性咳嗽，白天明显，痰多难咯出，偶咳出少许黄黏痰，咽痛，口气明显，无发热，眠可，大便干，小便稍黄。舌红，苔黄厚，脉数。查体：双肺呼吸音粗，可闻及哮鸣音、湿啰音。考虑支气管哮喘急性发作，予处方：干鱼腥草15g、浙贝母15g、苦杏仁5g、苍耳子5g、前胡10g、甘草3g、毛冬青15g、天竺黄15g、紫菀10g、瓜蒌子15g、羌活10g。每日1剂，水煎服，分次温服。服药3天后，临床症状体征明显改善。

吴海雁认为，患儿痰热蕴肺，肺气上逆，引动伏痰，故反复气喘咳嗽，痰黄而黏，喘息气促，口气明显，大便干。遣方用药，当清热化痰，降气平喘，诸药合用，方能效如桴鼓。

（范茜茜）

参考文献

［1］Global Initiative for Asthma. Global strategy for asthma management and prevention［EB/OL］. http：//www. ginasthma. org.

［2］中华医学会儿科学分会呼吸学组，《中华儿科杂志》编辑委员会. 儿童支气管哮喘诊断与防治指南（2016年版）［J］. 中华儿科杂志，2016，54（3）：167-181.

［3］任辉. 寒哮风根是客邪［J］. 新中医，1991，23（2）：11-12.

［4］钟晓蓉. 定喘汤加减配合西药治疗小儿支气管哮喘42例［J］. 中国中医急症, 2011, 20（10）：1676.

［5］蒋华丰. 加味麻杏石甘汤治疗儿童热性哮喘疗效分析［J］. 中国民族民间医药, 2012, 13（24）：106－107.

［6］廉淑敏. 麻杏石甘汤加味治疗小儿哮喘的临床效果［J］. 中国医药导报, 2013, 14（21）：117－118.

［7］黄晓洁, 魏刚, 张龙, 等. 麻杏石甘汤的药理作用和临床应用研究进展［J］. 广东药学院学报, 2014, 30（1）：110－114.

［8］徐艳玲, 曲妮妮, 赵克明, 等. 中药复方对虚实夹杂型支气管哮喘的临床疗效观察［M］. 世界中西医结合杂志, 2016, 11（8）：1117－1119.

［9］叶德铭. 从临证谈哮喘［J］. 浙江中医学院学报, 1990, 14（3）：25－26.

［10］李用粹. 证治汇补［M］. 太原：山西科学技术出版社, 2011：58.

［11］刘雪莲. 中医治疗小儿支气管哮喘［J］. 亚太传统医药, 2010, 6（9）：58－59.

［12］吕淑珍, 宋晓艳. 功能性消化不良采用小剂量奥美拉唑治疗临床探析［J］. 中国保健营养：下旬刊, 2013, 5（12）：310－313.

［13］宿英豪, 苏奎国, 杨梅, 等. 支气管哮喘缓解期中医治疗现状［J］. 现代中西医结合杂志, 2014, 23（18）：2045－2047.

［14］樊茂蓉, 张燕萍, 苗青. 许建中教授治疗缓解期支气管哮喘学术经验［J］. 时珍国医国药, 2010, 21（6）：1506－1507.

［15］谈荣珍, 刘文君, 章新友, 等. 参苓白术散治疗过敏性哮喘与鼻炎疗效及安全性Meta分析［J］. 中华中医药杂志, 2018, 33（10）：4429－4432.

［16］桑凯, 孙杰, 王东晓, 等. 参苓白术散对肺脾两虚型COPD大鼠十二指肠ghrelin、Obestatin及其受体的影响［J］. 中药新药与临床药理, 2018, 29（5）：40－46.

［17］周民, 王孟清. 王孟清教授调理儿童喘息性疾病缓解期体质经验［J］. 中医儿科杂志, 2019, 15（4）：15－17.

小儿肺炎
支原体肺炎

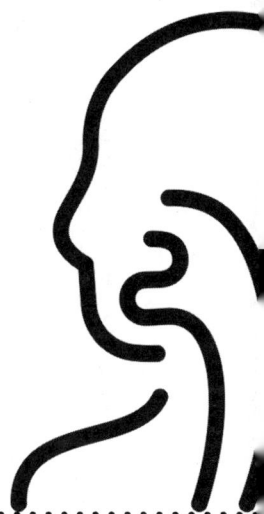

一、定义

小儿肺炎支原体肺炎（MPP），是指儿童感染肺炎支原体后出现小儿支气管和肺实质（含肺泡壁，即广义上的肺间质）炎症。MPP 的临床表现轻重不一，婴幼儿的临床表现多不典型，总体较轻。咳嗽和发热是 MPP 主要症状。咳嗽发生率为 80% ~ 100%，病程最初以持续干咳为主，呈阵发性加重，后来转变成顽固性咳嗽，后期可伴咳痰，痰液黏稠，呈白色或黄色，偶带血丝，个别儿童可出现鸡鸣样的百日咳样痉咳。病程一般持续 2 周甚至更长时间，部分可出现喘息。约 44.4% 患儿可出现发热，发热起病可急可缓，热型不定，中高热多见，也可见低热或无热，发热一般持续 1 ~ 3 周。但几乎所有重症 MPP 均出现发热，其中 88.5% 出现高热（体温 ≥39℃），同时出现气急缺氧的症状。此外，婴幼儿与年长儿相比，起病较急、病程长、病情较重，呼吸困难、憋喘、喘鸣音的情况较为突出严重，是 3 ~ 7 岁儿童和青少年常见的一种疾病，占肺炎总数的 10% ~ 20%，流行年份可上升至 30%。

二、病因

肺炎支原体属柔膜体纲，支原体属，是一种大小介于细菌与病毒之间的最小的原核致病性微生物。肺炎支原体缺乏细胞壁，因此，对作用于细胞壁的抗菌药物固有耐药。肺炎支原体感染潜伏期一般长达 2 ~ 3 周，主要感染婴幼儿与老年人。肺炎支原体是我国社区性肺炎的主要病原体，约占小儿肺炎的 10% ~ 20%。支原体肺炎发热程度不一，可表现为高热、中等度热或低热。支原体肺炎可导致肺外并发症，发生率约 25.0% ~ 39.3%，累及皮肤黏膜、血液、神经、胃肠道、心血管、肾等，有些患者甚至无任何肺部体征，而仅以肺外并发症为首要症状。其致病机制尚未明确，目前认为可能与以下因素有关：①肺炎支原体呼吸道上皮黏附；②肺炎支原体细胞损伤；③细胞免疫损伤；④体液免疫损伤。肺炎支原体感染所造成的并发症较多，病程较长，致病机制复杂多样，因此，早期识别与正确诊断肺炎支原体感染尤为重要。

三、诊断

（一）实验室检查

1. 血清学诊断

肺炎支原体感染后，机体经过一系列免疫反应可产生特异性 IgM、IgG 抗体。IgM 抗体一般在感染 1 周后可检测出阳性，3 ~ 4 周达到高峰，可作为早期感染的诊断指标。IgG

抗体的出现较 IgM 延迟，一般在感染 5 周后达到峰浓度，是既往感染指标，单独检测意义不大。冷凝集试验属于非特异性试验。血清滴度≥1∶64 为阳性，双份血清效价呈 4 倍以上或效价升高明显，提示肺炎支原体近期感染。

2. 血清支原体 IgM 抗体测定

检测的是急性期与恢复期双份血清抗体滴度，若检测到持续高滴度肺炎支原体 IgM 或恢复期抗体滴度较急性期升高 4 倍及以上，即可诊断肺炎支原体感染。

3. 间接血凝试验

主要用于检测 IgM 抗体。将被检者血清放置于微量凝血板上与血清对照，其余各孔加致敏红细胞，红细胞凝集程度（＋＋）、血凝抗体滴度≥1∶32 有诊断意义。

4. 培养法

肺炎支原体分离培养是世界卫生组织推荐的判断肺炎支原体感染的"金标准"。但该法培养时间长，不能满足临床快速确诊肺炎支原体感染的需求，不能用于常规化验，如重症患儿进行支气管镜检查可以进行痰液培养。

5. 聚合酶链反应

聚合酶链反应是发展较快的检测支原体 mRNA 的方法。聚合酶链反应诊断肺炎支原体的灵敏度不及血清学，但特异性高。

6. 自动基因芯片检测肺炎支原体 DNA GeXP 遗传分析系统

GeXP 遗传分析系统在所有标本上进行下列多种不同的呼吸道病原体分析：甲型流感、乙型流感、甲型 H1N1 流感病毒 PDM09、流感 H3N2、人类副流感病毒、呼吸道合胞病毒、鼻病毒、腺病毒、人偏肺病毒、人博卡病毒、人冠状病毒、衣原体及肺炎支原体等。与血清学诊断比较，GeXP 遗传分析系统更灵敏、更可靠。

7. 血清降钙素原

支原体具有革兰氏阴性菌的内毒素作用，可诱导血清降钙素原轻度增高。支原体肺炎急性期的血清降钙素原轻度增高，恢复期又降至正常。

8. 血常规

肺炎支原体感染患儿的白细胞计数升高、中性粒细胞比例及绝对值升高、淋巴细胞比例及绝对值下降、单核细胞比例及绝对值升高。

9. 红细胞沉降率

支原体感染时，红细胞沉降率会有不同程度的增高。有研究显示，肺炎支原体感染者的红细胞沉降率明显高于细菌感染者，其原因可能与支原体感染后引起免疫损害有关。

（二）影像学检查

1. 胸部 X 线检查

在肺炎支原体感染早期，从 X 射线表现上可明显看出肺部的纹理增粗，部分患儿还可出现网纹状阴影,肺部边缘变粗,与周围组织界限不明。随着病情进展,感染患儿肺部阴影还可演变为节段性分布的斑片状致密影,阴影的分布范围从肺门开始向肺野扩张,接受治疗后,阴影可在 3 周后逐步消退。

2. 胸部 CT 检查

小儿肺炎支原体肺炎患儿主要以肺部实质阴影、呈斑片状或大片实变以及胸腔积液为特征,有部分患儿出现结节影、小叶间分布和支气管血管束增粗等特征。需要注意的是,肺炎支原体感染急性发作期的阴影表现与浸润性肺结核十分相似,需要注意鉴别。

(三)诊断标准

1. 临床表现

主要为乏力、咽痛、头痛、咳嗽、发热、食欲不振、腹泻、肌痛、耳痛等症状。咳嗽多为阵发刺激性呛咳,咳少量黏液。发热可持续 2~3 周,体温恢复正常后可能仍有咳嗽,少数患者表现为重症肺炎。肺外表现较为常见,可有恶心、食欲不振、呕吐、腹泻等消化系统表现,以及关节痛、心肌炎、心包炎、肝炎、周围神经炎、脑膜炎、皮肤斑丘疹等肺外表现。

2. X 线影像表现

X 线检查可显示肺部多种形态的浸润影,呈节段性分布,会有双肺散在的渗出性病灶。病变常经 3~4 周后自行消散,部分患者出现少量胸腔积液。

3. 实验室检查

支原体肺炎患者的血常规中白细胞总数正常或略增多,以中性粒细胞为主,还可能有淋巴细胞降低的表现。实验室的冷凝集试验检查阳性,滴度≥1∶2,如果滴度逐步升高更有诊断价值。另外,血清支原体 IgM 抗体的测定可对支原体肺炎进行进一步的确诊,如果急性期和恢复期双份血清效价呈 4 倍增高者,即为阳性,对支原体肺炎有一定的诊断意义;直接检测呼吸道标本中肺炎支原体抗原,可用于临床早期快速诊断,对诊断有决定性意义。

四、鉴别

临床工作中,本病与病毒性肺炎、肺结核、军团菌肺炎、肺炎衣原体肺炎、嗜酸性粒细胞性肺炎等疾病容易混淆,需要鉴别。

1. 病毒性肺炎

病毒性肺炎是由流感病毒、副流感病毒等引起的肺部炎症,通过呼吸道传播。起病急,表现为发热、头痛、全身酸痛、倦怠等症状。呼吸道病毒检测阳性可提供鉴别线索。

2. 肺结核

肺结核是由结核分枝杆菌引起的肺部疾病,通过呼吸道传播,常出现在生活贫困、居住条件差的地区。表现为午后低热、夜间盗汗、疲乏无力、消瘦、咳嗽等症状。痰抗酸杆菌涂片和分枝杆菌培养、核酸检测发现结核分枝杆菌可鉴别。

3. 军团菌肺炎

军团菌肺炎是由军团菌感染引起的肺部炎症，常见于吸烟患者或免疫系统较弱的患者。该病常通过水源传播，起病急骤，表现为咳嗽、高热、肌痛、相对缓脉，也可伴有恶心、腹泻、意识模糊等症状。从尿液、痰液或肺泡灌洗液中发现军团菌及军团菌抗原检测阳性可鉴别。

4. 肺炎衣原体肺炎

肺炎衣原体肺炎是由肺炎衣原体感染引起的急性肺部炎症。常表现为发热、寒战、干咳、肌痛，也可伴有胸痛、头痛、咽喉痛等症状。患者血清衣原体肺炎抗体阳性或核酸检测阳性可鉴别。

5. 嗜酸性粒细胞性肺炎

嗜酸性粒细胞性肺炎病因不明，表现为肺部嗜酸性粒细胞浸润，伴或不伴有外周血嗜酸性粒细胞增多。患者起病缓慢、病程长，可有呼吸困难、咳嗽、发热、体重减轻、喘鸣等症状。抗感染治疗无效，激素治疗有效。

五、西医治疗

轻度 MPP 可以在门诊/家中治疗，由社区/乡镇医疗中心管理，要注意定期随访，有条件的地区可以推广家庭随访制度，但同时应向家长宣教 MPP 的护理、病情观察，治疗48 小时无效、高热不退或者病情恶化出现呼吸急促、呼吸困难、青紫等，必须及时转诊治疗。重症 MPP 应收院治疗，选择区/县级及以上医院，必要时转入 ICU 治疗。

1. 病因治疗

MPP 具有自限性，多数轻症患者不经治疗可自愈。早期使用抗生素可减轻症状、缩短病程，根据《儿童社区获得性肺炎管理指南》的指导建议，大环内酯类抗生素为首选：选择阿奇霉素静脉滴注，剂量 10mg/（kg·d），每日 1 次，用 2～3 天，然后可根据情况适时改为阿奇霉素或红霉素口服（即抗生素序贯疗法）。也可直接使用红霉素 10～15mg/kg，每 12 小时 1 次静脉滴注。7 岁以上儿童则可换用米诺环素或多西环素，不能耐受大环内酯类者也可以选用米诺环素或多西环素口服，剂量 2mg/kg，每日 2 次。骨骼发育成熟的青少年可以选择左氧氟沙星口服 500mg/d，每日 1 次给药，或莫西沙星口服400mg/d，每日 1 次给药。多西环素、米诺环素、左氧氟沙星和莫西沙星等主要针对重症或难治性 MPP，使用前须评估利弊与风险，并取得家长同意。

2. 糖皮质激素的应用

糖皮质激素可以减少炎性渗出物，解除支气管痉挛，改善血管通透性低颅内压，改善微循环。全身使用糖皮质激素是治疗重症 MPP 或难治性 MPP 的重要选择之一。适应证：

①中毒症状明显；②严重喘憋；③伴有脑水肿、毒脑病性休克、呼吸衰竭等；④胸膜有渗出者。首选甲泼尼龙或泼尼松。泼尼松常规剂量为 1~2mg/（kg·d），口服或静脉给药，疗程 3~7 天。全身使用大剂量糖皮质激素冲击治疗仅限于危重症者和用常规剂量治疗无效的肺炎支原体感染者，可选择甲泼尼龙 20~30mg/kg 静脉滴注（最大不超过 1g/d），之后根据临床改善程度改为口服甲泼尼龙或泼尼松并逐渐减量，总疗程不超过 4 周。

3. 静脉注射用丙种球蛋白（IVIG）

用于治疗重症病例并发高细胞因子血症，或者合并中枢神经系统病变、免疫性溶血性贫血、免疫性血小板减少性紫癜等自身免疫性疾病。IVIG 对合并肺外损害者可能有益，特别是存在全身糖皮质激素应用禁忌或对其治疗无反应者。推荐剂量为每次 1~2g/kg，用 1~3 次，以抑制机体超强的免疫炎性反应。

4. 对症治疗

（1）雾化治疗：对 MPP 患儿采取雾化治疗痛苦少，不良反应少，疗效确切。吸入激素的常用剂量为布地奈德 1mg，一天两次；对于痰液黏稠的患儿，可加用祛痰药物（如乙酰半胱氨酸雾化）。合并喘息症状及支气管痉挛的患儿可加用短效抗胆碱能药物或 β_2 受体激动剂（如异丙托溴铵、特布他林、沙丁胺醇）。

（2）氧疗：凡具有低氧血症者，有呼吸困难、喘憋、口唇发绀、面色苍灰等症状时应立即给氧。多采用鼻前庭给氧，氧流量为每分钟 0.5~1L；氧浓度不超过 40%；氧气宜湿化，以免损伤气道纤毛上皮细胞和痰液变黏稠。显著缺氧者可用面罩给氧，氧流量为每分钟 2~4L，氧浓度为 50%~60%。若出现呼吸衰竭，则应使用人工呼吸器。对于氧疗患儿应至少 4 小时监测 1 次体温、脉率、呼吸频率和 SaO_2。

（3）保持呼吸道通畅：包括使用祛痰剂；雾化吸入 α-糜蛋白酶，可裂解痰液中的黏蛋白；喘憋严重者选用支气管解痉剂；保证液体摄入量，有利于痰液排出。

5. 并存症和并发症的治疗

对并存病、营养不良给予相应治疗。对并发脓胸脓气胸者应及时抽脓、抽气。对年龄小，中毒症状重，或脓液黏稠，经反复穿刺抽脓不畅者，或张力性气胸者宜考虑胸腔闭式引流。

6. 其他治疗

（1）肺部理疗：可促进炎症消散。

（2）细胞免疫调节剂：胸腺素能增强抗生素的作用。

（3）氧自由基清除剂：维生素 C、维生素 E 等氧自由基清除剂，能清除氧自由基，有利于疾病的恢复。

（4）大剂量免疫球蛋白静脉注射：对严重感染有良好的治疗作用。

（5）液体疗法：常采用口服补液，对不能进食或有明显脱水及代谢性酸中毒者，可用静脉输液。

7. 肺炎合并心力衰竭的诊断治疗

（1）肺炎合并心力衰竭的诊断：

肺炎合并心力衰竭的表现为：①心率突然加快，超过 180 次/分钟；②呼吸突然加快，超过 60 次/分钟；③突然发生极度烦躁不安；④面色明显发绀，皮肤苍白、发灰、发花、发凉，指（趾）甲微血管再充盈时间延长，尿少或无尿；⑤心音低钝，有奔马律，颈静脉怒张，X 线检查示心脏扩大；⑥肝脏迅速扩大；⑦颜面、眼睑或下肢水肿。具有前 5 项者即可诊断心力衰竭。

（2）肺炎合并心力衰竭的治疗：

除给氧、祛痰、止咳、镇静等一般处理外，主要用强心剂，首选毛花苷 C 或毒毛旋花子甙 K 或地高辛。毛花苷 C 剂量为每次 0.01 ~ 0.015mg/kg，静脉推注或加入点滴小壶中，必要时 2 ~ 3 小时重复给一次，之后改为地高辛洋地黄化。不严重的病例，一开始即可应用地高辛，口服剂量为：<2 岁，0.03 ~ 0.04mg/kg；>2 岁，0.04 ~ 0.06mg/kg。首次用总量的 2/5，后 6 ~ 8 小时给 1/5 量；末次给药 12 小时后开始用维持量，维持量每日为总量的 1/5，分 2 次服。静脉注射为口服量的 3/4。危急者选用毒毛旋花子甙 K 时可先用饱和量的 2/3，必要时 2 ~ 4 小时后重复使用首剂的半量。必要时可并用利尿剂及血管扩张剂。注射钙剂，6 ~ 8 小时后方可给洋地黄类药物。

六、中医源流

小儿肺炎支原体肺炎，中医从本病的发生、发展及所表现出的临床证候特点将其分属于"肺炎喘嗽"疾病范畴论治。

肺炎喘嗽的病名首见于清代谢玉琼的《麻科活人全书·气促发喘鼻扇胸高第五十一》。该书叙述麻疹出现"喘而无涕，兼之鼻扇"症状时，称为"肺炎喘嗽"，明确指出："气促之症，多缘肺热不清所致……如肺炎喘嗽，以加味泻白散去人参甘草主之。"这是作者对麻疹出现肺气郁闭并发症的命名。唐宋以前对小儿肺炎喘嗽的描述，大多以"喘鸣""肺胀"命名。《素问·通评虚实论》中就有记述："乳子中风热，喘鸣息肩者，脉何如？岐伯曰，喘鸣肩息者，脉实大也。缓则生，急则死。"文献描述了小儿外感风热后喘鸣息肩的症状，提出病情轻重的判断与脉搏缓急相关，若脉搏急促者预后不良，这与肺炎合并心力衰竭时的症状相似。关于本病的治疗，《伤寒论·辨太阳病脉证并治》说："发汗后，不可更行桂枝汤。汗出而喘，无大热者，可与麻黄杏仁甘草石膏汤。"麻黄杏仁甘草石膏汤作为清宣肺热止咳平喘的主方，历代沿用，与涤痰降气的《金匮要略》葶苈大枣泻肺汤等同为治疗本病的经典方剂。《医宗金鉴·幼科杂病心法要诀·喘证门》指出："暴喘传名马脾风，胸高胀满胁作坑，鼻窍扇动神闷乱，五虎一捻服最灵。"其中所提出的五虎汤合一捻金对痰热闭肺重证则更为适用。近 60 多年来，中医中药在肺炎研究方面成绩显著，不仅大量的临床研究报道证实了中医药治疗小儿肺炎支原体肺炎的疗效，而且多宗实验研究表明中药拮抗常见呼吸道病原体、调整人体免疫状态、增强组织自身的稳定性及抗损伤能力等的多靶点效应。此外，现代对治疗肺炎的中成药研究，在抗病毒试验、外抑菌试验、疫调试验及改善通气功能、循环等方面亦获得成果。今后，中医药治疗肺炎的理论研究还需要深入，不同病因、不同证型小儿肺炎支原体肺炎的优化治疗方案、作用机制等的研究需要全面开展，中西医结合治疗小儿肺炎支原体肺炎的适应证及互补治疗方案的研究应当加强，作为综合性医院儿科住院患儿单病种统计占首位的病种，其研究发展前景十分广阔。

七、辨证论治

小儿肺炎支原体肺炎喘嗽发生的原因，有外因和内因两大类。外因责之于感受风邪，或由其他疾病传变而来，小儿寒温失调，风邪外袭而为病，风邪多夹热或夹寒为患，其中以风热为多见。内因责之于小儿形气未充，肺脏娇嫩，卫外不固，如先天禀赋不足，或后天喂养失宜，久病不愈，病后失调，则致正气虚弱，腠理不密，而易为外邪所中。

肺炎喘嗽的病变部位主要在肺，病机关键为肺气郁闭，痰热是其病理产物。肺脏为娇脏，性喜清肃，外合皮毛，开窍于鼻。外感风邪由口鼻或皮毛而入，侵犯肺卫，致肺气失展，宣降失司，清肃之令不行，郁闭不宣，化热灼津，炼液成痰，阻于气道，肃降无权，从而出现咳嗽、气促、痰壅、鼻扇、发热等肺气郁闭的症状，发为肺炎喘嗽。小儿肺炎喘嗽病变常累及脾，重者亦可内窜心肝。

本病辨证重在辨常证和变证。常证重在辨表里、寒热、虚实、痰重热重；变证重在辨重证、危证。

初期辨风寒风热。病初起时与感冒相似，多有表证，但很快入里化热，主要表现为发热、咳嗽、气喘。根据全身及局部症状辨风寒风热：凡恶寒发热，无汗，咳嗽气急，痰多清稀，舌质不红，苔白，为风寒郁肺；若发热恶风，咳嗽气急，痰多黏稠或色黄，舌质红，苔薄白或黄，为风热郁肺。

极期辨痰重热重。痰重则咳嗽剧烈、气促鼻扇，痰多喉鸣，甚则痰声辘辘，胸高抬肩撷肚，舌红苔白滑而腻，脉滑。热重则高热不退，面赤唇红，便秘尿赤，舌红苔黄糙，脉洪大。若高热持续气急喘憋、烦躁口渴者可为毒热闭肺。亦有痰热并重者，则以上二者相兼为痰热闭肺。

后期辨气虚阴伤。病程较长者以虚证居多。低热盗汗，干咳无痰，舌红少津，舌苔花剥、苔少或无苔，为阴虚肺热；若面白少华，动则汗出，咳嗽无力，舌质淡，舌苔薄白，为肺脾气虚。

重证辨常证变证。如见呼吸困难，张口抬肩，鼻翼翕动，为本病中的重证。若正气不足，邪闭肺后，阳气虚衰，可见喘促肢厥，脉细弱而数，为心阳虚衰之变证；若邪毒炽盛，内陷心肝，蒙蔽心窍，煽动肝风，可见神昏抽搐，为邪陷厥阴之变证。变证皆为重证，其程度又常与发病年龄有关，龄小者常病情越重。若邪热内迫肝经，陷于心包，如救治不当，拖延稍久，又可出现气阴两竭、阴伤及阳之危证。

肺炎喘嗽的治疗，以开肺化痰、止咳平喘为基本法则。开肺以恢复肺气宣发肃降功能为要务，宣肃如常则咳喘自平。痰多壅盛者，首先降气涤痰；喘憋严重者，治以平喘利气；气滞血瘀者，佐以活血化痰；肺与大肠相表里，壮热炽时可用通下药以通腑泄热；病久肺脾气虚者，宜健脾补肺扶正为主；若阴虚肺燥，用药宜甘寒养阴润肺化痰，兼清解余热。出现变证，心阳虚衰者，宜温补阳；邪陷厥阴者，宜开窍熄风；或随证加减。本病除内服药物外，还常使用中药注射液静脉滴注及外治等方法治疗。出现变证者，可中西医结合救治。

（一）辨常证

1. 风寒郁肺

肺主皮毛，风寒之邪外侵，由皮毛而入，寒邪束肺，肺气郁遏，失于宣降，其气上逆，则致呛咳气急；卫阳为寒邪所遏，阳气不得敷布全身，则见恶寒发热而无汗；肺气郁阻，水液输化无权，凝而为痰，则见痰涎色白而清稀。

证候：恶寒发热，头身痛，无汗，鼻塞流清涕，打喷嚏，咳嗽，气喘鼻扇，痰稀色白易咯，可见泡沫样痰，或闻喉间痰鸣，咽不红，口不渴，面色淡白，纳呆，小便清，舌淡红，苔薄白，脉浮紧，指纹浮红。治法宜辛温宣肺，止咳平喘；常选华盖散加减。常用药物：麻黄、苦杏仁、防风、桔梗、苏子、桑白皮、陈皮、制半夏、赤茯苓、甘草。方中麻黄宣肺化痰，解表发汗为君；杏仁、苏子降气消痰，宣肺止咳为臣；桔梗宣肺祛痰，陈皮、制半夏理气燥湿，防风辛温解表，桑白皮泻肺利水，赤茯苓渗湿行水、行气祛水，以消痰为佐；炙甘草调和诸药为使，共成宣肺化痰、止咳平喘之功。恶寒身痛，加桂枝、白芷；咳嗽痰多，加白前、远志；高热，加生石膏、黄芩。

2. 风热郁肺

风热之邪侵袭，由皮毛或口鼻而入，热邪犯肺，肺气郁阻，失于宣肃，则致发热咳嗽；邪阻肺络，水道通调失职，水液输化无权，留滞肺络，凝聚为痰，或温热之邪，灼伤肺津，炼液痰，痰阻气道，壅盛于肺，则见咳嗽剧烈，喉间痰鸣，气促鼻扇。本证也可由外感风寒之证转化而来。

证候：发热恶风，头痛有汗，鼻塞流清涕或黄涕，咳嗽，气喘，咯黄痰，或闻喉间痰嘶，鼻翼翕动，声高息涌，胸膈满闷，咽红肿，口渴欲饮，纳呆，便秘，小便黄少，面色红赤，烦躁不安，舌质红，苔薄黄，脉浮数，指纹浮紫。治法宜辛凉宣肺，清热化痰。偏表证，身热较甚而咳喘不剧宜选用银翘散主之。常用药物：金银花、连翘、淡竹叶、荆芥、淡豆豉、薄荷、桔梗、桑叶、牛蒡子、大青叶、甘草。方中金银花、连翘芳香清解，既轻宣透表，又清热解毒，重用为君。薄荷、牛蒡子辛凉宣散，疏散风热，清利头目；豆豉、荆芥辛而微温，透邪外出，两药虽为辛温解表药，但辛而不烈，温而不燥；桑叶善走肺络，清泻肺热，配伍在辛凉药中，可增强透表之力，共为臣药。桔梗宣肺止咳，淡竹叶清热生津、除烦止渴，大青叶清热解毒利咽，同为佐药。甘草调和诸药为使。偏里证，热邪偏重，频咳，气促，痰多，多选用麻黄杏仁甘草石膏汤。常用药物：炙麻黄、苦杏仁、前胡、款冬花、浙贝母、生石膏、薄荷、黄芩、甘草。方中麻黄发汗解表，宣肺平喘；大量石膏既可清泻肺热，又能透热外出，与麻黄相伍则为辛凉解热之剂，目的在于发泄郁热，故共为主药。配以前胡、浙贝母、黄芩清肺化痰，止咳利咽，均为辅药；薄荷意在宣散表热，杏仁止咳平喘，款冬花化痰止咳、润肺下气，均为佐药；使以甘草泻火解毒，调和诸药。诸药合用，共成辛凉宣通、解毒利咽、止咳平喘之剂。若壮热烦渴，重用生石膏，加知母；喘息痰鸣，加葶苈子、瓜蒌皮、枳壳；咽喉红肿疼痛，加射干、蝉蜕、板蓝根、芦根。

3. 痰热闭肺

邪热郁阻于肺，肺气失于宣发肃降，肺津因之熏灼凝聚，熬炼成痰。痰热相壅阻于肺，肺气郁闭，则致发热咳嗽，气促鼻扇，喉间痰鸣；痰堵胸宇，胃失和降，则胸闷胀满，泛吐痰涎；热毒壅盛，则见面赤口渴；气滞血瘀，血流不畅，则致口唇发绀。

证候：发热，有汗，咳嗽，咳痰黄稠或喉间痰鸣，气急喘促，鼻翼翕动，声高息涌，呼吸困难，胸高胁满，张口抬肩，口唇发绀，咽红肿，面色红，口渴欲饮，纳呆，便秘，小便黄少，烦躁不安，舌质红，苔黄腻，脉滑数，指纹紫滞。治法宜清热涤痰，开肺定喘。方选麻黄杏仁甘草石膏汤合葶苈大枣泻肺汤加减。常用药物：炙麻黄、生石膏、苦杏仁、葶苈子、苏子、桑白皮、黄芩、虎杖、天竺黄、大枣、甘草。本方中麻黄发汗解表，宣肺平喘；大量石膏既可清泻肺热，又能透热外出，与麻黄相伍则为辛凉解热之剂，目的在于发泄郁热；葶苈子泻肺行水，化痰平喘，故共为主药。辅以大枣护正安中，减缓药力，从而使葶苈子泻肺而不致伤正。苏子、桑白皮降肺气、止咳平喘；杏仁润肺止咳平喘；黄芩、虎杖、天竺黄清热解毒、止咳化痰，均为佐药。使以甘草泻火解毒，调和诸药。热重加栀子、败酱草，伴大便干加用生大黄，伴痰壅喘急加用礞石滚痰丸；咳嗽重加前胡、款冬花；痰多加鲜竹沥、浙贝母、制胆南星、猴枣散；发绀加丹参、赤芍；高热惊厥加服紫雪丹；喘甚便秘痰涌而病情较急者加服牛黄夺命散。

4. 毒热闭肺

邪气炽盛，毒热内闭肺气，或痰热炽盛化火，熏灼肺金，则致高热持续，咳嗽剧烈，气促喘憋，烦躁口渴，面赤唇红，小便短黄，大便干结；毒热耗灼阴津，津不上承，清窍不利，则见涕泪俱无，鼻孔干燥如煤烟。

证候：高热持续，咳嗽剧烈，气急鼻煽，喘憋，涕泪俱无，鼻孔干燥，面赤唇红，烦躁口渴，小便短黄，大便秘结，舌红而干，舌苔黄，脉滑数。治法宜清热解毒，泻肺开闭。方选黄连解毒汤合三拗汤加减。常用药物：黄芩、黄连、黄柏、山栀子、麻黄、杏仁、甘草。方中黄芩清上焦之热，黄连清中焦之热，黄柏清下焦之热，山栀子通泻三焦之热；麻黄发汗散寒，宣肺平喘，其不去根节，为发中有收，使不过于汗；杏仁宣降肺气，止咳化痰，以不去皮尖，为散中有涩，使不过于宣；甘草不炙，乃取其清热解毒，协同麻黄、杏仁利气祛痰。热重者，加虎杖、蒲公英、败酱草，清热解毒；腹胀大便秘结者，加生大黄、玄明粉，通腑泄热；口干鼻燥、涕泪俱无者，加生地黄、玄参、麦冬，润肺生津；咳嗽重者，加前胡、款冬花，宣肺止咳；烦躁不宁者，加白芍、钩藤，清心宁神。

5. 阴虚肺热

小儿肺脏娇嫩，邪热伤肺，最易耗损阴津，以致正虚邪恋。肺阴亏损，则干咳无痰，舌红乏津；余邪留恋不去，见低热盗汗，舌苔黄，脉细数。

证候：病程较长，干咳少痰，低热盗汗，面色潮红，五心烦热，舌质红乏津，舌苔花剥、少苔或无苔，脉细数。治法宜养阴清肺，润肺止咳。方选沙参麦冬汤加减。常用药物：沙参、麦冬、玉竹、桑叶、天花粉、扁豆、甘草。方中沙参、麦冬、玉竹养阴润肺；桑叶清肺化痰止咳；天花粉养阴清热生津；扁豆、甘草扶正和中。余邪留恋、低热起伏者，加地骨皮、知母、黄芩、鳖甲、青蒿，滋阴清热；久咳者，加百部、枇杷叶、百合、诃子，敛肺止咳；汗多者，加龙骨、牡蛎、酸枣仁、五味子，敛阴止汗。本方性味平和，有助于肺胃阴虚的恢复，因此适用于肺炎喘嗽后期，肺阴耗伤、余热不尽之证。

6. 肺脾气虚

体质虚弱儿或伴有其他疾病者，感受外邪后易累及脾，肺炎迁延，现肺脾气虚之证候。病程中肺气耗伤太过，余邪留恋，则发热起伏不定；肺为气之主，肺虚气无所主，则致咳嗽无力；肺气虚弱，营卫失和，卫表失固，则动辄汗出；脾虚运化失健，痰湿内生，则致喉中痰鸣，食欲不振，大便溏薄；肺脾气虚，气血生化乏源，则见面色无华，神乏无力，舌淡苔薄，脉细无力。

证候：低热起伏不定，面白少华，动则汗出，咳嗽无力，喉中痰鸣，食欲不振，大便溏，舌质偏淡，舌苔薄白，脉细无力。治法宜补肺健脾，益气化痰。方药选人参五味子汤加减。常用药物：人参、甘草、茯苓、白术、五味子、麦冬、生姜、大枣等。方中人参、甘草益气健脾；茯苓、白术健脾化湿助运；五味子、麦冬收敛耗散肺气，养阴以助阳；生姜、大枣开胃和中。咳嗽痰多者，去五味子，加半夏、陈皮、杏仁，化痰止咳；咳嗽重者，加紫菀、款冬花，宣肺止咳；动则汗出重者，加黄芪、龙骨、牡蛎，固表止汗；汗出不温者，加桂枝、白芍，温卫和营；食欲不振者，加山楂、神曲、麦芽，健胃助运；久泻不止者，加扁豆、山药、煨木香、煨诃子，健脾止泻。

（二）辨变证

1. 心阳虚衰

由于小儿肺脏娇嫩，或素体虚弱，感邪之后，肺为邪闭，气机不利。气为血之帅，气郁则血滞，心血运行不畅，可致心失所养，心气不足，心阳不能运达敷布，则致面色苍白，口唇青紫，四肢厥冷；肝为藏血之脏，右肋为肝脏之位，血滞则郁阻，故右肋下出现痞块；脉通于心，心阳不能通脉运血，则脉微弱而数，此为心阳虚衰之变证。

证候：突然面色苍白，口唇青紫，呼吸困难，或呼吸浅促，额汗不温，四肢厥冷，烦躁不安，或神萎淡漠，右胁下出现痞块并逐渐增大，舌质略紫，苔薄白，脉细弱而数，指纹青紫，可达命关。治法宜温补心阳，救逆固脱。方药选参附龙牡救逆汤加减。常用药物：人参、附子、干姜、炙甘草等。方中人参益气固脱；附子大辛大热，回阳救逆固脱；干姜辛热，温阳救逆；炙甘草甘温补脾和中。气阳虚衰者，可用独参汤或参附汤少量频服以救急；气阴两竭者，加麦冬；右胁下痞块者，可酌加红花、丹参以活血化瘀。

2. 邪陷厥阴

小儿感受风温之邪，易化热化火，若邪热内陷心包，则致壮热，烦躁，神志不清；邪入肝经，化火动风，则致两目窜视，口噤项强，邪热伤阴，故舌质红绛，此为邪陷厥阴之变证。

证候：壮热烦躁，神昏谵语，四肢抽搐，口噤项强，两目窜视，舌质红绛，指纹青紫，可达命关，或透关射甲。治法宜平肝熄风，清心开窍。方药选三黄石膏汤合牛黄清心丸加减。常用黄芩、黄连、黄柏、栀子、豆豉、石膏、麻黄、生姜、大枣、细茶叶、牛黄清心丸等药。方中黄芩、黄连、黄柏泻上中下三焦之热；栀子、豆豉泻热解毒，宣泄除烦；生石膏清泻里热；麻黄发表散热；生姜、大枣调中散邪；细茶叶清降泄热；牛黄清心丸清热解毒，开窍安神。昏迷痰多者，加菖蒲、胆南星、竹沥等，豁痰开窍；高热神昏抽搐者，可选加紫雪丹、安宫牛黄丸和至宝丹等。

（三）中西医对照研究案例

王雪峰等采用随机、对照、双盲、多中心方法，将患儿随机分为治疗组（406例）和对照组（411例），对照组用西医基础治疗加与治疗组中医内外治法药物外形相同的安慰剂；西医基础治疗：支原体肺炎予红霉素（每日25mg/kg，最大剂量不超过0.9g，每日1次，静脉滴注）。治疗组用西医基础治疗加中医内外合治法；按中医辨证予系列中药口服，风热犯肺证治以疏风清热、止咳平喘，方用小儿清肺饮（由炙麻黄、炒杏仁、黄芩、石膏、苏子等组成）加止咳散（由桑叶、野菊花、炙紫菀、前胡、桔梗等组成）；痰热壅肺证治以清热化痰、止咳平喘，方用小儿清肺饮加化痰散（由陈皮、半夏、茯苓、栝蒌、鱼腥草等组成）；阴虚肺热证治以滋阴润肺、止咳平喘，方用养阴清肺汤（由生地、玄参、麦冬、白芍、百合等组成）；肺脾气虚证治以健脾益气、补肺固表，方用玉屏风颗粒（由黄芪、防风、白术组成）。疗程：支原体肺炎综合治疗14天，外用药物敷胸膏由大黄、芒硝等组成，外用至肺部啰音完全消失。两组进行疾病和证候总体疗效、中医证候和肺部体征改善情况比较。结果治疗组疾病和中医证候的愈显率分别为97.3%、95.1%，对照组分别为89.8%、86.6%，两组比较，差异均具有显著性（$P < 0.05$）；治疗组患儿肺部体征、咳嗽、喘促和痰症状的改善情况明显优于对照组（$P < 0.05$）。

（四）中成药

（1）养阴清肺口服液：用于阴虚肺热证。口服。1岁以内2.5mL，1～6岁5～10mL，6岁以上10mL，每日2～3次。

（2）止咳橘红口服液：用于痰热闭肺证。口服。每次5mL，每日2～3次。

（3）儿童清肺丸：用于痰热闭肺证。口服。每次1丸，每日2次；3岁以下每次半丸。

八、外治法

外治法与内治法可互为补充，相互协调。从文献报道可知，中医外治法治疗肺炎可有效缓解症状，具有一定的疗效，具有改善肺功能、提高机体免疫力的作用。中医外治疗法具有安全、经济、简便、依从性好的优点。

（1）针刺：主穴取大椎、肺俞、天突（点刺）、尺泽、太渊。喘憋重者，加取膻中（平刺）、定喘（针后拔罐）；痰热闭肺者，加取丰隆、曲池；毒热闭肺者，加取身柱（点刺拔罐）。

（2）隔姜灸：取穴百会、神阙、气海，有回阳固脱作用。

（3）拔罐疗法：取双侧肩胛下部，拔火罐。每次5～10分钟，每日1次，5日为1个疗程。适用于肺炎湿啰音久不消退者。

（4）中医贴敷治法：用于肺炎后期迁延不愈或痰多、两肺湿啰音经久不消失者。

①白芥子末、面粉各30g，加水调和，用纱布包，敷贴背部，每日一次，每次约15分钟，至皮肤发红为止，连敷3日。

②大黄、芒硝、大蒜各15～30g，调成膏状，用纱布包，敷贴背部，如皮肤未出现刺激反应，可连用3～5日。

九、调护

调护方面，三分在治，七分靠养，平素要秉着"未病先防，既病防变，瘥后防复"的原则，积极锻炼身体，提倡户外活动，多晒太阳。较大儿童可以进行一些力所能及的体育锻炼和劳动，以增强体质，预防急性呼吸道感染。注意衣着要寒温适宜，天气变化时应及时添减衣物，减少感冒发生。加强营养、防止佝偻病及营养不良是预防儿童重症肺炎的关键。保持环境卫生，勤开窗通风，室内调至适合的温度和湿度，室温冬季以18℃～20℃为宜、夏季以26℃～28℃为宜，相对湿度60%。

已患肺炎的婴幼儿抵抗力低，在病房中应将不同病原体肺炎患儿分室居住。恢复期及新入院的患儿应尽量分开。医务人员接触不同患儿时，要注意消毒隔离操作。饮食宜清淡易于消化，忌食肥甘厚腻、生冷、荤腥、辛辣刺激食物，以免生痰助热。对重症肺炎患儿要加强巡视，监测血压、心率等，密切观察病情变化。患儿呼吸急促时，应保持气道通畅，随时吸痰。咳嗽剧烈时可抱起小儿轻拍其背部，伴呕吐时应防止呕吐物吸入气管。

十、临床经验

结合古今认识及40多年临证经验，吴海雁认为肺、脾、肾三脏虚损，进一步导致痰饮留伏肺窍，进入恢复期。气虚肺虚则卫外失固，腠理不密，易为外邪所侵，邪阻肺络，肺壅痰阻，气机不利，津液凝聚为痰，则呼吸不利，喉间痰鸣，易反复感冒。脾主运化水谷精微，脾虚不运，生湿酿痰，上贮于肺，则咳嗽、咯痰，伴纳差、倦怠乏力、大便稀溏。肾虚不能蒸化水液而为清津，上泛为痰，肺壅痰阻，故动则喘甚，喉间有痰，腰膝酸软，大便清冷。

吴海雁认为小儿肺常不足，肺主气，司呼吸，主宣发肃降，开窍于鼻，外合皮毛。肺为娇脏，小儿肺脏尤娇，从小儿呼吸系统解剖生理特点与免疫功能来看，小儿呼吸道短而且比较狭窄，黏膜薄嫩富于血管和淋巴管，支气管黏膜纤毛运动较差，肺内含血量多，含气量少；免疫功能尚未发育完善至成人水平，尤其呼吸道分泌 IgA 少。"脾为生痰之源，肺为贮痰之器。"结合小儿的"肺常不足""脾常不足"的特点，如家长调护失宜或外感病邪，导致肺失宣肃，容易发生呼吸系统疾病。邪客肺络或肺气亏虚，脾虚失运，则津液不归正化，水湿不能生化津液，使津液停聚，凝而成痰，痰湿黏滞，固着不去，或滞于络中或聚于络外，酿成痰湿，阻于肺络。且《育婴家秘》中所说的"娇肺遭伤不易愈"。MPP 患儿病程较长，容易迁延难愈或反复，治疗上有一定的挑战。故在 MPP 恢复期更需着重调补肺、脾。MPP 患儿恢复期出现咳嗽反复发作，低热起伏不定，面白少华，动则汗出或盗汗，喉中痰鸣，倦怠乏力，食欲不振，大便溏，舌质偏淡，舌苔薄白，脉细无力，气短声低等肺脾气虚症状，可予人生五味子汤合玉屏风散加减，方中人参、甘草益气健脾；茯苓、白术健脾化湿助运；五味子、麦冬收敛耗散肺气，养阴以助阳；生姜、大枣开胃和中。咳嗽痰多者，去五味子，加半夏、陈皮、杏仁，化痰止咳；咳嗽重者，加紫菀、款冬花，宣肺止咳；动则汗出重者，加黄芪、龙骨、牡蛎，固表止汗；汗出不温者，加桂枝、白芍，温卫和营；食欲不振者，加山楂、神曲、麦芽，健胃助运；久泻不止者，加扁豆、山药、煨木香、煨诃子，健脾止泻。全方"培土生金"，用健脾祛湿药以培补脾土，使湿邪散化，脾的功能强健，恢复正常，脾气上通于肺，肺自得养矣，肺气宣发肃降功能恢复从而达到治疗的目的，疗效显著。吴海雁进一步解释，肺气虚、平素易感冒者，宜配合玉屏风颗粒以益气养阴、固表止汗，气虚卫外不固的患者配合中药饮片治疗效果更佳。

十一、病案举例

陈某，男，5岁。秋季反复咳嗽、咳痰两年余，再发伴发热1月。1月前再次出现咳嗽、有痰，夜间咳甚，伴发热，热峰T39.6℃，打喷嚏、鼻痒，夜间汗多，睡眠不安，纳差，大便前干后溏。曾到外院就诊，诊断为小儿肺炎支原体肺炎，住院治疗，雾化、阿奇霉素治疗后发热退，咳嗽好转出院，出院后仍有反复喉中痰鸣，有痰难咳出，夜间尤甚，夜间汗多，夜睡不宁，纳差，遂来医院就诊。查体：咽充血（＋），双侧扁桃体无肿大，双肺呼吸音粗，未闻及啰音，舌淡，苔薄白，脉细。辅助检查血常规：WBC：7.29×10^9/L，NEUT%：41.20%，LYMPH%：48.1%；MP－IgM：可疑阳性；超敏－CRP：＜0.5mg/L；SAA＜5mg/l。诊治，患儿有反复秋季咳嗽病史，有肺炎支原体感染病史，病情迁延难愈，知其肺气虚，纳差，大便溏，知其脾虚。予处方如下：太子参5g，五味子6g，浮小麦12g，甘草3g，糯稻根15g，煅龙骨8g，煅牡蛎8g，珍珠母15g，半夏6g，麦冬10g，白术6g，茯神15g。服6剂后，无咳嗽，汗减少，仍有少许咽部不适感。再服6剂，配合玉屏风颗粒口服，病趋痊愈。随访三个月未复发。

（陈紫明）

参考文献

［1］刘瀚旻，马融. 儿童肺炎支原体肺炎中西医结合诊治专家共识（2017年制定）［J］. 中国实用儿科杂志，2017，32（12）：881－885.

［2］姜泳红，虞坚尔，姜之炎. 从"肺络"探讨小儿肺炎支原体肺炎的防治［J］. 天津中医药，2021，29（1）：52－53.

［3］张赛，程燕. 中医诊疗小儿肺炎支原体肺炎概况［J］. 中医药学报，2016，44（1）：73－76.

［4］亚美，江载芳. 诸福棠实用儿科学［M］. 7版. 北京：人民卫生出版社，2005：1204－1205.

［5］崔大鹏，杨建波. 中西医结合治疗小儿支原体肺炎临床观察［J］. 实用中医药杂志，2022，38（3）：431－432.

［6］金晓颖. 中医辨证分型治疗小儿肺炎支原体肺炎疗效观察［J］. 中国医药导报，2010，7（4）：73－74.

［7］洪建国，陈强，陈志敏，等. 儿童常见呼吸道疾病雾化吸入治疗专家共识［J］. 中国实用儿科杂志，2012，27（4）：265－269.

［8］黄飞飞，林烈宝，陈秀丹. X射线摄影与CT扫描诊断小儿肺炎支原体肺炎的影像学表现分析［J］. 中国医学装备，2019，16（11）：52－54.

［9］梁颜开. 阿奇霉素治疗小儿支原体肺炎的护理［J］. 广东医学，2011，32（1）：130－131.

［10］王秀琴. 小儿肺炎支原体肺炎的临床特点及诊治分析［J］. 山西医药杂志，2018，47（10）：1195－1196.

［11］纪新红，于俊兰. 小儿肺炎支原体感染应用快速血清学检验和微生物快速培养诊断的价值［J］. 大医生，2021，6（21）：100－101.

［12］王雪峰，刘芳，董丹，等，内外合治法治疗小儿肺炎疗效评价［J］. 中国中西医结合杂志，2005，25（6）：536－539.